**Simon Krivec**
Das Corona-Chaos.
Ein Apotheker packt aus.

Simon Krivec

# Das Corona-Chaos.
# Ein Apotheker packt aus.

unter Mitarbeit von Ralf Meutgens

HIRZEL

Die Namen in diesem Buch sind bis auf diejenigen Personen des öffentlichen Lebens, geändert.

Bibliografische Information der Deutschen Nationalbibliothek
Die Deutsche Nationalbibliothek verzeichnet diese Publikation in der Deutschen Nationalbibliografie; detaillierte bibliografische Daten sind im Internet unter https://portal.dnb.de abrufbar.

1. Auflage 2022
ISBN 978-3-7776-3245-2 (Print)
ISBN 978-3-7776-3281-0 (E-Book, epub)

© 2022 S. Hirzel Verlag GmbH
Birkenwaldstraße 44, 70191 Stuttgart
Printed in Germany

Lektorat: Thomas Steinhoff, Frankfurt am Main
Umschlaggestaltung: semper smile, München
Umschlagmotiv: © Shutterstock/Artem Stepanov; andyOman
Satz: abavo GmbH, Buchloe
Druck und Bindung: CPI Books GmbH, Leck

www.hirzel.de

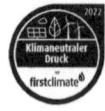

# Inhaltsverzeichnis

# Vorwort

Liebe Leserin, lieber Leser,

mein Name ist Simon Krivec. Von Beruf bin ich Apotheker und entspreche damit ganz und gar nicht dem Typus des klassischen Buchautors. Ich muss gestehen, ein Buch zu schreiben ist mir bis hierhin auch nie in den Sinn gekommen. Worüber soll ich auch berichten? Das Apothekerdasein ist doch gemeinhin als sehr langweilig und eintönig verschrien.

Doch ebenso wie das Coronavirus das Leben vieler verändert hat, hat sich auch mein Arbeitsalltag grundlegend geändert. Zwei Jahre Pandemiegeschehen haben mich zahlreiche skurrile und spannende Geschichten erleben lassen. Geschichten, über die ich im Rückblick selbst den Kopf schütteln muss, die aber dennoch nur einen ganz kleinen Ausschnitt der Pandemiebekämpfung darstellen, in die ich von Beginn an eingebunden bin. Ich habe mich nicht darum gerissen, es sind die vielen kleinen Zufälle, die mich immer wieder neue Kuriositäten und Abenteuer erleben lassen.

Viele von Ihnen werden aus Ihrem Bekannten- und Freundeskreis schon ähnliche Geschichten gehört haben. Auch viele meiner Kolleginnen und Kollegen können, wenn nicht von gleichen, so doch von ganz ähnlichen Erfahrungen berichten. Landauf, landab. Ich erhebe für das Beschriebene weder den Anspruch auf Einmaligkeit noch auf Vollständigkeit.

Dass es nun aufgeschrieben worden ist, ist auch nicht mein Verdienst. Ich bin noch nie ein großer Geschichtenerzähler gewesen. Meine Familie kann das bestätigen. Und so habe ich auch während der Pandemiezeit nur gelegentlich, in vertraulichen Runden, über meine Erlebnisse gesprochen. Immer wieder ist in diesen Runden der Spruch gefallen: »Das muss veröffentlicht werden. Sonst ist es nicht zu glauben.« Dennoch kann ich mir über viele Monate hinweg nicht vorstellen, warum ausgerechnet ich derjenige sein soll, der den Blick hinter die Kulissen wirft. Für mich sind die Episoden zu meinem Alltag geworden, nicht der Rede wert.

Außerdem fehlt mir für das Schreiben eines Buches die Zeit. Dazu kommt, dass ich es mir nicht zutraue, überhaupt die richtigen Worte zu finden, die ein Buch erst zu dem machen, was es sein sollte. Lesenswert. Ich bin kein Wortkünstler, kein Autor. Wenn ich mich dazu durchringen kann, benötige ich professionelle Hilfe.

Ein Gespräch mit Ralf Meutgens, einem vielfach ausgezeichneten Sportjournalisten und Buchautor, bringt die Wende. Er überzeugt mich, es zu versuchen. Der vertrauensvollen Zusammenarbeit mit ihm ist es zu verdanken, dass dieses Buch überhaupt erscheinen kann. Er hat mich geleitet und meinen nicht selten subjektiv gefärbten Worten Ausdruck verliehen.

Entstanden ist ein Buch, das uns ebenso oft hat schmunzeln wie zweifeln lassen. Alle Geschichten haben sich so ereignet. Manche Unschärfe lässt bewusst Interpretationsspielraum. Alle Ähnlichkeiten mit lebenden Personen sind jedoch rein zufällig. Wir haben versucht, die Erlebnisse richtig in das Pandemiegeschehen einzuordnen. Die Entscheidung, ob uns das gelungen ist, überlassen wir nun Ihnen, der geneigten Leserin und dem geneigten Leser.

Danken möchte ich in diesem Zusammenhang all jenen, die sich seit Beginn der Pandemie für unser Land eingesetzt haben und noch immer einsetzen. Ohne ihr Zutun würden wir heute nicht dort sein, wo wir stehen. Ich bin nur einer von vielen Hunderttausend Menschen, die ihren kleinen Beitrag in der Pandemie geleistet haben.

Wir haben bei unserer Arbeit alle Fehler gemacht. Mich eingeschlossen. Das Buch soll daher auch keine Abrechnung sein, sondern im besten Fall zur Diskussion anregen und damit zur Aufarbeitung der Pandemie und zu einem zukünftigen Erkenntnisgewinn beitragen.

Ich wünsche Ihnen viel Spaß bei der Lektüre.

Ihr
Simon Krivec

# Prolog

Es ist der 31. Dezember 2019, Silvester. Ich bin im Winterurlaub und genieße zum Jahresende ein paar entspannte Tage mit der Familie im schweizerischen Kurort Arosa. Bei klirrender Kälte habe ich seit dem frühen Morgen mit meinen Geschwistern die Pisten des Skigebietes Arosa-Lenzerheide unsicher gemacht. Begleitet von einem wolkenlosen blauen Himmel.

Nun sitzen wir nahe der Skipiste auf der Terrasse einer Berghütte und genießen wie zahlreiche weitere Einheimische und Urlaubsgäste die letzten Sonnenstrahlen des Jahres. Die Stimmung ist gelöst, es ist Ferienzeit. Das merkt man überall. Beim Gang durch das kleine Dorf, im Bus zur nächsten Gondelstation, an den Skiliften und nicht zuletzt bei der Einkehr in die zahlreichen Berghütten.

Genau in diese Idylle, umgeben von dem unbeschreiblichen Bergpanorama der Schweizer Alpen, platzt eine Nachricht, die in diesem Moment niemand einordnen kann, die aber das Potenzial besitzen wird, unser Leben für immer zu verändern. Es muss gegen 14.30 Uhr gewesen sein, als ich auf meinem Mobiltelefon eine erste Nachrichtenmeldung bei »Spiegel online« lese, in der über eine neue »mysteriöse Lungenkrankheit«, die in der chinesischen Millionenstadt Wuhan in der Provinz Hubei ausgebrochen ist, berichtet wird. Heute finde ich es erstaunlich, dass ich zunächst der Stadt des Ausbruches mehr Bedeutung zukommen lasse als dem restlichen Nachrichtengehalt. Aber irgendwoher kommt mir der Name der Stadt bekannt vor. Ich habe schon einige chinesische Großstädte besucht, in Wuhan bin ich aber noch nicht gewesen. Eine kurze Internetrecherche lässt mich wieder erinnern. Unsere Bundeskanzlerin, Angela Merkel, war noch vor wenigen Monaten mit einer Wirtschaftsdelegation dort. Das Bild, auf dem die Bundeskanzlerin bei strahlendem Sonnenschein lächelnd auf einer Brücke über dem Jangtsekiang, dem drittlängsten Fluss der Welt, steht, ist einer der ersten Google-Treffer.

27 Menschen, so lautet der Bericht, hätten sich dort nun mit einer unbekannten Lungenkrankheit infiziert. Die Ursache: völlig unbekannt. Aufgrund des vermeintlichen Ortes der Ansteckung, dem Huanan-Markt für Fische und Meeresfrüchte, werden jedoch schon in dieser ersten Meldung Parallelen zum Ausbruch der SARS-Pandemie im Winter 2002 in der chinesischen Provinz Guangdong gezogen. Damals erkrankten zunächst Bauern und Köche, die sich auf die Zubereitung von Wildtieren spezialisiert hatten, an einer atypischen Lungenkrankheit. Diese Krankheit, später Schweres Akutes Respiratorisches Syndrom (SARS) genannt, wurde durch ein unbekanntes Coronavirus hervorgerufen. In den folgenden Monaten infizierten sich weltweit rund 8000 Menschen mit dem nun als SARS-CoV-1 bezeichneten Erreger. 774 von ihnen starben.

Während der SARS-Pandemie bin ich noch zur Schule gegangen. Ich war 15 Jahre alt. Meine Geschwister, die in diesem Moment mit mir in der Sonne sitzen und Pläne für den Silvesterabend schmieden, sind damals noch jünger. Für uns alle ist das Jahr 2002 eine ferne Erinnerung aus Kindertagen. Die deutsche Fußballnationalmannschaft wurde 2002 mit einem überragenden Torhüter Oliver Kahn Vize-Weltmeister beim Turnier in Japan und Südkorea. Das ist das Erste, was uns dazu einfällt. Erst viel später denken wir an die Hochwasserkatastrophe in jenem Sommer, der Jahrhundertflut an Elbe, Havel und Donau. Der deutsche Bundeskanzler ist Gerhard Schröder.

Ebenso weit weg wie das Jahr 2002 ist für uns auch der Pandemiebegriff. Wir sind fünf Geschwister. Vier Jungen, ein Mädchen. Während unsere kleine Schwester als Grundschullehrerin arbeitet, sind ihre großen Brüder mittlerweile alle im Gesundheitswesen tätig. Zwei sind Apotheker, die beiden anderen Ärzte. Der Pandemiebegriff ist uns allen geläufig. Und trotzdem bleibt er abstrakt. Ich verbinde damit im ersten Moment auch nicht das Coronavirus SARS-CoV-1, sondern habe die Spanische Grippe vor Augen, die vor gut 100 Jahren in der Welt grassierte. 500 Millionen Infizierte und 20 bis 50 Millionen Tote sprechen eine deutliche Sprache. Sie ist für mich der Inbegriff einer Pandemie.

Daher schenken wir der kurzen Meldung zwar Beachtung, sie hinterlässt bei uns aber keine Sorgenfalten auf der Stirn. Viren verändern sich schließlich unablässig. Das weiß ich nicht erst seit den Pharmakologie- und Krankheitslehrevorlesungen aus dem Studium. Dass darunter auch immer wieder eine Mutation sein kann, die für den Menschen gefährlich werden kann und ihn erkranken lässt, ist dabei einfach eine logische Konsequenz der Wahrscheinlichkeitsrechnung. Statistisch kommt es etwa alle zehn Jahre zu einem mehr oder weniger größeren Ausbruchsgeschehen. Kein Grund zur Sorge also. Außerdem steht der Silvesterabend vor der Tür. Wir wollen das Jahr positiv gestimmt beschließen.

Dennoch verfolge ich in den nächsten Tagen aufmerksam die Berichterstattung, sowohl in den Leitmedien, aber auch in der medizinischen und pharmazeutischen Fachpresse. Was die Journalisten von Beginn an vermutet haben, bestätigt sind nur wenig später. Es handelt sich tatsächlich um einen neuartigen Stamm des Coronavirus, in der Wissenschaft in Anlehnung an 2002 kurz SARS-Cov-2 getauft. Es ist die Ursache für die unbekannte Lungenerkrankung Covid-19.

Es ist Christian Drosten, Leiter der Virologie an der weltberühmten Berliner Charité und den meisten Lesern im Verlauf des Jahres 2020 als Berater der Bundesregierung in der Corona-Pandemie bekannt, der noch am 14. Januar 2020 berichtet, dass aufgrund der vorliegenden Informationen derzeit nur eine Übertragung von Tier zu Mensch gesichert sei. Er gibt leichte Entwarnung. Eine Übertragung von Mensch zu Mensch sei nach bisherigem Wissensstand noch nicht beobachtet worden. Dies sei zudem ein deutlicher Hinweis darauf, dass das neue Virus nicht so ansteckend sei wie sein Vorgänger SARS-Cov-1. Für mich bleibt Covid-19 damit nur eine Krankheit unter vielen anderen. Nur temporär und sehr selten in begrenzten Clustern auftretend.

Den offiziellen Verlautbarungen zum Trotz fängt die Volksrepublik China in diesen Tagen an, die im Ausland verfügbaren Bestände an Schutzausrüstung aufzukaufen. Doch nicht nur der chinesische Staatsapparat ist aktiv, sondern auch viele chinesische Privatunternehmen nutzen ihre Kontakte in alle Welt, um in der Heimat ihren Beitrag zur Eindämmung des Ausbruchsgeschehens zu leisten.

Und so kommt es, dass mich um den Tag des chinesischen Neujahrsfestes Eduard anruft. Eduard ist ein unternehmerischer Tausendsassa, der weltweit unternehmerisch aktiv ist und mich fragt, ob ich einen seiner chinesischen Geschäftspartner unterstützen könne. Sie bitten um dringende Hilfe bei der Beschaffung von Schutzausrüstung. Der Milliardenkonzern ist nicht nur einer der größten chinesischen Textilfabrikanten, sondern auch führend in der weltweiten Herstellung von Leichtmetallen. Zunächst glaube ich an einen Scherz. Wie kann ich als kleiner Apotheker aus Deutschland einem global operierenden Industriekonzern helfen? Doch Eduard klärt auf.

Die Inhaberfamilie möchte den lokalen Gesundheitseinrichtungen in Wuhan im Rahmen einer Charity-Aktion kostenfrei Schutzmaterialien zur Verfügung stellen. Der Einfachheit halber haben sie direkt eine Liste mit Artikeln geschickt, die benötigt werden. Darunter sind FFP2- und FFP3-Masken, medizinische Mundschutzmasken, Schutzkittel, Handschuhe, Schutzbrillen, Kopfhauben, Alkohol und Desinfektionsmittel … Die Liste ist verdammt lang. Der chinesische Markt sei praktisch leer gefegt, wissen sie zu berichten. Jetzt würde man weltweit danach fahnden.

Ich bin sehr verwundert. Verfolge ich doch täglich die Nachrichten rund um das neue Coronavirus. Bis zum heutigen Tag scheinen wir es doch nur mit einem lokalen Ausbruchsgeschehen in Wuhan zu tun zu haben. Ist es da notwendig, für ein lokal begrenztes Krankheitsgeschehen solche Anstrengungen zu unternehmen? Das passt einfach nicht zusammen. Und überhaupt: Die bei uns verfügbaren und von uns genutzten Schutzmaterialien werden doch hauptsächlich genau in dem Land produziert, welches jetzt danach sucht. Produktionsstandorte in Europa gibt es kaum noch.

Was zum Teufel ist da los? Das frage mich an diesem Tag nicht nur einmal. Am chinesischen Neujahrstag werden doch nur knapp 400 mit dem Virus infizierte Patienten gemeldet. Warum in aller Welt werden bei dieser überschaubaren Anzahl an Erkrankten solche Mengen an Schutzmaterialien eingesetzt, dass selbst unsere Bestände in Europa benötigt werden? Und ist die Stadt Wuhan nicht von der Zentralregierung in Peking komplett unter Quarantäne gestellt worden?

Wegen der offensichtlichen Widersprüche hätte ich das erste Mal hellhörig werden können. Wurde ich aber nicht. 400 Infizierte in einem Land wie der Volksrepublik China mit weit mehr als einer Milliarde Einwohner, noch dazu mehrere Tausend Kilometer entfernt, sind schließlich keine Pandemie. Und hat nicht auch die Weltgesundheitsorganisation WHO gestern erst noch mitgeteilt, dass sie keine Veranlassung sieht, von einer internationalen Notlage auszugehen?

Aber dennoch versuche ich, der chinesischen Familie zu helfen, soweit ich kann. Und so glühen an diesem Freitagvormittag, kurz vor dem Wochenende, die Telefondrähte in meiner Einkaufsabteilung und dem Sterillabor. Meine Verwaltungschefin Hannah Zwicker, die Laborleiterin Sandra Greiss und ich selbst telefonieren alle uns bekannten Kontakte in der Pharmabranche, bei unseren Zulieferern und Großhändlern ab. Durchweg sind sie alle überrascht über unsere Anfrage. Schließlich haben wir noch nie solch große Mengen bestellt, geschweige denn mit der gleichzeitig geäußerten Dringlichkeit eingefordert. Zwar müssen wir uns einige kritische Nachfragen gefallen lassen, aber am Ende haben wir Erfolg. Das Endergebnis unserer Telefonate kann sich wenige Stunden später sehen lassen: Wir haben die Lieferzusagen für 164 000 medizinische Schutzmasken und knapp eine Million Nitrilhandschuhe. Kostenpunkt: 15 000 Euro. Die Zustellung soll innerhalb einer Woche erfolgen.

Die folgenden Tage wenden das Blatt jedoch völlig, von einem lokalen Ausbruchsgeschehen in Wuhan hin zu etwas Größerem. Was es ist und wie groß es werden wird, können wir aber auch zu diesem Zeitpunkt nicht fassen. Fest steht: Das Virus ist anscheinend doch nicht so harmlos wie ursprünglich angenommen und wird uns auch in Europa mit Sicherheit in der Zukunft begegnen. Am 27. Januar 2020 werden schon 4500 Infizierte in China gemeldet, eine Steigerung von mehr als 1000 Prozent im Drei-Tage-Vergleich. Die Bundeswehr, so vermelden es die Medien, soll deutsche Staatsbürger daher nun schnellstmöglich aus der Provinz Hubei evakuieren. Vielerorts in China sind auch die oft mehrtägigen Feierlichkeiten anlässlich des chinesischen Neujahrsfestes kurzfristig abgesagt worden.

Und dann tritt sehr schnell das ein, was viele prognostiziert und befürchtet haben: Der erste Corona-Fall wird in Deutschland bestätigt. Genauer gesagt in Gauting bei München. Der Patient ist ein 33-jähriger Mitarbeiter der Firma Webasto, der sich bei einem firmeninternen Workshop bei einer aus Shanghai angereisten Kollegin angesteckt hat. Wenige Wochen später erfährt die Öffentlichkeit, dass sich insgesamt 16 Personen ausgehend von dieser einzelnen Reisenden mit dem Coronavirus infiziert haben.

Dessen ungeachtet treffen die bestellten Warenlieferungen pünktlich bei uns ein. Zwar gibt es vereinzelt doch noch kleinere Stornierungen, aber die meisten Händler halten Wort. Das Gros der Ware ist da, die erste Etappe gemeistert. Viel schwieriger gestaltet sich allerdings die Frage, wie wir die nun bei uns lagernde Ausrüstung nach China bekommen. In einer kurzfristigen Teambesprechung spielen wir verschiedene Optionen und Szenarien durch. Der klassische Transportweg für Waren von und nach Asien sind Containerschiffe. Doch das ist viel zu langsam. Außerdem gibt einer meiner Mitarbeiter zu bedenken, er habe irgendwo gelesen, dass die chinesischen Seehäfen aus Furcht vor einer weiteren Ausbreitung des Virus allesamt geschlossen worden sind. Verwunderlich wäre das nicht, schließlich sollen auch die Flughäfen der Volksrepublik kurz vor der Schließung stehen. Ein Anruf bei unserem Kontaktmann bei der chinesischen Firma macht aus dem Gerücht Gewissheit. Die Häfen werden geschlossen. Die nächste Idee, die Ware per Luftfracht zu verschicken, ist ebenso unsicher. Zahlreiche Cargofrachtmaschinen bleiben am Boden. Und nun lassen auch zahlreiche europäische Airlines, allen voran die deutsche Lufthansa, verlauten, dass sie ihren Flugverkehr nach China auf unbestimmte Zeit aussetzen werden. Die Bundesregierung stellt mittlerweile auch schon Überlegungen an, deutsche Staatsbürger aus aller Welt in Eigenregie nach Hause zu holen. Dass der internationale Flughafen von Wuhan zudem seit Tagen schon komplett abgeriegelt ist, spielt für unsere Überlegungen zu diesem Zeitpunkt schon längst keine Rolle mehr.

Die schließlich in China gefundene Lösung überzeugt mich. Ob der damit verbundene Ablauf der Wahrheit entspricht, kann ich nicht sagen. Bei allem, was ich in den letzten Tagen erlebt habe, halte ich es aber für durchaus plausibel. Am Ende soll es nämlich ein Firmenjet der chinesischen Unternehmerfamilie sein, der mit Zwischenstopps in Frankreich und Israel, wo weiteres Material auf seine Abholung warten würde, Anfang Februar gen Osten, ins Reich der Mitte fliegen soll, wo derzeit, so kommt es mir vor, die Welt zusammenbricht.

Am 3. Februar 2020 meldet die WHO allein in der Volksrepublik China 17 238 Infektionen. Das sind schon jetzt mehr als doppelt so viele Fälle wie während der gesamten SARS-Pandemie. Mittlerweile gibt es zudem in 23 weiteren Ländern bestätigte Covid-19-Infektionen. Ich bin wie vor den Kopf gestoßen. Das habe ich in der Form nicht erwartet. Und da ich mich schäme, von einer gesundheitlichen Krise in diesem Ausmaß zu profitieren, stelle ich für die bereitgestellten Masken und Handschuhe nie eine Rechnung. Das ist mein ganz persönlicher kleiner Beitrag für eine Krise, die so nah, aber doch so weit weg zu sein scheint. Daran glaube ich an diesem Februartag, ohne zu wissen, wie bitter ich mich täuschen sollte.

# Kapitel 1

## Desinfektionsmittelknappheit – Am Anfang stand der Karneval

>*»Können wir Menschen*
>*Desinfektionsmittel spritzen?«*

Donald Trump,
Präsident der Vereinigten Staaten von Amerika,
22. April 2020

Anfang Februar 2020, die Krankheit Covid-19 ist mittlerweile in Deutschland und im Bewusstsein der Bevölkerung angekommen, lautet die Frage aller Fragen: Wie können wir uns und unsere Mitmenschen vor einer Ansteckung mit dem neuen Virus schützen? Drei Dinge werden dabei immer wieder genannt: Hände waschen, Hände waschen und noch einmal Hände waschen. Das ist das Losungswort zahlreicher Experten aus Medizin und Wissenschaft, und auch die Mitglieder der Bundesregierung wiederholen es bei jedem Interview fast schon mantraartig.

Vor Ort in der Apotheke versuchen wir wie fast alle Kollegen in Deutschland, die unzähligen Fragen unserer verunsicherten und besorgten Kunden zu beantworten. Immer wieder müssen wir dabei auch das richtige Händewaschen erklären. Klingt komisch? Stimmt. Aber Hand aufs Herz: Wussten Sie vor zwei Jahren, wie Sie Ihre Hände richtig waschen müssen? Wussten Sie, wie lange die Seife einwirken muss? Und was die richtigen Handbewegungen sind, damit die Hände auch wirklich sauber werden? Auch Desinfektionsmittel zur Händedesinfektion werden jetzt vermehrt nachgefragt. Von einem Trend möchte ich aber noch nicht sprechen. Die verschiedenen Fertigprodukte sind ohne Einschränkung weiter verfügbar, auch die Preise haben nicht angezogen. Meist ist es unsere ältere Kundschaft, die sich damit eindecken möchte. Auch die Angehörigen vieler schwer kranker Patienten, die ihre Liebsten vor einer Ansteckung mit dem noch sehr unbekannten Virus schützen wollen, greifen weiterhin zu. Das war aber auch »vor Corona« schon so gewesen.

Am 22. Februar 2020, dem sogenannten Nelkensamstag, regiert in Deutschland der Karneval. Aus der norditalienischen Region Lombardei werden zugleich die ersten Corona-Todesopfer in Europa gemeldet. Ein 78-jähriger Mann und eine 77-jährige Frau sind nach einer Covid-19-Infektion verstorben. Darüber hinaus werden aus ganz Italien zahlreiche neue Corona-Fälle gemeldet. Vor allem die italienische Kleinstadt Codogno ist mit 46 infizierten Bewohnern besonders stark betroffen. Vor Ort versucht man die weitere Ausbreitung mit verschiedenen Maßnahmen zu verhindern: Schulen und Restaurants werden geschlossen und die Bürger dringend aufgefordert, zu Hause zu bleiben. Parallel dazu werden die betroffenen Kommunen durch die italienischen Sicherheitsbehörden von der Außenwelt abgeriegelt. Wer sich nicht an die neuen Auflagen halten will, wird verhaftet.

Schon am nächsten Tag ziehen zahlreiche Regionen Italiens nach. Nunmehr schließen die gesamte Lombardei, Ligurien, das Piemont, die Emilia-Romagna und Friaul-Julisch-Venetien für den Rest des Monats Februar ihre Schulen, Universitäten und weitere öffentliche Einrichtungen wie Museen und Kirchen. Vor allem die Schließung der Kirchen in einem erzkatholischen Land wie Italien ist für mich ein deutlicher Hinweis auf die großen Sorgen in Zusammenhang mit SARS-CoV-2. All diese Maßnahmen werden jedoch nicht ausreichen, um die weitere Verbreitung des Virus zu stoppen. Ahnen kann das in diesem Moment jedoch keiner. In den nächsten Wochen führen uns schreckliche und nie da gewesene Bilder, vor allem aus Norditalien, vor Augen, vor welchen Herausforderungen die Welt und auch wir in der kommenden Zeit stehen werden.

Dieser Karnevalssamstag ist ein Wendepunkt. Noch sind wir zwar Tage davon entfernt, dass die nordrhein-westfälische Stadt Heinsberg zum ersten deutschen Corona-Epizentrum wird. Aber die Geschehnisse in den norditalienischen Provinzen sorgen dafür, dass die Lungenkrankheit Covid-19 jetzt nicht nur die mediale Berichterstattung in Deutschland dominieren wird, sondern sich auch der deutsche Apothekenalltag in einer für mich nie für möglich gehaltenen Art und Weise verändert.

»Die Corona-Epidemie ist als Epidemie in Europa angekommen und deshalb müssen wir damit rechnen, dass sie sich auch in Deutschland ausbreiten kann – Deutschland sei aber bestmöglich darauf vorbereitet.« So meldet es die Nachrichtenagentur Reuters an diesem 22. Februar 2020 unter der Überschrift: »Spahn – Corona-Fälle in Italien verändern die Lage in Deutschland«.

An diese Worte von Bundesgesundheitsminister Jens Spahn muss ich in den kommenden Wochen und Monaten immer wieder denken. Denn genau das ist Deutschland nicht: gut vorbereitet. Ich maße mir an, das beurteilen zu können, denn ich habe jeden Tag mit den Auswirkungen des zu diesem Zeitpunkt noch als Epidemie bezeichneten Covid-19-Ausbruches zu tun. Deshalb habe ich im Rückblick auch den größten Respekt vor den Entscheidungen der italienischen Regierung. Die Entscheidungsträger haben von Anfang an den richtigen Riecher. Denn sie erkennen nicht nur sehr schnell den Ernst der Lage, sondern handeln in der Folge pragmatisch und konsequent – Attribute, die in diesem Buch noch mehrmals thematisiert werden sollen. Und ja, sie können nicht davon ausgehen, dass ihre Strategie, damit die Verbreitung des Virus zu stoppen, von Erfolg gekrönt sein wird. Aber Verantwortung zu übernehmen bedeutet, auch dann Maßnahmen zu ergreifen, wenn man nicht die Sicherheit hat, das Ergebnis zu kennen.

»Herr Krivec, wir haben ein Problem.« So in meiner Arbeit unterbrochen, schaue ich von meinem Schreibtisch auf, um herauszufinden, wer mich hier angesprochen hat. In der Tür zu meinem Apothekenbüro steht meine pharmazeutisch-technische Assistentin Katharina Beeker. Ich kenne sie ausschließlich als besonnene und tüchtige Mitarbeiterin. Das kann ich eigentlich von jedem meiner Mitarbeiter behaupten, aber für sie gilt es besonders. Sie ist die Teamleiterin des Rezepturteams, das in der Apotheke die Herstellung von Tinkturen, Salben, Kapseln und allerlei sonstigen Kundenwünschen übernimmt.

An diesem Tag sehe ich jedoch an ihrem Blick, dass sie schwer verunsichert ist. Vielleicht ist es die aufkommende Angst vor dem Ungewissen. Vielleicht bilde ich mir das Ganze auch nur ein. Aber eines weiß ich mit Gewissheit: Wenn Frau Beeker sagt, dass wir ein Problem haben, dann haben wir ein Problem. Eigentlich noch viel mehr als das. Noch während sie mir schildert, was los ist, erkenne ich: Wir haben ein riesiges Problem zu lösen. Wir haben kein Desinfektionsmittel mehr.

Die Unsicherheit hat sich mittlerweile auch bei unseren Kunden Bahn geschlagen und verändert unsere bisherige Ausgangslage. Denn nun will jeder Kunde, und ich meine wirklich jeden, der die Apotheke betritt, neben seinem anderen Anliegen auch Desinfektionsmittel erwerben. Innerhalb nur eines Vormittags sind unsere gesamten Bestände aufgebraucht. Währenddessen bleibt die Nachfrage weiter ungebrochen.

Wäre das nicht genug, ist unser Problem noch ungleich größer. Als eine von nur etwa 200 Apotheken in Deutschland besitzen wir ein sogenanntes Sterillabor. Dieses Labor ist ein besonderer Hochsicherheitstrakt, mehr mit den Anlagen der pharmazeutischen Industrie zu vergleichen als mit dem klassischen Apothekenlabor, in dem heutzutage fast nur noch die nasschemischen Prüfungen der Ausgangsstoffe für die Rezepturherstellungen durchgeführt werden. Zahlreiche Überwachungssysteme im Sterillabor sorgen gemeinsam mit unterschiedlichen Luftdruckverhältnissen, besonderen baulichen Maßnahmen und speziellen Filteranlagen für eine sterile, sprich keimfreie Arbeitsumgebung. Hier produzieren wir besondere Arzneimittel. Für jeden Patienten ganz individuell, kein Medikament gleicht dem anderen. Wer diese Patienten sind? Kurz gesagt: All diejenigen, denen das Leben ganz besonders böse mitgespielt hat. Krebspatienten, Frühchen auf den Geburtsstationen der Kliniken, schwer kranke Patienten in der Schmerz- und Palliativmedizin.

Sie alle müssen darauf vertrauen, dass wir die benötigten Infusionen ordnungsgemäß herstellen. Um das garantieren zu können, benötigen wir zur regelmäßigen Reinigung der unterschiedlichen Ausgangsmaterialien und Apparaturen genau das, was derzeit jeder Kunde kaufen möchte: Desinfektionsmittel. Und zwar in sehr großen Mengen.

Wie schon im Januar bei der persönlichen Schutzausrüstung für Eduard und die chinesische Unternehmerfamilie telefonieren wir daher in den kommenden Tagen wieder alle uns bekannten Händler und Hersteller ab. Zumindest den Bedarf der kommenden Monate für unser Sterillabor können wir schnell decken. Hier erkaufen wir uns im wahrsten Sinne des Wortes die Sicherheit unserer Produktionsabläufe, indem wir den Händlern einen hohen Preis dafür anbieten, dass sie uns bevorzugt beliefern.

Weitaus schwieriger ist es, den angefragten Bedarf unserer Kundschaft zu beschaffen. Denn hier gelten andere Regeln, auch in der Preispolitik. Ich kann nicht verlangen und will es ehrlich gesagt auch nicht, dass allein für 100 Milliliter Desinfektionsmittel zehn Euro und mehr auf den Tisch gelegt werden. Bei eBay, Amazon und anderen Onlineportalen ist das schon Alltag. Das ergibt die schnelle Internetrecherche, die wir nun an jedem Morgen durchführen, um ein Gefühl für die Richtung des Marktes zu bekommen. Das berühmte Spiel von Angebot und Nachfrage setzt ein. Mit ungewissem Ausgang.

Vom Hersteller B.Braun aus dem hessischen Melsungen erhalten wir Ende Februar 2020 noch eine Lieferung von annähernd 100 Litern Händedesinfektionsmittel. Am letzten Samstag des Monats stehe ich gemeinsam mit zwei Mitarbeiterinnen in der Rezeptur und fülle den Inhalt der angelieferten Ein-Liter-Flaschen in 100-Milliliter-Flaschen um. Unser Preis für 100 Milliliter ist mehr als doppelt so hoch wie noch vor ein paar Monaten, aber dennoch nur halb so hoch wie bei zahlreichen Onlineanbietern. 4,95 Euro verlangen wir und liegen damit nur knapp über unserem Einkaufspreis.

Unbedacht angeheizt wird der Bedarf noch durch unsere lokalen Mitbewerber, die anscheinend ebenfalls die Preise aus dem Internet kennen und sich bei ihrer Preispolitik fast durchweg daran orientieren. Über das Geschäftsgebaren manches Kollegen kann ich nur den Kopf schütteln und umso mehr verstehen, dass sich vor meiner Apotheke lange Warteschlangen bilden.

Natürlich hätten wir auch direkt die großen Ein-Liter-Flaschen verkaufen können. Aber wir müssen mit der Ware haushalten. Jeder Kunde, der zu uns kommt, soll auch noch die Möglichkeit haben, etwas zu erhalten. Niemand soll unverrichteter Dinge die Apotheke verlassen. Teilweise können wir das flüssige und sehr alkoholhaltige Gold jedoch gar nicht schnell genug umfüllen, wie die Flaschen wieder verkauft werden. Nach Ladenschluss gleicht unsere sonst penibel in Ordnung gehaltene Rezeptur einem Schlachtfeld: Überall liegen leere Flaschen herum und bilden mit den am Boden liegenden Verschlüssen, herumstehenden Abfülltrichtern, Messzylindern und unzähligen verstreut herumfliegenden Etiketten ein buntes Durcheinander.

Beim Anblick dieses Chaos und unter dem Eindruck der Gewissheit, dass wir uns dringend etwas einfallen lassen müssen, muss ich schlucken. Haben wir jeden Tag dieses Chaos, sind wir ganz schnell ausgezählt. Räumlich, zeitlich und vor allem personell.

Mittlerweile laufen auch unsere zahlreichen Anfragen bei den Desinfektionsmittelherstellern zum großen Teil ins Leere. Bestellaufträge werden storniert oder einfach direkt ignoriert. Mancher Kollege ist so gewitzt und vertreibt die letzten vorrätigen Flaschen Melissengeist als Händedesinfektionsmittel. Ethanolgehalt des Produktes: 79 Prozent. Aller Anstrengung zum Trotz zaubert mir diese Anekdote ein Lächeln aufs Gesicht. Anscheinend ist unser Berufsstand doch nicht überall im Land so verstaubt und rückwärtsgewandt, wie häufig suggeriert wird. Die Idee ist einfach brillant. Leider ist es mir nicht möglich, den Kollegen nachzuahmen. Auf meine umgehende Nachfrage beim pharmazeutischen Großhandel wird mir mitgeteilt, dass der Artikel bis auf Weiteres nicht verfügbar ist.

Während ich an diesem Samstagabend also das Chaos bewundere, habe ich eine Idee, einen spontanen Geistesblitz, wie mein ehemaliger Chemielehrer am Gymnasium Adolfinum, Heinrich Schönemann, sagen würde. Wir haben nach dem Alkoholsteuergesetz als Apotheke doch die Erlaubnis, Ethanol steuerfrei aus sogenannten Steuerlagern zu beziehen. Können wir nicht daraus unser eigenes Desinfektionsmittel herstellen? Den Alkohol auf den richtigen Gehalt zu verdünnen, ist doch die leichteste Aufgabe. Noch am gleichen Abend greife ich zum Telefonhörer und rufe einen ehemaligen Kommilitonen aus Studientagen an, um ihm meine clevere Idee zu präsentieren. Meine Begeisterung für den vermeintlichen Fund des Heiligen Grals hält sich bei ihm aber in Grenzen.

»Simon, du hast sie doch nicht mehr alle«, ist die erste Antwort, die ich von Sebastian zu hören bekomme. »Hast du wirklich Lust, dich mit dem Zoll auseinanderzusetzen?« Natürlich sind die jährlichen Besuche der Zollbeamten, die neben vielen anderen Aufgaben auch für die Überwachung der Alkoholsteuer zuständig sind, nicht wirklich vergnügungssteuerpflichtig. Da hat er nicht ganz unrecht. Und auch wenn er mir langatmig erläutert, dass es unklar ist, wie die Versteuerung in unserem speziellen Fall aussehen wird, gefällt mir meine Idee mit jedem Gegenargument besser. Auch Sebastian scheint das irgendwann aufzugehen. »Nimm doch einfach die von der WHO empfohlenen Rezepturen mit Isopropanol. Da hast du keinerlei Probleme. Außerdem hat die BAuA heute eine Allgemeinverfügung dazu veröffentlicht.«

Die »BAuA«? Wer in Gottes Namen ist die »BAuA«? Ich bin seit fast zehn Jahren selbstständig, aber von dieser »Bundesanstalt für Arbeitsschutz und Arbeitsmedizin« habe ich bis zu diesem Tag noch nie gehört. Jetzt muss ich mich wirklich von Sebastian aufklären lassen: Bei der BAuA ist die Bundesstelle für Chemikalien angesiedelt, die hoheitliche Aufgaben bei der Regulierung von Industriechemikalien und Zulassung von Biozidprodukten wahrnimmt.

Als in der nächsten Zeit auch die Bundesvereinigung Deutscher Apothekerverbände (ABDA), das Bundesgesundheitsministerium und zahlreiche vermeintliche Experten in der Fachpresse ihre Einschätzungen und Vorschläge abgeben, schalte ich gedanklich endgültig ab. Was interessiert mich in der jetzigen Ausnahmesituation die Beachtung einer mir bisher völlig unbekannten EU-Biozidverordnung, die Besteuerung des Alkohols oder die richtige Beimischungsmenge von Glycerol? Als ob sich andere Nationen um solche Vorgaben scheren. Und ist das Glycerol nicht sowieso nur dafür da, damit die Hände nicht austrocknen? Und nicht zum ersten Mal denke ich: Ist eigentlich niemandem »da oben« aufgefallen, dass nicht nur der Alkohol – völlig egal, ob Ethanol, Isopropanol oder 1-Propanol – in der benötigten Menge fehlt, sondern auch die viel zitierten Zusatzstoffe fast durchweg nicht mehr lieferbar sind? Ich finde es immer noch attraktiver, mit ausgetrockneten Händen durch die Welt zu laufen, als mit Corona im Krankenhaus zu landen.

In einem kurzen Anfall von Rebellion entschließe ich mich eines Abends, alles zu verwenden, dessen ich habhaft werde. Diskutieren können wir später ja immer noch. Und außerdem: Erst einmal muss mich jemand anschwärzen.

Ganz besonders gespannt bin ich aber darauf, was passiert, wenn der deutsche Amtsschimmel erfährt, dass wir uns an den Chemikalienlagern von weiterführenden Schulen im Umkreis bedient haben. Natürlich mit dem stillschweigenden Einverständnis der Biologie- und Chemielehrer, die ohne zu zögern sofort bereit sind, uns mit kleinen Mengen auszuhelfen. Patrick, ein Freund aus Jugendtagen und nun Lehrer an einer Schule im Ruhrgebiet, bringt es treffend auf den Punkt: »Der Alkohol ist bei euch deutlich besser aufgehoben als in der Schule. Es wird kein Schüler schlechter benotet werden, nur weil vorübergehend Chemikalien fehlen.«

Und natürlich benutzen wir auch Ethanol aus den Steuerlagern. Mehrere Hundert Liter können wir allein im März ergattern, während zahlreiche Experten immer noch über die Steuerproblematik sinnieren und mancher Kollege noch auf die offizielle Freigabe wartet. Insgeheim freue ich mich schon über die Gesichter der Zollbeamten bei der nächsten Kontrolle. Diese verbrauchten Mengen haben sie in einer stinknormalen Apotheke sicher noch nicht gesehen.

Doch leider enden hier unsere Sorgen nicht. Wir haben nicht genügend Personal, um so schnell unser eigenes Desinfektionsmittel zu produzieren, wie die Ware wieder vergriffen ist. Schließlich schreibt uns die Apothekenbetriebsordnung vor, dass für die Herstellung kein fachfremdes Personal eingesetzt werden darf. Zu allem Überfluss gehen uns langsam, aber sicher auch die Leerflaschen zum Abfüllen aus.

Das erste Problem ist dann doch schneller gelöst als gedacht. Ein kurzer Hilferuf an die Pharmaziefachschaften der umliegenden Universitäten in Düsseldorf, Münster und Bonn trägt innerhalb von 24 Stunden Früchte. Unser pharmazeutischer Nachwuchs lässt uns nicht im Stich. Zahlreiche Pharmaziestudenten bieten ihre Mithilfe an. Und so haben wir in den kommenden Wochen tatkräftige Hilfe von zwei Pharmaziestudentinnen und einem Pharmaziestudenten, die Feuer und Flamme sind, ihre ersten Praxiserfahrungen bei uns machen zu können.

Während wir nach weiterem Personal fahnden, klappern weitere Mitarbeiter die umliegenden Drogeriemärkte ab, um alles an Fläschchen und Behältnissen aufzukaufen, die den noch so kleinen Anschein erwecken, dass man sie mit Desinfektionsmittel befüllen kann. Aber auch diese Lösung verschiebt das Problem nur um wenige Tage.

Meist hilft dann der Zufall: Ist Moers nicht das Zuhause von einem der größten deutschen Getränkehersteller? Das inhabergeführte Unternehmen produziert nach eigenen Angaben täglich bis zu eine Million

Liter an Fruchtsäften und anderen Getränken. Die riesigen Flüssigkeits-mengen müssen doch auch irgendwo hineingefüllt werden. Dort rufen wir einfach mal an.

Und man schenkt uns Gehör und will helfen. Jedoch stehen wir vor einer weiteren ungeahnten Schwierigkeit. Schließlich – so lerne ich in diesem Telefonat dazu – werden die bekannten PET-Flaschen innerhalb des Abfüllprozesses direkt aus einem Plastikgranulat geblasen. Flaschen auf Vorrat sind heutzutage gar nicht mehr im Werk vorhanden. Um uns helfen zu können, müsste man also die Maschinen für mehrere Stunden stoppen und ausschließlich die leeren Flaschen produzieren lassen. Ich möchte gar nicht wissen, wie viele Liter dadurch nicht produziert werden können, überschlage die Menge dann aber doch. Es sind fast 100 000 und innerhalb von Sekundenbruchteilen ist mir klar: Das kann ich nicht verlangen.

Während wir schon nach anderen Lösungen suchen, ruft mich Stunden später ein Werksmitarbeiter an. Er sei seit vielen Jahren Kunde in unserer Apotheke und hätte von unserem »Flaschenproblem« gehört. Er würde gern noch einmal mit seinen Vorgesetzten sprechen wollen, um eine Lösung zu finden. Vielleicht kann man auch eines der regelmäßig stattfindenden Wartungsintervalle nutzen, um die Flaschen für uns zu produzieren. Ich bin gerührt über die Anteilnahme, sage ihm aber deutlich, er möge sich nicht für uns in Schwierigkeiten bringen. Ich weiß nicht, wann das nächste reguläre Wartungsintervall ist, habe aber die vage Vermutung, er würde im Zweifel eigenmächtig ein Wartungsintervall einlegen, nur um uns helfen zu können.

Ob er der ausschlaggebende Faktor war oder nicht, kann ich nicht sagen. Aber am nächsten Tag erhalte ich einen Anruf des Geschäftsführers. Wir können die Flaschen abholen, sie liegen am Werkseingang für uns bereit. Ich bin sprachlos. Und vor allem unglaublich dankbar. Ob ich das in diesem Moment richtig in Worte fassen kann, ich weiß es heute nicht mehr. Was aber über die Pandemie hinaus in Erinnerung bleibt: die große Dankbarkeit für diese uneigennützige und vor allem bedingungslose Hilfsbereitschaft. Ein toller Lichtblick in dunklen Zeiten – und nicht der letzte.

Am 14. März 2020, eine Woche vor dem Beginn des ersten bundesweiten Lockdown, betritt ein unbekannter Kunde die Apotheke und fragt, ob er bei uns die Möglichkeit habe, eine größere Menge an FFP2-Atemschutzmasken zu erwerben. Er klappere schon seit Tagen alle Apotheken, Sanitätshäuser und Drogerien der Umgebung ab, in der Hoffnung, welche zu finden. Zwar haben auch wir die benötigten Mengen nicht vorrätig, aber ich komme mit ihm ins Gespräch.

Ich versuche ihm dabei unsere aktuellen Schwierigkeiten bei der Beschaffung und die generell angespannte Marktsituation zu erklären und um Verständnis zu werben. Im Gegenzug erzählt er mir in Kurzform seine Lebensgeschichte. Ursprünglich türkischer Abstammung, lebe er seit vielen Jahren mit seiner Familie am Niederrhein und habe hier in Moers ein Logistikunternehmen aufgebaut. Auch seine Frau sei in der Stadt als selbstständige Unternehmerin tätig. Sie seien mit ihrer Familie hier heimisch geworden. Immer wieder kommen wir auch auf seine Mitarbeiter zu sprechen, für die er die FFP2-Masken erstehen möchte. Ihre Gesundheit, so mein Eindruck, liegt ihm ganz besonders am Herzen.

Ich bin beeindruckt von meinem nun nicht mehr so unbekannten Gegenüber. Auf unbeschreibliche Art fühle ich mich ihm verpflichtet. Schließlich bin auch ich von Beginn der Pandemie an bemüht, meine Belegschaft zu schützen und für sie da zu sein. Und so versuche ich, ihm trotz der schwierigen Umstände zumindest ein klein wenig zu helfen. Für den hoffentlich nie eintretenden Katastrophenfall, dass wir im absoluten Notbetrieb nach dem Ausfall eines Großteils der Belegschaft nur mit wenigen Mitarbeitern die Versorgung aufrechterhalten müssen, habe ich eine kleine Menge an FFP2-Masken eingelagert. Die Maßnahmen in unserem Pandemieplan sehen das so vor. Diese sehr begehrten Masken werden von mir eisern in meinem Büroschrank unter Verschluss gehalten. Allein meine leitenden Angestellten wissen überhaupt von deren Existenz. Und weil er mich so beeindruckt, schenke in meinem Gegenüber den letzten Rest an Masken, ohne zu wissen, ob nicht am Ende ich derjenige bin, dem Atemschutzmasken fehlen werden.

Selten habe ich einen Kunden so glücklich gesehen wie in dem Moment, als ich ihm die wenigen Masken übergebe. Auch wenn es nicht viel ist, scheint ihm meine Geste alles zu bedeuten. Die folgenden Dankesbekundungen sind mir merklich peinlich. Und so versuche ich, mich schnell zu verabschieden. Dennoch beschäftigt mich diese Begegnung mehr, als ich in diesem Moment zugeben will. Wie groß muss die Angst und Verunsicherung »da draußen« wirklich sein?

Keine 20 Minuten später steht besagter Kunde plötzlich wieder vor mir. Er habe nun ein ganz anderes Anliegen. Ich bin gespannt und hoffe insgeheim, dass ich mich am Ende nicht gezwungen sehe, ihm auch die anderen Restbestände meiner Schutzausrüstung auszuhändigen. »Wissen Sie, ich kann die aktuelle Situation absolut nicht einschätzen. Aber jetzt, in diesem Moment, geht es mir gut. Meine Familie ist gesund, meinem Unternehmen geht es gut. Und deshalb möchte ich etwas Gutes tun.«

500 Euro hat er dabei und möchte davon Händedesinfektionsmittel kaufen. Nicht für sich, sondern für all diejenigen, denen es nicht so gut geht wie ihm und die es sich bei den derzeit explodierenden Marktpreisen nicht leisten können. Schließlich solle nicht die Größe des Geldbeutels darüber entscheiden, wer Schutz benötigt und wer nicht. Er habe auch nicht vor, das Desinfektionsmittel mitzunehmen. Vielmehr bittet er mich und mein Team, dafür Sorge zu tragen, dass es all jenen zugutekommt, von denen wir wissen, dass es ihnen finanziell nicht so gut geht. Ich muss gestehen, dass ich wieder einmal nicht wusste, was ich antworten soll.

Mehr als ein »Ja, natürlich, das machen wir gern« kann ich in diesem Moment nicht herausbringen. Und noch bevor ich mich wieder gefangen habe, ist der Kunde, so schnell wie er gekommen ist, auch wieder verschwunden. Ein 500-Euro-Schein, herrenlos auf der Theke liegend, ist das Einzige, was an seinen Besuch bei uns erinnert.

Da ich ihm nicht mehr persönlich danken kann, nehme ich das Geschehene zum Anlass, mich in den sozialen Medien und damit öffentlich bei ihm für seine Großzügigkeit und uneigennützige Geste zu bedanken. Es wird den Weg zu ihm schon finden. Was ich so nicht erwartet und auch nicht beabsichtigt habe: Dieser kleine Dank, ein Beitrag unter vielen in diesen Tagen, wird zehntausendfach angeklickt und hundertfach geteilt. Mein Dankesschreiben potenziert sich innerhalb von Stunden um ein Vielfaches. Und auch wenn ich dem Treiben ungläubig gegenüberstehe, bin ich doch der Ansicht, dass der unbekannte Kunde das vollauf verdient hat.

Der Beitrag sorgt dafür, dass plötzlich Tageszeitungen, Onlineportale und TV-Sender bei uns Schlange stehen. Sie alle wollen, dass wir ihnen von der unerwarteten Begegnung und der großzügigen Spende berichten. Ich komme mir vor wie in einem schlechten Film. Schließlich gebührt nicht uns die Aufmerksamkeit, sondern dem unbekannten Spender. Dennoch versuche ich, alle Anfragen zu bearbeiten. Auf diese Art habe ich zumindest die Möglichkeit, noch einmal öffentlich Danke für das Geschehene zu sagen.

Und es gibt noch einen weiteren positiven Nebeneffekt. In den folgenden Wochen betreten zahlreiche Nachahmer unsere Apotheke, um uns Geldspenden für Bedürftige zu überlassen. Doch diesen einen Kunden, der an diesem sonnigen Samstagmorgen vor mir steht und mir zeigt, was Nächstenliebe bedeutet, werde ich nicht vergessen.

Eine Woche später sind wir gemeinsam mit unseren Kollegen von der Apotheke schräg gegenüber die einzigen noch offen gehaltenen Ladengeschäfte in der Moerser Innenstadt. Ansonsten gibt es nur noch den Drogeriemarkt einige Hundert Meter weiter. In Deutschland ist der bundesweit behördlich angeordnete Lockdown in Kraft getreten. Während das öffentliche Leben stillsteht, herrscht in den Apotheken der Republik Hochbetrieb. Zuweilen beschleicht uns das Gefühl, viele Bürger suchen einfach nur einen Vorwand, um die eigenen vier Wände verlassen zu können. Da ist die Stammapotheke um die Ecke erst recht willkommen. In die Apotheke kann man schließlich jeden Tag gehen. Man kann die aktuelle »Umschau« abholen, ein paar Bonbons kaufen und die netten Mitarbeiter können einem aus erster Hand über die neuesten Corona-Regelungen informieren. Hat man kein Anliegen, kann man als Stammkunde immer noch auf ein belangloses Schwätzchen hoffen. Ganz einfach, die Apotheke vor Ort gibt den Bürgern die Möglichkeit, trotz Lockdown weiter unter die Leute zu kommen. Man darf nicht vergessen: Die Apotheke ist für viele Bürger auch immer ein Stück Heimat. Den Großteil unserer Kundschaft kennen wir seit Jahrzehnten. Wir haben gemeinsam viel durchlebt. Oft kennen wir die ganze Familiengeschichte und nicht selten auch die innerfamiliären Tragödien. Für viele, vor allem ältere und alleinstehende Kunden, sind wir nicht selten die einzig verbliebene Konstante im Leben. In der Apotheke fühlen sie sich umsorgt und sicher.

Unterdessen hat der Spirituosenhersteller Underberg, der seine Wurzeln nur wenige Kilometer weiter in Rheinberg hat, dem Kreis Wesel das Angebot gemacht, 5000 Liter Ethanol zur Verfügung zu stellen, um daraus Desinfektionsmittel für die Krankenhäuser und Pflegeeinrichtungen herzustellen. Das Kreisgesundheitsamt leitet uns die Anfrage weiter mit der Bitte zu prüfen, ob wir diese großen Mengen verarbeiten können. Ich will helfen. Es gibt jedoch eine Frage, die niemand klären kann: Wo sollen wir die fünf Tonnen an konzentriertem und leicht entzündlichem Alkohol lagern? In der Apotheke ist das unmöglich. Ein kleiner Funke oder ein elektrischer Impuls und das ganze Gebäude fliegt uns um die Ohren. Gemeinsam mit dem für uns zuständigen Amtsapotheker gehen wir mögliche Optionen durch. Viele gibt es nicht. Hinzu kommt, dass der 5000-Liter-Tank nicht in Rheinberg, sondern in Berlin steht. Er muss erst aufwendig per Lkw oder per Zug zu uns transportiert werden. Da wir keine schnelle Lagermöglichkeit finden, müssen wir leider absagen. Das ist einfach eine Nummer zu groß für uns. Der Tank bleibt in Berlin.

In der Zwischenzeit haben wir auch eine weitere Lieferquelle auftun können. Ein bekannter Hersteller von Motorölen und Autopflegeprodukten »macht« nun neuerdings auch in Desinfektionsmitteln und stellt fertig gemischte Rezepturen nach den Vorschriften der WHO her. Die Frage nach dem Preis stellen wir bei diesem Produkt mittlerweile gar nicht mehr. Wir ordern, was auf Lager ist. Gott sei Dank ist meine Mitarbeiterin Katharina Beeker so vorausschauend und vergisst nicht, ausdrücklich darauf hinzuweisen, dass wir in der Apotheke keine Möglichkeit haben, große Behältnisse zu lagern. Für einen bundesweit agierenden Heimträger haben wir ein einziges Mal eine Ausnahme gemacht und einen 1000-Liter-Tank an fertig hergestelltem Desinfektionsmittel in unser Sterillabor liefern lassen. Unter Mithilfe mehrerer Verwaltungsmitarbeiter des besagten Trägers war die Menge aber noch taggleich umgefüllt und in die zahlreichen Einrichtungen im Land verbracht worden. Aber wie gesagt, das war die berühmte Ausnahme von der Regel. Kleinere Gebinde müssen es sein.

Was wir wenige Tage später lernen müssen: Auch die Angabe »klein« ist relativ. Während wir Fünf- oder Zehn-Liter-Kanister gemeint haben, bedeutet es für den Motorölhersteller, dass er palettenweise 200-Liter-Fässer, regentonnengleich, an Desinfektionsmitteln an uns versendet. Bei der Anlieferung der Waren werden unsere Augen immer größer, je mehr Fässer von dem Spediteur durch die Tür der Apotheke gefahren werden.

Praktisch: Der Hersteller hat uns eine Handpumpe zum Abpumpen der Flüssigkeit mitgeliefert. Unpraktisch: Diese ist aus Metall. Und so stehen wir vor der nächsten großen Herausforderung: Wie soll man ein immer noch hoch entzündliches Gemisch mit einem Alkoholgehalt von mehr als 80 Prozent mit einer Pumpe aus Metall abpumpen? Die beim Abpumpprozess entstehende Reibung kann das Gemisch jederzeit sofort entflammen. Daran hat beim Hersteller wohl keiner gedacht. Eine Erdung der Pumpe ist zwingend nötig. In der Apotheke ist guter Rat teuer, aber unsere Pharmaziestudenten haben die rettende Idee. Und was für eine. Ich bin richtig stolz auf sie. Was wir zur Umsetzung benötigen, ist relativ einfach: Starthilfekabel fürs Auto. Und zwar ganz viele.

Jetzt wird die ganze Belegschaft eingespannt. Wer von ihnen hat ein Starthilfekabel im Keller oder der Garage liegen und kann es auf dem schnellsten Weg zur Apotheke bringen lassen? Es dauert nicht lange, bis die ersten Angehörigen vorbeikommen und das Benötigte mitbringen.

Am Ende haben wir genügend Kabel beisammen, um gefühlt die gesamte Altstadt miteinander zu überbrücken. Unser Ziel ist es, zehn Meter zu überbrücken, von der metallischen Handpumpe bis zum nicht mehr im Betrieb befindlichen gusseisernen Heizungskörper. Quer durch die Apotheke, Kabel an Kabel von der Pumpe bis zum Heizkörper. Letztlich ein Kinderspiel. Unsere provisorische Erdung ist eingerichtet.

Es kann losgehen. Beim Anblick des Kabelsalates schicke ich ein stilles Gebet gen Himmel. Das darf unsere Berufsgenossenschaft ebenso wenig erfahren wie der Sicherheitsbeauftragte für Arbeitsschutz oder der zuständige Betriebsmediziner. Am besten gucken wir alle weg.

Die Arbeit geht Hand in Hand. Während die einen das Desinfektionsmittel aus den Fässern in leere Kanister abpumpen, teilen die anderen diese Kanister in noch kleinere Gebinde auf. Ist einer der Mitarbeiter an der Pumpe erschöpft, wird gewechselt. Ob Apotheker, pharmazeutisch-technische Assistenten oder Azubi, jeder ist einmal dran. Und wir lernen schnell dazu. Bei der nächsten Lieferung erden wir die Pumpe direkt am Serverschrank um die Ecke. Das spart nicht nur viele Meter Kabel und damit Stolperfallen, sondern vor allem Zeit und Nerven. Allein unsere Mitarbeiter der IT-Abteilung sind davon ausdrücklich ausgenommen. Ihnen steht ob dieser Lösung die nackte Angst in den Augen. Wenn da mal nichts schiefgeht. Aber ich kenne kein Pardon. Da müssen sie jetzt durch.

Und so geht es von nun an über ein Jahr. Die BAuA hat ihre Allgemeinverfügung immer wieder verlängert, bis am 6. April 2021 dann plötzlich Schluss ist. Nach Angaben der Bundesstelle für Chemikalien habe die Bundesregierung mit Blick auf die Marktsituation beschlossen, die Sonderregeln auslaufen zu lassen. Ab sofort dürfen Apotheken keine eigenen Mittel zur Händedesinfektion mehr herstellen. Die Allgemeinverfügung für die Herstellung von Flächendesinfektionsmitteln war schon Monate zuvor zurückgenommen worden. Nur bereits hergestellte Produkte dürfen noch abverkauft werden. In allen anderen Fällen muss wieder auf die zugelassenen und lieferfähigen Fertigprodukte zurückgegriffen werden. Man braucht sicher kein Prophet zu sein, um zu wissen, das wird jetzt teuer werden. Und so ist es. Die Hersteller haben mit der wiedergewonnenen Lieferfähigkeit ihrer Produkte die Preise saftig erhöht. Parallel dazu bin ich gezwungen, meine noch eingelagerten Rohstoffe abzuschreiben. Warum das so sein muss? Erklären kann mir das keiner.

# Kapitel 2

# Kinderbetreuung im Betrieb –
# Was für ein Kindergarten

*»Ein verlässliches Betreuungsangebot für Kinder
von Eltern in Berufen, die für die Daseinsvorsorge
insbesondere im Gesundheitswesen besonders
wichtig sind, wird sichergestellt.«*

Yvonne Gebauer,
Ministerin für Schule und Bildung in Nordrhein-Westfalen,
15. März 2020

Was sich seit Anfang März 2020 immer wieder angedeutet hat, trifft viele meiner Mitarbeiterinnen und Mitarbeiter an diesem 13. März dennoch unvorbereitet. Es ist Samstag, als das Land Nordrhein-Westfalen eilig einen Erlass veröffentlicht, der die Schließung von Schulen und Kindertagesstätten ab dem kommenden Montag verfügt. Richtig gehört: Die Schulen werden geschlossen. Und das schon übermorgen. Wörtlich heißt es:

»Die Landesregierung hat heute wegen des sich ausbreitenden Coronavirus beschlossen, dass ab Montag Kinder […] keine Kindertageseinrichtung, Kindertagespflegestelle, Heilpädagogische Kindertageseinrichtung oder ›Kinderbetreuung in besonderen Fällen‹ (Brückenprojekte) betreten dürfen. […] Eltern sind verpflichtet, ihre Aufgabe zur Pflege und Erziehung ihrer Kinder wahrzunehmen. Sie haben dafür Sorge zu tragen, dass ihre Kinder die Kindertagesbetreuungsangebote nicht nutzen. Die Kinder sollten aber nicht von Personen betreut werden, die nach RKI-Angaben als besonders gefährdet gelten, insbesondere gehören hierzu Vorerkrankte und Lebensältere. Zum Betretungsverbot wird es für Kinder, deren Eltern nachweisen, dass sie in kritischen Infrastrukturen arbeiten, Ausnahmen geben. […] Details werden zeitnah in Abstimmung mit den Trägern und kommunalen Spitzenverbänden geregelt.«

Gleiches gilt für die Schulen in Nordrhein-Westfalen. So kann man es in einer zweiten Publikation des zuständigen Schulministeriums nachlesen. Der Schock bei den Eltern sitzt tief.

Der Schockzustand weicht aber sehr schnell einer großen Verunsicherung. Zahlreiche Fragen werden innerhalb der Belegschaft diskutiert. Wie sollen wir ab der kommenden Woche arbeiten, wenn nicht sichergestellt ist, dass unsere Kinder betreut werden? Oma und Opa, oft das Ass im Ärmel und häufig in die Kinderbetreuung eingebunden, fallen aufgrund der eigenen Gefährdungslage aus. Die Bitte der Experten um weitgehende Kontaktvermeidung hat schließlich seinen Grund.

Und vor allem eine Frage beschäftigt uns: Der Erlass gibt vor, dass es Ausnahmen von dem Betretungsverbot geben wird. So soll es eine Notbetreuung für die Kinder geben, deren Eltern in einer kritischen Infrastruktur arbeiten. Was aber niemand weiß, wie man die Zugehörigkeit zur kritischen Infrastruktur nachweisen soll. Reicht ein Bestätigungsschreiben des Arbeitgebers oder sind besondere Unterlagen einzureichen? Viele meiner Mitarbeiter stehen an diesem Tag mit Tränen in meinem Büro. Sie wissen nicht weiter.

Schnell macht zudem das Gerücht die Runde, dass nur die Kinder derjenigen Familien Anspruch auf einen Notbetreuungsplatz haben, in denen beide Elternteile in der wichtigen Infrastruktur arbeiten. Woher diese Information kommt? Während früher für wichtige Neuigkeiten eine Telefonkette innerhalb des Klassenverbandes bzw. der Betreuungsgruppe vorhanden ist, gibt es heute WhatsApp- und Facebook-Gruppen. Der Effekt ist der gleiche. Alle Informationen werden in Echtzeit weitergegeben.

Leider bestätigen sich die Gerüchte. Beide Elternteile müssen einen Arbeitsplatz in der kritischen Infrastruktur besitzen, um in den Genuss der Notbetreuung zu kommen. Das trifft auf die wenigsten Mitarbeiter in meinem Betrieb zu. Sie sind zu 80 Prozent weiblich und arbeiten in den seltensten Fällen in Vollzeit, da sie dem klassischen Familienmodell entsprechend meist die Kinderbetreuung in der Familie übernehmen. Oft wird ihr Verdienst in der Apotheke für das familiäre Auskommen dringend benötigt, sie können es sich nicht erlauben, kürzerzutreten. Und auch das vielfach von der Politik eingeforderte Recht auf Homeoffice ist im Gesundheitssektor einfach nicht umsetzbar. Schwerwiegend ist zudem, dass ihnen keiner sagen kann, wie lange die Schließungen andauern werden. Planungssicherheit in der Familie, aber auch in den Betrieben sieht anders aus.

Ich bin selbst mit der Situation überfordert und habe große Sorge, dass am Montag mehr als ein Drittel meiner Belegschaft einen Kinderkrankenschein einreichen wird, um die Betreuung ihrer Kinder sicherstellen zu können. Schließlich haben die Eltern Anspruch auf Freistellung von der Arbeit, um die Betreuung ihrer Kinder bei Schul- und Kitaschließungen zu gewährleisten. In anderen Apotheken wird es ähnlich aussehen. Es ist systemimmanent, dass das Berufsbild vor allem von weiblichen Personen ausgefüllt wird. Damit ist die Aufrechterhaltung der Versorgung landesweit gefährdet.

Ich bitte meine Mitarbeiter um ein wenig Geduld. Ich muss selbst überlegen, was wir tun können, um allen Mitarbeitern gerecht zu werden. Mein erster Anruf gilt meinem jüngeren Bruder Julius. Auch er ist Apotheker und hat in seiner Apotheke, ein paar Kilometer weiter, sicher mit den gleichen Problemen zu kämpfen.

Sehr schnell sind wir uns einig: Die Mitarbeiter sind das Herzstück der Apotheken. Ohne sie wären wir aufgeschmissen. Auch wenn jeder von uns in diesen Tagen seine eigenen Probleme und Sorgen hat, wir müssen ihnen helfen. Ebenso müssen wir unseren Auftrag gegenüber all jenen zu erfüllen, die uns ihre Gesundheit anvertraut haben. Eine temporäre Schließung der Apotheken oder einzelner Aufgabenbereiche aufgrund von Personalmangel ist daher von Beginn an keine Option. Nach längerem Hin und Her schweifen wir immer wieder zu einer zunächst abwegigen, aber mit der Zeit immer plausibler erscheinenden Idee ab. Warum eröffnen wir keine eigene Notbetreuung für die Kinder unserer Mitarbeiter? Eine kleine betriebsinterne Kindertagesstätte. Geboren aus dem Nichts. Philosophiert haben wir darüber in den letzten Jahren schon häufiger darüber. Jetzt ist urplötzlich der Moment gekommen, dieses Gedankenschloss in die Tat umzusetzen, einen Feldversuch zu starten.

Braucht man dafür eigentlich eine Erlaubnis? Mit Sicherheit. Wir sind schließlich in Deutschland. Und welches Amt ist dann dafür zuständig? Wollen wir etwas in die Tat umsetzen, das mit dem aktuellen Erlass unlängst verboten worden ist? Konterkarieren wir mit unserer Entscheidung für eine provisorische Betriebskita nicht das Bemühen der Landesregierung um den Infektionsschutz?

Das sind nur einige von vielen Fragen, für die wir an diesem Samstagnachmittag keine Lösung finden werden. Da wir jedoch keinen besseren Einfall haben, ist es beschlossene Sache. Ab Montag haben wir bei uns eine Notbetreuung für den Nachwuchs unserer Belegschaft.

Man kann förmlich hören, wie meinen Mitarbeitern ein Stein vom Herzen fällt, als ich ihnen mitteile, dass in den nächsten Wochen für ihre Kinder gesorgt sein wird. Sie können sie alle zur Arbeit mitbringen. Wir werden für die Betreuung sorgen.

Bis dahin ist aber noch einiges zu regeln. Haben wir geeignete Räumlichkeiten? Wer übernimmt die Betreuung? Wie viele Kinder werden kommen und wie alt sind sie? Wer kümmert sich um das Mittagessen? Und wie können wir die Kinder den langen Tag über beschäftigen? Weiß jemand im Team, welches Spielzeug gerade angesagt ist? Denn man darf eines nicht vergessen: Die Betreuung, wie sie uns vorschwebt, ist gerade landesweit untersagt worden. Bei schönem Wetter einfach gemeinsam mit den Kindern auf den nächsten Spielplatz zu gehen, könnte daher ungewollte Fragen aufwerfen.

Die Räumlichkeiten sind schnell gefunden: Wir räumen gemeinsam zwei große Lagerräume in einem gerade frisch umgebauten Gebäudeteil aus. Sie haben einen eigenen Eingang und viel Tageslicht. Währenddessen macht sich unser Datenschutzbeauftragter Florian Böttcher mit zwei weiteren Mitarbeitern aus der Logistikabteilung zu einem Großeinkauf bei einem bekannten schwedischen Möbelhaus auf. Wir benötigen eine kindgerechte Möblierung: Tische, Stühle, Sitzkissen, Teppiche sowie Kinderbetten. Da sie selbst Väter sind, gehe ich davon aus, dass sie das Richtige finden werden.

Auch für die eigentliche Betreuung haben wir direkt die richtige Kitaleitung an der Hand. Es ist unser Vater, der uns daran erinnert, wer dafür am besten geeignet ist: unsere Mutter. Noch weiß sie nichts von der ihr im Familienrat so spontan zugedachten Aufgabe. Aber wer fünf eigene Kinder großgezogen hat, kennt sich aus. Da hat unser Vater recht. Erleichternd kommt hinzu, dass wir unsere zwei Patientencafés nahe der Apotheken wegen der Pandemie geschlossen haben. Die ansonsten dort tätigen Mitarbeiterinnen sind größtenteils ebenfalls Mütter und sicher bereit, in den kommenden Wochen ihren Beitrag zu leisten und mitzuhelfen. Und wir haben richtig gelegen. Unsere Mutter ist Feuer und Flamme und stürzt sich umgehend in die Arbeit. Noch am späten Samstagabend kann sie für die Personalplanung Vollzug melden. Die Betreuung ist gesichert. Unser Bauchgefühl hat uns wieder einmal nicht getrogen. Die Cafémitarbeiter sind dabei. Unsere Mutter wäre nicht unsere Mutter, wenn sie nicht auch schon weitergedacht hätte. In Eigenregie hat sie über die Apotheken schon Kontakt mit den Eltern der Kinder aufgenommen. Über eine eigens eingerichtete Whatsapp-Gruppe werden über das Wochenende Bücher, Kassetten, ein Kinderspiel-Auto-teppich, Stifte, Malkästen und Bastelmaterialien organisiert. Eine ört-liche Schule unterstützt uns mit einem mobilen DVD-Player mit inte-griertem Beamer. Und auch für das Mittagessen gibt es eine unkompli-zierte Lösung. Gemeinsam mit den Kindern soll täglich in einem der geschlossenen Cafés gekocht werden. Die weibliche Kreativität kennt keine Grenzen. Spätestens am Sonntagnachmittag habe ich endgültig das Gefühl: Julius und ich sind abgemeldet. Das Zepter haben längst an-dere übernommen.

Montagmorgen, Viertel vor acht: Alles ist vorbereitet. Die ersten Mütter kommen mit ihren kleinen Schützlingen an, um sie vor dem Arbeitsbeginn in unserer provisorischen Kita abzugeben. Vier Betreue-rinnen erwarten sie. Es wird die jeweilige Abteilung der Mitarbeiterin und ihre Durchwahl notiert, falls eines der Kinder sich nicht wohlfühlt und abgeholt werden muss. Und auch der Gesundheitszustand der Kin-der wird ebenso abgefragt wie mögliche Allergien oder Unverträglich-keiten beim Essen. Den Kleinen sieht man die Aufregung an. Für sie ist es ein ungewisses Abenteuer. Und weil Mama und Papa bisher auch kei-ne genaue Auskunft geben können, sind viele an diesem Morgen noch sehr schüchtern und verstecken sich hinter ihren Eltern.

Ich selbst komme am späten Vormittag noch einmal vorbei, um nachzuschauen, ob alles in Ordnung ist. Habe ich anfangs noch Beden-ken gehabt, ob alles gut geht, merke ich spätestens jetzt: Sie sind völlig unbegründet. Schon auf dem Flur vor den Gemeinschaftsräumen höre ich lautes Kinderlachen und Geschnatter. An der ersten Tür begrüßt mich ein selbst gemaltes DIN-A4-Blatt. Ein Hase ist darauf zu sehen und die selbst geschriebenen Namen der Kinder: Finn, Lea, Tom, Jonas, Hannah, Lara, Leon, Jane und Nila. Hier residiert also die Hasengrup-pe. Und noch etwas zeigt mir, wir tun das Richtige: Die älteren Kinder, teilweise fast schon Teenager, kümmern sich liebevoll um die Kleinsten, für die die Umstellung auf die neue Umgebung am schwierigsten ist.

Gegen Mittag spreche ich das erste Mal wieder mit meinem Bruder. In den Medien wird schon den ganzen Morgen über kaum etwas anderes berichtet als die Schließungen der Kindergärten und Schulen. Die Frage lautet: Wie verhalten wir uns, wenn unsere Betreuungseinrichtung öffentlich wird? Wie können wir das argumentativ vertreten? Wir entscheiden uns für die Flucht nach vorne und bieten der Funke-Medien-Gruppe an, exklusiv über unsere Betriebskita zu berichten. Der Moerser Redaktionsleiter ist sofort begeistert und innerhalb von einer Stunde vor Ort. Wir erläutern ihm unsere Beweggründe und gewähren ihm anschließend den Zutritt zu den Räumlichkeiten. Doch eine wichtige Bedingung haben wir vorab gestellt: Der Ort, an welchem die Kleinen untergebracht sind, darf nicht genannt werden. Wir wollen die Kinder schützen und sicherstellen, dass sie ungestört bleiben. Denn einen Shitstorm als Antwort auf die Berichterstattung können wir zu diesem Zeitpunkt nicht ausschließen. Sicher ist sicher.

Am nächsten Morgen erscheint der Bericht in der »Neuen Ruhr Zeitung« und schlägt ein wie eine Bombe. Aber im positiven Sinne. Das Telefon klingelt jetzt ununterbrochen. Doch die Anrufe verblüffen mich. Es sind viele Mittelständler, die von unserer Betriebskita gehört haben und nachfragen, wie wir das genau gemacht haben und ob wir ihnen eine To-do-Liste an die Hand geben können. »Worauf müssen wir achten, wenn wir das Modell kopieren?«, fragt mich ein Unternehmer aus der Nachbarstadt. Eine berechtigte Frage, auf die ich absolut keine Antwort habe. Es ist unser zweiter Öffnungstag. Wir lernen immer noch dazu.

Irgendwann erhält mein Bruder den Anruf, auf den ich ehrlich gesagt schon den ganzen Morgen über gewartet habe. Die Stadtverwaltung ist am Telefon und bittet um Aufklärung, was wir da genau mit den Kindern machen. Dieser Bitte kommt er gern nach. Natürlich direkt verbunden mit dem Hinweis, dass wir die Einrichtung sofort wieder schließen werden, wenn für alle Kinder aus unserer Belegschaft eine Notbetreuung sichergestellt ist. Da das Amt von den Vorgaben des Landes ebenso kalt erwischt worden ist wie wir, hat es auch keine Ad-hoc-Lösung für uns. Bis auf Weiteres wird unser Tun geduldet.

In den nächsten Tagen mache ich es mir zur Routine, wenigstens einmal täglich in unserem provisorischen Kindergarten vorbeizuschauen.

Es ist für mich immer aufs Neue eine willkommene Flucht vor den chaotischen Geschehnissen der Pandemie, den vielen noch wartenden Aufgaben in der Apotheke und den in diesem Zusammenhang zu treffenden Entscheidungen. In den Kitaräumen bekommt man von den Wirren der Außenwelt nicht viel mit. Die Stimmung ist super, die Kleinen haben Spaß. Und weil sich das in der Belegschaft herumspricht, wird die Kinderschar von Tag zu Tag größer.

Eine Szene ist mir dabei bis heute besonders in Erinnerung geblieben. Zwei knapp fünfjährige Mädchen sitzen gemeinsam am Tisch und malen konzentriert mit Pinsel und Farbe an ihren Kunstwerken. Anscheinend haben sie sich erst am heutigen Tag kennengelernt, denn nebenbei erzählen sie sich von ihren Familien. »Meine Mama arbeitet in einer Apotheke.« »Echt, meine Mama arbeitet auch in einer Apotheke.« Während ich allein wegen dieses unschlagbaren Dialogbeginns schmunzeln muss, mischt sich ein weiterer Dreikäsehoch ein, um dem Ganzen noch die Krone aufzusetzen. Triumphierend und mit hochgereckter Faust schreit er: »Und meine Mama auch!«

Wenn doch alle unsere Konversationen so einfach und dabei so erheiternd wären. Der kleine Junge weiß weiter strahlend zu berichten, dass der Chef von seinem Vater so richtig blöd wäre. Irgendwie erwarte ich, dass es nicht lange dauern wird, bis auch hier eines der Kinder zum Besten gib, wie blöd der Chef ihrer Mama ist, wie blöd ich bin. Vielleicht ist das mit ein Grund, warum ich mit diebischer Freude jeden Tag aufs Neue die Kleinen besuche. Natürlich würde ich daraus niemals Konsequenzen ziehen, aber im Team würde so eine Anekdote sicher für viel Heiterkeit sorgen.

Aber auch sonst sorgen die Kinder für gute Laune. In der Apotheke ist die Stimmung gelöst. Man merkt förmlich, wie seit Anfang der Woche eine imaginäre schwere Last von den Eltern abgefallen ist. Auch wenn viele es nicht ausdrücken können, so spüre ich doch, wie dankbar sie sind, dass wir eine Lösung für die Kinderbetreuung gefunden haben.

Rund drei Wochen halten wir die Notbetreuung aufrecht. Dann schließlich ist die Betreuung der Kinder in den offiziellen kommunalen Betreuungseinrichtungen gesichert. Das Land Nordrhein-Westfalen hat endlich nachgesteuert. Beim Abschied der Kinder gibt es viele Tränen, vor allem bei den Kleinsten. Viele wollen nicht mehr weg. Das ist auch nicht weiter verwunderlich. Durch die große Anzahl an Betreuungskräften und die im Vergleich zu regulären Kindertagesstätten geringe Kinderschar haben viele von ihnen in unserer provisorischen Einrichtung eine so enge und aufmerksame Betreuung wie nie zuvor erlebt. Den Grund verstehen die Kinder nicht, aber sie spüren ihn. Man kann den regulären Kindergärten und Vorschulen aber keinen Vorwurf machen. Unser kurzfristiger Betreuungsschlüssel kann und darf kein allgemeingültiger Maßstab sein.

Ich selbst habe viele schöne Bilder aus dieser Zeit mitgenommen. Es sind die Erinnerungen an ordentlich in Zweierreihen aufgereihte und händchenhaltende Kinder, die – jedem Passanten fröhlich winkend – durch die menschenleere Innenstadt laufen, um zum gemeinsamen Mittagessen zu gehen, die vielen kuriosen und nicht selten neunmalklugen Gesprächsthemen der Kinder und nicht zuletzt das Miteinander, das durch diese Aktion über alle Abteilungen und Apotheken hinweg entstanden ist.

Das Projekt »Betriebskindergarten« ist bis heute ein Thema geblieben. Eventuell werden wir das in der Zukunft noch einmal aufleben lassen. Dann aber ordentlich angemeldet und mit allen behördlichen Genehmigungen versehen. Unsere beiden umgerüsteten Lagerräume haben wir nach der Verabschiedung der Kinder belassen, wie sie sind. Schließlich kann nie wissen, was die Pandemie noch bringt und ob wir nicht gezwungen sind, sie noch einmal zu reaktivieren.

# Kapitel 3

## Mangelverwaltung –
## Ein Königreich für eine OP-Maske

*»Ein Mundschutz ist nicht notwendig,*
*weil der Virus gar nicht*
*über den Atem übertragbar ist.«*

Jens Spahn,
Bundesminister für Gesundheit,
30. Januar 2020

Schon sehr früh im Jahr 2020 zeichnet sich ab, dass uns die Beschaffung von persönlicher Schutzausrüstung in den kommenden Wochen, wenn nicht gar Monaten, ordentlich auf Trab halten wird. Spätestens Ende Februar wird die Beschaffung der zahlreichen Materialien, die wir für unseren Laborbetrieb und die Ausstattung unserer Apotheke benötigen, von Tag zu Tag schwieriger. Während viele Bürger eigenständig versuchen, sich vor dem Virus mit diversen Mundschutzmasken zu schützen, verschließt die Bundesregierung über Wochen die Augen davor, dass die Verfügbarkeit von medizinischem OP-Mundschutz und Atemschutzmasken mit dem Standard FFP3 oder FFP2 drastisch abnimmt. Der Präsident des Robert-Koch-Institutes erklärt zur gleichen Zeit, es gebe »keinerlei Evidenz, dass das in irgendeiner Weise hilfreich ist«.

Die Bürger lassen sich davon jedoch nicht entmutigen und kaufen weiterhin alle verfügbaren Maskenprodukte auf oder werden selbst aktiv. Selbst genähte Masken und in mühevoller Heimarbeit gebastelte Schutzvisiere bestimmen nun das Straßenbild. Es ist der gesunde Menschenverstand, der sie leitet. Warum tragen schließlich Ärzte und Pfleger im Gesundheitssektor Masken? Vielleicht doch aus dem Grund, dass sie einen Schutz bieten.

Die am 11. März 2020 getätigte Aussage des Bundesgesundheitsministers ist da schon längt nicht mehr faktenbasiert, als er sagt, der OP-Mundschutz schütze allenfalls »sehr überschaubar, um es so zu formulieren«. Es scheint der Regierung nur noch darum zu gehen, den Maskenhype in der Bevölkerung zu drosseln und zu verschleiern, dass viel zu wenig Masken verfügbar sind, um auch nur den medizinischen Sektor adäquat auszustatten. Ein massives Versagen des Staates, der noch wenige Wochen zuvor permanent betonte, wie gut er auf mögliche Grippe- oder andere Viruspandemien vorbereitet sei.

Bezugnehmend auf parallele Presseberichte, wonach das Bundesgesundheitsministerium den benötigten Bedarf für Krankenhäuser und Arztpraxen nun zentral beschaffen will, schreibe ich am 5. März 2020 einen persönlichen Brief an Jens Spahn und melde auch meinen benötigten Bedarf. Ja, wir sind nur eine Apotheke und keine Arztpraxis oder

Klinik. Aber wir Apotheken sind das entscheidende Bindeglied in der Versorgung. Wenn die Apotheken aufgrund von fehlender Schutzausrüstung beispielsweise keine patientenindividuellen Infusionslösungen mehr herstellen können, wird es schon sehr bald keine Tumortherapie in den Kliniken oder den onkologischen Arztpraxen geben. Das scheint den wenigsten bewusst zu sein. Einmal lasse ich dabei ein gleichlautendes Schreiben über die für mich zuständige untere Gesundheitsbehörde auch an Spahns Ressortkollegen in Nordrhein-Westfalen, Karl-Josef Laumann, verschicken.

»Sehr geehrter Herr Minister Spahn, ich wende mich an Sie als Apotheker und Inhaber der Adler-Apotheke in Moers und möchte – Bezug nehmend auf die Pressemeldungen, dass die Bundesregierung zentral Schutzkleidung für Arztpraxen und Krankenhäuser beschafft – einen Bedarf von 8000 Schutzmasken (Typ IIR, OP-Maske) und 4000 OP-Hauben anmelden, um unserem gesetzlichen Versorgungsauftrag als öffentliche Apotheke mit eigener Sterilherstellung in den kommenden Monaten gerecht werden zu können. Wir gehen aufgrund der Rückmeldungen der uns beliefernden Großhändler derzeit davon aus, dass die Versorgung mit Schutzkleidung bis mindestens zum Jahresende problematisch bleiben wird. [...] Die Adler-Apotheke stellt in eigenen Sterillaboratorien aufgrund von ärztlichen Verordnungen u. a. individuell angefertigte Zytostatika und monoklonale Antikörper für die ambulante und stationäre Krebstherapie (teilweise auch im Lohnauftrag für weitere Apotheken in Nordrhein-Westfalen) sowie Schmerzmedikationen für die Versorgung von Schmerz- und Palliativpatienten her. [...] Seit zwei Wochen sind zwei meiner Mitarbeiter ausschließlich dazu abgestellt, durch tägliches ›Abtelefonieren‹ unserer Hersteller und Händler dringend benötigtes Material einzukaufen. Seit wenigen Tagen erhalten wir – wenn überhaupt – nur noch Kleinstmengen, teilweise mit Aufschlägen von bis zum 80-Fachen des ursprünglichen Preises. Dennoch kaufen wir zurzeit jede uns angebotene Ware, um unserem gesetzlichen Versorgungsauftrag gegenüber den Patienten, Arztpraxen und Kliniken weiter gerecht werden zu können. Sollte die Möglichkeit bestehen, die oben genannten Mengen bzw. Teilmengen über Ihr Ministerium zu beziehen, würde ich um eine Kontaktaufnahme [...] bitten. [...] Die entstehenden Kosten werden wir in voller Höhe tragen. Selbstverständlich versuchen wir parallel weiterhin über alle uns zur Verfügung stehenden Kanäle, unseren täglichen Bedarf zu decken.«

Meine Sorgenfalten werden von Tag zu Tag größer. Aufgrund der vereinbarten Vergütungsregelung zwischen dem GKV-Spitzenverband, der Dachorganisation der unzähligen in Deutschland existierenden gesetzlichen Krankenkassen, und dem Deutschen Apothekerverband, der unsere Interessen zu vertreten hat, erhalten wir als Apotheke nur eine Pauschale für die Herstellung der Krebstherapien. Mit diesem sogenannten Arbeitspreis sind alle mit der Herstellung verbundenen Kosten abgegolten. Diese Vereinbarung unserer Dachverbände, in jahrelangen Verhandlungen und Schiedsstellenurteilen mühsam zustande gebracht, rächt sich spätestens jetzt. Schließlich erhöhen sich unsere Kosten aufgrund der Preisexplosion bei den Materialien täglich, ohne Aussicht, dass sich kurzfristig unsere Einnahmenseite verbessern wird. Ich frage mich, wohin das noch führen soll. Nie möchte ich die Zeitungsmeldung lesen:»Krebspatienten erhalten keine Therapie, da es an Schutzmaterialien fehlt.« Das wäre der absolute Super-GAU für unser Land und eine Tragödie für die vielen schwer kranken Patienten.

Die Reaktion von Bund und Land auf das Schreiben kann eindeutiger nicht sein: Nicht einmal eine Antwort ist das Schreiben wert. Mehr benötige ich auch nicht, um endgültig zu wissen, dass wir vonseiten des Staates keine Hilfe erwarten können. Wir sind auf uns allein gestellt.

Erinnern Sie sich in diesem Zusammenhang noch an diese Pressemeldung aus dem April 2020? »200 000 Schutzmasken für Deutschland werden von den USA abgefangen!« Die Meldung hat es in sich. Von der Bundesrepublik bei dem Hersteller 3M in der Volksrepublik bestellt, sollen Hunderttausende Masken von den Vereinigten Staaten am Flughafen in Bangkok zurückgehalten und in die USA umgeleitet worden sein. Zwar dementiert das Weiße Haus umgehend, aber der Berliner Innensenator Andreas Geisel echauffiert sich im »Tagesspiegel« ebenso wie viele andere Politiker: »Wir betrachten das als Akt moderner Piraterie.« Und außerdem sollten solche »Wildwestmethoden« in einer globalen Krise nicht vorherrschen. Dass die französische Regierung zur gleichen Zeit ganz ähnlich gelagerte Zwischenfälle offenbart, macht die Sache politisch noch brisanter. Aber die Geschichte passt ins Bild. Die Welt steht in diesen Tagen Kopf.

Ein paar Tage zuvor habe ich eine Nachricht aus Asien erhalten. Robert, ein Deutscher, der in China lebt, schickt mir ein Foto aufs Handy. Darauf zu sehen sind die Vertreter des Unternehmens, dem wir vor nicht einmal sechs Wochen noch großzügig mit Schutzmaterialien ausgeholfen haben. Und nun steht die Unternehmensführung vor zahlreichen Pressevertretern und verkündet im Beisein des strahlenden italienischen Botschafters in der Volksrepublik, dass sie 80 000 Schutzmasken an den italienischen Staat spenden wird. Vielleicht sind das ja »unsere« Masken, denke ich. Glauben kann ich das zwar kaum, am Ende ist es mir jedoch auch egal. Egal, wer diese Masken nun erhalten hat, ich hoffe, dass sie dort zum Einsatz kommen, wo sie am dringendsten gebraucht werden. Robert weiß darüber hinaus zu berichten, dass in China mittlerweile ein Exportstopp für alle Arten von Schutzmaterialien verhängt worden ist. Damit gibt es für die gespendeten Schutzmasken nur einen Weg aus dem Land: über die diplomatischen Kanäle. Im berühmten Diplomatengepäck. Was für eine verkehrte Welt.

Und noch eine kleine Anekdote am Rande: Mehr als ein Jahr später erfahre ich durch einen puren Zufall von einem Mitarbeiter aus den deutschen Sicherheitskreisen, dass die USA die vielen Schutzmasken in Thailand nicht abgefangen hat. Vielmehr hätten sich die Preisverhandlungen in Bangkok, geführt von der deutschen Botschaft mit ständiger Rückversicherung in Berlin, über einen so langen Zeitraum wie Kaugummi hingezogen, dass es den Verkäufern irgendwann zu bunt wurde. Als Abnehmer gibt es schließlich einen sofort bereitstehenden und nicht diskutierenden Interessenten: die US-Amerikaner.

Und genau das waren auch wir in diesen Tagen: US-Amerikaner. Wir waren keinen Deut besser, wenn auch im Kleinen. Immer am Puls der Zeit, immer bereit, unsere Netzwerke zu nutzen und im Zweifel pragmatisch und unkonventionell zu handeln. Wir sind dabei ins Risiko gegangen, mehr als nur einmal.

So auch am 16. April 2020, mitten im ersten Lockdown. Es ist später Mittag, als einer meiner mittlerweile vielen Kontaktmänner bei der Materialbeschaffung mich anruft. Er wiederum habe einen weiteren Kontaktmann, der ihm mitgeteilt hat, dass am Neusser Hafen, nur wenige Kilometer von Moers entfernt, heute Abend ein Schiff anlegen würde. Die Ladung: OP-Masken. Sehr viele OP-Masken. Ich bin sofort ganz Ohr und bekomme eine Telefonnummer. Ein direktes Telefonat mit dem ominösen Kontaktmann, der sich als chinesischer Zwischenhändler aus der Bekleidungsbranche entpuppt, bestätigt diese Geschichte. Und er weiß noch mehr zu berichten: »Wer zuerst kommt, erhält die Ware.« Auf Verhandlungen hat er so überhaupt keine Lust. Das merke ich an seinem ganzen Gehabe. Er weiß um seine gute Verhandlungsposition, ich kann es ihm auch nicht verdenken. Die aktuelle Nachfrage überwiegt das Angebot um ein Vielfaches.

Es gibt noch eine zweite Bedingung, die er mir stellt: Bevor er die Ware herausgibt, möchte er Geld sehen. Entweder in bar bei Abholung oder vorab als nicht zurückzuerstattende Blitzüberweisung. Mit dem stolzen Preis für die einfachen OP-Masken hält er auch nicht hinter dem Berg. Tagesaktuell 71 400 Euro möchte er für 100 000 Masken haben. Wie hoch der Preis morgen sein wird und ob er dann überhaupt noch Ware hat, kann und will er nicht sagen.

Mit einer solch großen Summe in Vorkasse zu treten, da habe ich meine Skrupel. Schließlich ist mir der Händler, der mir hier gerade mit seiner heiseren und sicherlich von jahrelangem exzessiven Zigarettenkonsum gefärbten Stimme so fordernd in das Telefon gesprochen, aber eigentlich eher geschrien hat, vollkommen unbekannt. Da hört sich die Option mit der Barzahlung bei Abholung auf einmal gar nicht mehr so schlimm an. Ich sage ihm mein sofortiges Kommen zu. In der Zwischenzeit kann er meine Ware schon einmal separieren.

Ich schaue auf die Uhr. Jetzt muss es aber schnell gehen. Mit meinem folgenden Anruf bringe ich an diesem Donnerstagnachmittag – kurz vor Toresschluss – die Mitarbeiter meiner Hausbank noch einmal auf Trab. Ich benötige eine große Barauszahlung. Hier und heute noch.

Während ich an die nächsthöhere Stelle verbunden werde, bin ich schon auf dem Weg zu meinem Auto, um mich in Richtung Bank aufzumachen. Unterwegs bestätige ich nochmals meinen Auszahlungswunsch, so ungewöhnlich er auch sein mag. Als ich nur Minuten später die Bank betrete, liegt das Geld für mich bereit. In der heutigen Zeit, in der große Bargeldbestände in den meisten Banken nicht erst aus Sicherheitsgründen kaum noch verfügbar sind, habe ich auch jetzt wieder Glück gehabt.

Zurück in meinem Fahrzeug, wird mir mit Blick auf die kommenden Stunden doch etwas mulmig. Was tue ich hier eigentlich? Soll ich ernsthaft mit über 70 000 Euro in bar abends zu einem unbekannten Händler fahren, der noch dazu in einem mir unbekannten Hafengelände residiert? Mir gehen zahlreiche Bilder durch den Kopf. Dunkle Lagerhallen und unbeleuchtete Hafenkais mit übellaunigen Typen im Halbschatten sind nur einige davon. Aber es nützt nichts. Meine Kunden und ich benötigen die Masken. Was ich ebenfalls benötige, ist Begleitschutz. Das wird mir in diesem Moment klar. Auf dem Weg zurück zur Apotheke rufe ich deshalb meinen Fahrdienstleiter an. »Trommeln Sie bitte ein paar Fahrer zusammen, die derzeit nicht im Einsatz sind. Ich habe einen kurzfristigen Spezialauftrag. Wir fahren ein paar Kartons mit Masken in Neuss abholen. Zwei bis drei Jungs sollten reichen.«

Mit ihrer Schützenhilfe geht es dann eine Stunde später im Fahrzeugkonvoi über die Autobahn A 57 über Krefeld nach Neuss, die Umschläge mit der Bargeldsumme sicher im Handschuhfach verstaut. Dort angekommen, bestätigt sich das erwartete Bild: unzählige Lagerhallen, viele nicht einsehbare Gassen, mit Unkraut zugewachsene und vermüllte Ecken. Wir parken. Zwei junge Chinesen stehen rauchend vor dem angegebenen Gebäude und begrüßen uns freundlich. Sie haben uns schon erwartet. Das haben ihre Blicke, schon lange, bevor sie uns ansprechen, verraten.

Bevor ich das Lagerhaus betrete, werfe ich noch einen Blick über die Schulter. Außer meinen provisorisch zu Bodyguards umgeschulten Fahrern sind keine weiteren Personen in Sicht. So weit, so gut. Als ich eintrete, bleibe ich nur Sekundenbruchteile später wie angewurzelt auf der Schwelle stehe. Ich traue meinen Augen nicht. Die Halle ist bis oben hin geradezu vollgestopft. In meinem Kopf beginnt es zu arbeiten. Wenn das alles Masken sind, dann müssen das mehrere Millionen Stück sein. Und das in dieser unscheinbaren Lagerstätte. Da soll noch jemand von Mangelverwaltung sprechen. Hier herrscht die sicher nicht. Unsere 100 000 Masken, wahrscheinlich gerade frisch verladen, stehen in wasserfeste Seesäcke gewickelt zur Abholung bereit. Ich lasse mir von den Chinesen ein Messer geben, um damit wahllos einige Säcke aufzuschneiden und stichprobenartig den Inhalt zu prüfen. Ja, es sind wirklich Mundschutzmasken. Es ist alles in Ordnung. Ich gebe den Fahrern ein Zeichen, wir können die Ware mitnehmen.

Aber nicht nur ich, sondern auch die Chinesen wollen etwas überprüfen. Und zwar das mitgebrachte Bargeld. Während meine Mitarbeiter also dabei sind, die Masken in ihren Fahrzeugen unterzubringen, zählen die Chinesen in meinem Beisein die Geldbündel. Nach einer gefühlten Ewigkeit, zwischendurch werden immer wieder einzelne Banknoten gegen das Licht gehalten und die Sicherheitsmerkmale überprüft, sind auch die Chinesen zufrieden. Und übergeben mir etwas, das ich schon nicht mehr erwartet habe: eine ordnungsgemäß ausgestellte Rechnung über den vollen Betrag mit ausgewiesener Mehrwertsteuer. Fein säuberlich quittieren sie zudem den Empfang der Zahlung. Ordnung ist schließlich das halbe Leben. Auch an diesem Abend in Neuss.

Jetzt aber nichts wie weg, denke ich mir. Denn obwohl alles glatt gelaufen ist, fühle ich mich nicht wohl in meiner Haut. Ich werde mich erst wieder entspannen können, wenn wir das Hafengelände hinter uns gelassen haben und auf der Autobahn sind. Ich ertappe mich noch mehrfach dabei, dass ich in den Rückspiegel schaue. Wirklich beruhigt bin ich erst, nachdem wir das Autobahnkreuz der A 57 und A 40 erreicht und das erste Moerser Ortsschild passiert haben. Und noch während der Fahrt denke ich mir immer wieder: »Diese Geschichte glaubt dir keiner.«

Was ich in diesem Moment aber noch viel weniger glauben kann: Wir wiederholen diese Prozedur in den kommenden Wochen noch viele weitere Male. Allerdings mit einer wichtigen Änderung, anscheinend waren auch die Chinesen von unserer Chuzpe angetan. Denn nach dem ersten Kennenlernen haben wir Kredit, eine einfache Banküberweisung ist nun ausreichend. Nach vielen Gesprächen weiß ich auch, was sie im wirklichen Leben so treiben. Sie importieren in Asien hergestellte Schuhe nach Europa bzw. haben importiert. Denn das Geschäft mit der Corona-Schutzausrüstung scheint für sie schon nach wenigen Monaten das Schuhgeschäft vollends in den Hintergrund gedrängt zu haben. Was mir allerdings erst viel später auffallen soll: Den chinesischen Zwischenhändler mit der besonderen Stimme habe ich nicht einmal zu Gesicht bekommen.

Und so kommt es, dass alle Staaten und Behörden dieser Welt, unter ihnen auch die nordrhein-westfälische Landesregierung, nach Masken fahnden, während sie sich direkt um die Ecke, auf der anderen Rheinseite der Landeshauptstadt Düsseldorf, stapeln. Millionenfach, in einer einfachen Lagerhalle. Mittlerweile sind wir auch Experten auf dem Gebiet der persönlichen Schutzausrüstung geworden. Über die Vor- und Nachteile verschiedener Maskenklassifikationen können wir nun ebenso mühelos Auskunft geben wie über die Unterschiede zwischen den chinesischen, europäischen oder US-amerikanischen Prüfnormen. Ebenso kennen wir die benötigten Gütekriterien von Schutzanzügen und können teilweise schon bei Nennung der CE-Nummer die ausstellende Prüfstelle identifizieren. Das spricht sich herum. Während wir anfangs nur für unseren eigenen Betrieb und unsere Kundschaft in der Apotheke tätig sind, wird unser Kundenkreis im Laufe des Frühjahrs immer größer.

Zunächst sind es die niedergelassenen Mediziner, die nach Schutzausrüstung fragen. In die Praxen dürfen nur noch symptomlose Patienten. Wer Fieber oder Husten, beides mögliche Symptome von Covid-19, hat, wird außerhalb der regulären Praxiszeiten einbestellt oder bei einem Hausbesuch in Augenschein genommen. Benötigt werden dabei Schutzkittel, Handschuhe und natürlich sehr viele Atemschutzmasken.

Kurze Zeit später gesellen sich die Senioren- und Pflegeheime dazu, die den immensen Bedarf nicht mehr über ihre sonst üblichen Lieferanten decken können. Es gibt für diesen Markt unzählige spezialisierte

Versorger. Das Geschäft mit Schutzmaterialien geht in normalen Zeiten vollständig an der Apotheke vor Ort vorbei. Aber was sind schon normale Zeiten?

Etwas anderes beschäftigt mich mindestens ebenso sehr wie die Bearbeitung der zahlreichen Bestellfragen. Warum schaffen wir es, immer wieder Waren aufzutun, während die Großkonzerne im Markt häufig passen müssen? Das kann doch nicht sein. Ich kann diese Entwicklung nicht verstehen. Erst sehr viel später werde ich begreifen, warum es für uns deutlich einfacher ist als für die Big Player. Denn auch wenn wir zu Beginn nur über rudimentäres Wissen in diesem Markt verfügten, haben wir neben unseren schnellen Entscheidungsprozessen einen nicht zu unterschätzenden Vorteil, der uns in dieser Zeit ganz nach oben auf der Beliebtheitsskala und Listen bevorzugter Lieferanten schießt: Der Vertrieb von persönlicher Schutzausrüstung ist nur ein Nebenschauplatz in unserem Apothekenbetrieb, nicht unser Hauptgeschäftszweig. Und da wir über keine Erfahrungswerte verfügen, kaufen wir nicht nur teurer ein als die große Händlerschar, sondern verkaufen auch häufig unter Preis. Das wissen wir zu diesem Zeitpunkt nicht. Mit dem kleinen Zusatzgeschäft sind wir vollauf zufrieden.

»Vorne wartet die Bundeswehr auf Sie.« Ich muss lächeln, als meine Mitarbeiterin Nathalie Buchner mich mit diesen Worten im April 2020 anspricht. Schließlich glaube ich kaum, dass die Feldjäger nach nunmehr fast 15 Jahren doch noch entdeckt haben, ich hätte mich bei der Musterung erfolgreich vor dem Wehrdienst gedrückt. Kaputte Knie, zahlreiche Allergien. Mich wollen die auch nicht bei der Truppe haben. Wer vorne wartet, ist ein Kollege. Oberfeldapotheker der Reserve Dr. Werner Benning, Verbindungsoffizier beim Landeskommando Nordrhein-Westfalen, in der Pandemie auf eigenen Wunsch eingezogen und im Moment zuständig für die Beschaffung von Schutzausrüstung und weiteren Gütern.

Auch ihm ist zu Ohren gekommen, dass sich unser Apothekenkeller immer wieder wie von Geisterhand mit Schutzmaterialien auffüllt. Mein Eindruck aus dem ersten Telefongespräch, welches ich vor wenigen Tagen mit ihm geführt habe, bestätigt sich nun vor Ort. Unkonventionell denkend und pragmatisch handelnd, ist er mir direkt nahe. Und noch etwas verbindet uns: Unsere beiden Väter haben vor vielen Jahren gemeinsam in Mainz studiert, sie waren Kommilitonen. So klein ist die Welt.

Dass dieses Gespräch den Anfang einer über die kommenden zwei Jahre hinweg steten und vertrauensvollen Zusammenarbeit markieren wird, kann ich zu diesem Zeitpunkt noch nicht wissen. Aber Werner Benning eröffnet uns einen völlig neuen Absatzmarkt. Nach diesem Gespräch erhalten wir nun immer wieder Anfragen von Behörden, öffentlichen Einrichtungen und staatlichen Organisationen. Denn anders als die mittlerweile unzähligen Glücksritter, die den Markt fluten und ihre Ware feilbieten, setzen wir von Anfang an auf Gründlichkeit und Zuverlässigkeit.

Teilweise beschleicht mich in dem Marktumfeld, in auch wir nun operieren, das Gefühl, dass plötzlich jede und jeder »in Masken« macht. Täglich werden wir mit Angeboten von obskuren Händlern aus aller Welt geflutet. Per Fax, per E-Mail oder über unsere Profile in den sozialen Medien. Selbst auf meinem Mobiltelefon ist dieser Tage kein Stillstand mehr. Von früh am Morgen bis spät in die Nacht gehen Anrufe ein. Ich sehe mich gezwungen, ständig das Ladekabel mit mir zu tragen, weil der Akku dauerhaft leer ist. Es herrscht Goldgräberstimmung.

Aber wer denkt, dass sich das nur im Großen abspielt, der irrt. Auch die Kfz-Werkstatt um die Ecke, die Werbeagentur zwei Straßen weiter und der Dönerladenbesitzer vom Bahnhof melden sich, um Ware anzubieten. Mal auf eigene Rechnung, mal im Auftrag von Freunden und Verwandten. Teilweise haben die Händler ihre Firmengründungen noch nicht einmal final abgeschlossen. Von einer guten Bonität ganz zu schweigen.

Ich kann mir daher gut vorstellen, wie es den bundesweit eiligst zusammengestellten Krisenstäben von Städten, Kreisen und Organisationen ergehen muss. Wenn es für uns schon fast unmöglich ist, den Überblick zu behalten, muss es für die größtenteils aus unterschiedlichen Abteilungen, Fachbereichen und Dezernaten stammenden Mitarbeiter und Beamten in den Krisenstäben die vollständige Reizüberflutung sein. Da die Zeit drängt, müssen sie ohne vorherige Ausschreibungen und wirkliche Vorgaben Aufträge im Millionenbereich vergeben. Es gibt keine Blaupause für ihren Einsatz, keinen Präzedenzfall. Alle hoffen, dass es gut gehen wird.

Von Beginn an bläue ich meinen Mitarbeitern wichtige Grundsätze ein. Wir verlangen keine überzogenen Preise. Wir bieten ausschließlich Ware an, die auch wirklich bei uns im Lager liegt. Und vor allem verlangen wir keine Vorkasse. Sollten wir einmal eine Anfrage über ein Produkt oder eine Menge bekommen, die wir nicht im Lager liegen haben, müssen wir eben passen und absagen. Ich will das Risiko nicht eingehen, mich auf Dritte verlassen zu müssen. Zu häufig habe ich in diesen Zeiten schon erlebt, dass Lieferungen trotz Zusage ausgeblieben sind und der Händler sich urplötzlich nicht mehr daran erinnern kann, wer ich bin. Bevor ein Auftrag platzt, weil die Ware nicht kommt, sage ich lieber »Nein«.

Mit diesem Geschäftsgebaren heben wir uns – so erzählt es mir einer, der im Krisenstab einer Stadt im Rheinland Dienst tut – von fast 99 Prozent der weiteren Mitbewerber ab. Händler, die Waren offerieren, in deren Besitz sie gar nicht sind, Händler, die gefälschte oder nicht zertifizierte Waren versenden, Händler, die immer wieder nachverhandeln wollen, sind nur einige Auswüchse dieser Zeit.

Dass etwas Merkwürdiges vor sich geht, zeigt sich nun auch sichtbar vor unserer Apotheke. Fast täglich rollen Fahrzeuge verschiedener Feuerwehren aus dem ganzen Land bei uns vor, um Ware aufzuladen. Dass der Zeitpunkt der Warenabholung durch das Technische Hilfswerk (THW) einmal ausgerechnet mit dem parallel vor unserer Haustüre stattfindenden Wochenmarkt kreuzt, muss man als Betriebsunfall behandeln. Der regelmäßige Wochenmarkt in der Altstadt war jahrhundertelang der Treffpunkt für Klatsch und Tratsch in der Stadt. Und in Zeiten des Lockdown ist er für die Moerser Bürgerschaft wie im tiefen Mittelalter wieder das Highlight der Woche. Sehen und gesehen werden ist hier neben dem Einkaufserlebnis die wichtigste Disziplin. Sonst kommt man ja nicht mehr vor die Tür. In dieser Atmosphäre schinden die frisch gewaschenen und in sattem Blau glänzenden

THW-Laster mit ihrem zuckenden Blaulicht richtig Eindruck, ein Plausch mit den zufällig vor Ort weilenden Kommunalpolitikern aus Stadt und Kreis inklusive. Im Herbst sind schließlich Kommunalwahlen und wo, wenn nicht hier auf dem Marktplatz, kann man subtil auf Stimmenfang gehen?

Aber genau diese kleinen Momente freuen mich. Zeigt es sich doch, dass allen Unkenrufen zum Trotz die Zusammenarbeit der zahlreichen Zivil- und Katastrophenschutzorganisationen in Deutschland funktioniert. Ohne ihre Unterstützung hätten viele Maßnahmen der Pandemiebekämpfung schon vor dem eigentlichen Beginn wieder begraben werden können. Und so ist es mir ein Bedürfnis, 500 FFP2-Masken an die örtliche Feuerwache zu spenden, als ich hören muss, dass die Rettungskräfte wegen fehlender Atemschutzmasken ungeschützt zu ihren diversen Einsätzen ausrücken müssen. Mein ganz persönliches kleines Dankeschön für ihre wichtige und selten gewürdigte Arbeit.

Aber es geht natürlich auch eine ganze Menge schief. Teilweise werden an mich erteilte Aufträge nachträglich korrigiert, in Einzelfällen auch storniert. Glücklicherweise werden unsere Schutzmaterialien an den unterschiedlichsten Stellen benötigt. Die Nachfrage ist den ganzen Frühsommer über ungebrochen. So kommen wir auch nicht in Verlegenheit, dass wir auf Ware sitzen bleiben und ich kulant auf solche Situationen reagieren kann.

Da ergeht es mir deutlich besser als vielen weiteren Händlern, die zu dieser Zeit an den Open-House-Ausschreibungen des Bundesgesundheitsministeriums teilgenommen und Schutzmasken an den Bund geliefert haben. Viele müssen trotz anderslautender Zusagen monatelang auf die zugesagte Bezahlung der Warengüter warten. Die ursprünglich veröffentlichten Ausschreibungsunterlagen scheinen dem Ministerium im Nachhinein nicht das Papier wert zu sein, auf dem sie verfasst worden sind. In vielen Fällen verweigert das Ministerium die Zahlung der geschuldeten Gelder komplett. Als lapidare Begründung werden nicht eingehaltene Qualitätsstandards angeführt. Die logische Konsequenz folgt prompt. Innerhalb kürzester Zeit sind an den deutschen Gerichten unzählige Klagen gegen den Bund als säumigen Zahler anhängig. Forderungen von mehr als einer Milliarde Euro werden kolportiert. Die Vermutungen vieler Experten decken sich. Das Ministerium von Jens Spahn hat viel zu viele Masken bestellt und will sich nun vor der Bezahlung drücken. Der Präsident des Bundesrechnungshofes Kay Scheller, zuständig für die Kontrolle der Bundesausgaben, urteilt im Recherchemagazin »Plusminus« der ARD:

»Eine Koordinierung, eine Steuerung der Beschaffungsmenge hat es in dem notwendigen Maße nicht gegeben. [...] Das ganze Projekt ist dann völlig aus dem Ruder gelaufen und man hat auf verschiedenen Wegen alles zusammengekauft, was irgendwie zu bekommen war. Und wir haben natürlich alle Verständnis für eine gewisse Überbeschaffung. Aber nicht in dieser Menge.«

Viele der Lieferanten haben sich, um die Aufträge erfüllen zu können, Geld geliehen, sind in Erwartung eines seriösen Vertragspartners in Vorleistung getreten und stehen nun vor einem finanziellen Scherbenhaufen. Es geht um ganze Existenzen.

Glücklicherweise ist mir dieses Schicksal erspart geblieben. Ein junger Kollege aus dem Bergischen Land, den ich seit Jugendtagen aus dem Tennisverein kenne und der auch einige Monate in meiner Apotheke gearbeitet hat, wittert ebenfalls das große Geld und will gemeinsam mit einem seiner Geschäftspartner an der Ausschreibung teilnehmen und Atemschutzmasken an den Bund liefern. In mehreren Telefonaten bittet er mich immer wieder, die Produktion und den Wareneinkauf vorzufinanzieren. Das ganze Vorhaben sei absolut risikolos. Vertragspartner ist schließlich die Bundesrepublik Deutschland. Neben einer Abnahmeverpflichtung garantiert der Staat ein Zahlungsziel von nur sieben Tagen. 50 Prozent der bei dem Geschäft eingestrichenen Marge soll ich als Gegenleistung für meine Finanzierungszusage erhalten. Ich bin zu diesem Zeitpunkt nicht auf dem Laufenden. Von dieser angeblichen Ausschreibung höre ich das erste Mal. Ich kann es auch kaum glauben. Das hört sich viel zu gut, viel zu simpel an. Ich kann mir einfach nicht vorstellen, dass die Regierung so einen De-facto-Persilschein ausstellt.

Mein Bauchgefühl jedoch schreit förmlich: »Nein! Mach das nicht!« Am Ende ist wohl meine Finanzierungsabsage mit ein Grund, warum der Bekannte aus Jugendtagen und jetzige Kollege nicht an der Open-House-Ausschreibung teilgenommen hat. War er über meine Absage anfangs sicher nicht erfreut, sollte er mir heute auf ewig dankbar sein. Ohne wirklich etwas über die Ausschreibungsdetails zu wissen und nur aufgrund eines unguten Gefühls, habe ich nicht nur mich, sondern auch ihn vor einem großen Unglück bewahrt.

Da sind mir die Gepflogenheiten in meinen Sphären schon deutlich lieber. Zwar müssen die Sachbearbeiter der lokalen Krisenstäbe ab einem bestimmten Auftragswert zwingend die nächsthöhere Dienstebene mit ins Boot nehmen, teils sind auch Genehmigungen von der Behördenleitung einzuholen, die eine Bestellzusage nicht selten verzögern. Sind wir uns jedoch grundsätzlich handelseinig geworden, habe ich schlussendlich aber immer einen schriftlichen Auftrag erhalten. Anfangs war ich ob der ständigen Verzögerungen genervt. Vor allem dann, wenn der einzige abzeichnungsbefugte Mitarbeiter schon im Feierabend weilte oder sich ins Wochenende verabschiedet hatte. Mehr als einmal bin ich gewillt zu sagen, dass sich das Virus nicht an die üblichen Geschäftszeiten hält. Aber ich habe rückblickend unrecht. Die Mehrzahl der Mitarbeiter, vom einfachen Sachbearbeiter angefangen bis hin zum Behördenleiter, taten ihr Möglichstes, um schnelle Entscheidungen herbeizuführen. Jedoch haben sie keinen großen Ermessensspielraum bei ihrer Entscheidung. Ein Beamtenapparat bleibt ein Beamtenapparat, auch und besonders in Zeiten einer Pandemie. So können sie ebenfalls immer nur abwarten, welche Entscheidungen in Berlin und Düsseldorf letztendlich getroffen werden. Sind die nötigen Beschlüsse gefasst, dürfen sie dann auf kommunaler Ebene umgesetzt werden. Eine undankbare Aufgabe, um die ich die Männer und Frauen in den Dienststuben nicht beneide.

# Kapitel 4

## Regelungswirrwarr – Worauf können wir uns verlassen?

*»Es liegt an uns, Veränderungen nicht zu fürchten, sondern sie als Aufgabe anzunehmen.«*

Joachim Gauck,
Bundespräsident der Bundesrepublik Deutschland,
23. Mai 2016

Als Apothekeninhaber hat man Freiräume, die andere Berufsgruppen innerhalb der Apotheke, aber auch meine angestellten Apotheker, nicht haben. Ich spiele zwar im Apothekenteam mit, bin aber Libero, Cheftrainer und Vereinspräsident in Personalunion, nicht selten auch der Zeugwart. Im Fußball wäre eine solche Machtfülle Anlass für kritische Nachfragen und wütende Aufstände der Vereinsmitglieder bei der Jahreshauptversammlung. In deutschen Apotheken ist dieses autokratisch anmutende Konstrukt vom Gesetzgeber nicht nur erwünscht, sondern wird einem vielmehr aufgezwungen. Ich bin als Apothekeninhaber einer der letzten Vertreter der freien Berufe in Deutschland. Das spiegelt sich nicht zuletzt in der einzig zulässigen Unternehmensform für den Betrieb einer Apotheke wider, dem sogenannten Einzelkaufmann.

Dieser Spagat, die tägliche Balance zwischen pharmazeutischem und wirtschaftlichem Handeln zu finden und noch dazu am Ende für alles geradestehen zu müssen, hat mich schon immer gereizt. Er hat mich nach dem Studium in die Apotheke vor Ort geführt und letztendlich bewogen, die väterliche Apotheke in Moers am Niederrhein zu übernehmen. Ich weiß, dass mein Vater sehr stolz darauf ist, zwei Kinder als Nachfolger zu haben, die in seine Fußstapfen getreten sind und sein Lebenswerk, eisern geschmiedet in 50 Berufsjahren, fortsetzen.

Viele andere Apotheker haben dieses Glück nicht. Zwar sind viele Apotheken Traditionsbetriebe und nicht selten über Generationen in Familienhand, aber dennoch scheuen viele Pharmazieabsolventen nach dem Studium das Risiko einer eigenen Apotheke. Der Fachkräftemangel in den Apotheken nimmt daher jedes Jahr zu, der Nachwuchs fehlt. Eine Apotheke zu führen, ist kein Zuckerschlecken: ein starres und seit Jahren nicht angepasstes Vergütungssystem sorgt dafür, dass bei steigenden Energie-, Lohn- und sonstigen Kosten der Ertrag der Apotheke kontinuierlich sinkt. Erschwerend hinzu kommen die zahlreichen Verlockungen der Pharmaindustrie. Hohe Verdienstmöglichkeiten, ein krisensicherer Arbeitsplatz und eine gute Work-Life-Balance sind nur einige der Vorzüge, die dazu führen, dass sich der pharmazeutische Nachwuchs immer häufiger gegen die öffentliche Apotheke entscheidet. Auch ich hatte ein solches Angebot auf dem Tisch liegen. Ein internationaler Pharmakonzern, ansässig in der Schweiz, macht mir im Sommer 2012 ein Jobangebot, auf das viele ihr Leben lang hinarbeiten. Ich, zu diesem Zeitpunkt gerade einmal 24 Jahre alt, komme ebenfalls in Versuchung. Nach vielen Nächten des Grübelns und einem langen Gespräch mit meinem heute leider schon verstorbenen Großvater, zu dieser Zeit schon schwer krank und in den letzten Zügen seines Lebens, habe ich es dennoch ausgeschlagen. Und nie bereut.

Die persönlichen Gespräche mit den Kunden, die Wertschätzung für die Arbeit vor Ort und die Möglichkeit, auch eigene unternehmerische Entscheidungen selbstständig und frei treffen zu können, machen für mich den Reiz der Apotheke aus. Den Drang in mir, etwas aus seinem Leben zu machen und sein eigener Herr sein zu wollen, scheint mein Großvater schon lange vor mir erkannt zu haben.

Meine Arbeit, meine betrieblichen Entscheidungen muss ich allein vor mir, im Zweifel vor meiner Kundschaft und in Teilen vor der pharmazeutischen Aufsicht vertreten. Und auch diese können nur begrenzt Einfluss auf meine unternehmerischen Entscheidungen nehmen. Im Gegenzug trage ich damit eine große Verantwortung. Ich muss für mein Tun und das Tun meiner Belegschaft einstehen, im Positiven wie im Negativen. Immer und bedingungslos. Und habe mich in der mir zugedachten und am Ende selbst gewählten Rolle zurechtgefunden. Mit Beginn der Pandemie bin ich jedoch vor neue Aufgaben gestellt worden, die ich mir nie habe träumen lassen.

Denn sich allein auf die Vorgaben, Verordnungen und behördlichen Maßnahmen von Bundes- und Landesregierung zu verlassen, sie umzusetzen und das Beste zu hoffen, ist in den betrieblichen Abläufen der Apotheke und im Sinne der Kunden und Patienten keine Option. Hinken die Regelungen doch in einer nie da gewesenen Gleichförmigkeit dem dynamischen Pandemiegeschehen dauerhaft um Wochen hinterher.

Schnell wird mir beim Studium der sich fast täglich ändernden und nicht immer deutlich artikulierten neuen Regelungen klar, dass sich alle getroffenen Maßnahmen nicht zu einer stringenten gemeinsamen Corona-Strategie formen lassen. Sie sind vielmehr Ausdruck einer völlig im Blindflug agierenden Regierung, in welcher vorausschauendes und zielorientiertes Handeln sowie der gesunde Menschenverstand hinter parteipolitischem und föderalistischem Hickhack, gepaart mit der persönlichen Profilierungssucht mancher Bundesminister, Landesfürsten und nicht zuletzt der öffentlichen Meinungsmache zurücktreten müssen.

Gesundheit ist Ländersache. Gleiches gilt für das Ressort Bildung und somit für unsere Betreuungseinrichtungen, Schulen und Hochschulen. So steht es im Grundgesetz. Das habe ich während meiner Schulzeit gelernt und verinnerlicht. Und doch habe ich diese bestehenden föderalen Strukturen in unserem Land nie so wirklich wahrgenommen. Dass sich diese Strukturen in den Landkreisen und kreisfreien Städten fortsetzen, ist den meisten Bürgern sicher unbekannt. Bis jetzt. Die Corona-Pandemie hat uns auch hier die Augen geöffnet und uns gelehrt, was Föderalismus ist.

Ich selbst bin im Frühjahr 2020 das erste Mal so richtig mit behördlichem Föderalismus konfrontiert. Mit meiner Verwaltung möchte ich eine einheitliche Regelung für den innerbetrieblichen Umgang mit dem SARS-CoV-2-Virus erarbeiten. Schließlich werden wir nun mehrmals täglich aus den Reihen der Mitarbeiter gefragt, welche Regeln und Anweisungen aktuell gelten. Meine Belegschaft ist mit den zahlreichen Veröffentlichungen und ihrer betrieblichen Einordnung überfordert und erwartet von mir, ihrem Arbeitgeber, eine verbindliche Auskunft.

Welche Maßnahmen sind im Fall einer Infektion zu ergreifen? Welche Personenkreise sind als Kontaktpersonen ersten und welche als zweiten Grades zu werten, wenn ein Infektionsfall in der Apotheke auftreten sollte? Wer muss in Quarantäne und wer darf oder muss weiterhin zur Arbeit kommen? Dürfen oder müssen – das ist die richtige Formulierung, je nach Blickwinkel. Gibt es grundsätzliche Ausnahmen für Mitarbeiter in der seit Wochen viel zitierten kritischen Infrastruktur? Ich gebe offen zu, mir raucht innerhalb kürzester Zeit bildlich der Kopf.

Die Stadt Moers, der Sitz meiner Apotheke, ist *die* Pendlerhauptstadt von Nordrhein-Westfalen, die selbst ernannte Drehscheibe am Niederrhein. Ein wahrer Melting Pot, erschlossen durch drei Autobahnkreuze, nahe der niederländischen Grenze und nur durch den Rhein vom größten Ballungsraum Deutschlands, dem Ruhrgebiet, getrennt. Laut dem Statistischen Landesamt fuhren im Jahr 2017 täglich 61 Prozent der Erwerbstätigen aus Moers heraus, fast genauso viele, nämlich 59 Prozent, pendeln täglich nach Moers ein. Das gilt auch für einen Großteil meiner Mitarbeiter.

Die erste bittere Erkenntnis ist, dass die Regelungen des Kreises Wesel, zu dem wir als in Moers ansässige Apotheke gehören, nicht einheitlich auf alle unsere Mitarbeiter anzuwenden sind. Vielmehr sind die Regelungen am jeweiligen Wohnsitz der Arbeitnehmer für sie und damit uns maßgeblich. Eine formalistische Kleinigkeit, sollte man meinen. Doch was soll man tun, wenn man Arbeitnehmer aus acht verschiedenen Landkreisen und kreisfreien Städten beschäftigt? Eine generelle Regel aufzustellen, ist ein Ding der Unmöglichkeit.

Hier nur eine kleine Auswahl der Absurditäten, ohne Gewähr für die Vollständigkeit, mit der wir uns im Frühjahr 2020 auseinanderzusetzen hatten: Während der Landkreis A nun seine Bürger schon bei bloßem Coronavirus-Kontaktverdacht am Arbeitsplatz für 14 Tage in Quarantäne nimmt, ist das in der kreisfreien Stadt B nur dann der Fall, wenn bei der gemeinsamen Arbeit kein Mundschutz getragen wurde. Die Einhaltung der Abstandsregelungen ist hier erst einmal nebensächlich. In Landkreis C dagegen wird bei Kontaktpersonen ersten Grades, die in der kritischen Infrastruktur arbeiten, überhaupt keine Quarantäne verhängt. Schließlich ist der Landkreis der Meinung, dass die medizinische Versorgung weiter aufrechterhalten bleiben muss. Wenn man alle Kontaktpersonen in Quarantäne nimmt, sei dies auf Dauer nicht gewährleistet. Verblüfft bin ich über die Aussage des Gesundheitsamtes einer kreisfreien Stadt im Ruhrgebiet, das selbst bei Mitarbeitern, die positiv auf das Virus getestet werden, keine Quarantäne anordnen will, wenn sie in Betrieben der kritischen Infrastruktur arbeiten. Allein die Pflicht zum Tragen einer FFP2-Maske würde zur Bedingung gemacht werden. Im absoluten Notfall könne schließlich nur so verhindert werden, dass beispielsweise ganze Kliniken bei einem internen Ausbruchsgeschehen schließen müssen.

Nach wochenlangen Gesprächen und vor dem Hintergrund der zu diesem Zeitpunkt ansteigenden zweiten Corona-Welle kann ich im November 2020 für knapp ein Drittel meiner Angestellten beim Kreis Wesel eine Systemrelevanz in speziellen Versorgungsstrukturen feststellen lassen. Sollte ein großflächiger Corona-Ausbruch in meinem Unternehmen stattfinden, dürfen die gelisteten Mitarbeiter im Notfall trotz eines positiven Corona-Tests und unter Einhaltung der Hygieneregeln sowie dem Tragen einer FFP2-Maske weiterhin ihrer Arbeit nachgehen. Ziel dieser Vereinbarung ist es, vor allem die Versorgung der Altenheime, Krankenhäuser und die Herstellung der Infusionstherapien aufrechtzuerhalten. Fast die gleiche Formulierung, die ich vor Monaten schon einmal gehört habe. Dennoch hoffe ich, dass ich mich niemals auf diese Notfallliste berufen muss. Wegen der steigenden Inzidenzen und der weiterhin noch auf sich wartenden Impfkampagne gibt mir diese Vereinbarung aber zumindest ein Stück Planungssicherheit.

Doch grundsätzlich sind all diese Vereinbarungen und Regelungen lokal getroffene Einzelfälle, während auch nach zwei Jahren Corona-Pandemie keine landesweit, geschweige denn bundesweit einheitlichen Regelungen Anwendung finden. Stattdessen hat sich Deutschland zu einem Flickenteppich an Regelungen, Maßnahmen und Gegenmaßnahmen entwickelt, den kaum einer noch durchblicken kann.

Und auch die in regelmäßigem Turnus gemeinsam mit den Mitgliedern der Bundesregierung stattfindenden Ministerpräsidentenkonferenzen haben daran nichts geändert. Vielmehr haben sie schonungslos offengelegt, in welchem Ordnungsdilemma sich unser Land befindet. Statt Stärke und Einheit zu demonstrieren, zeigen unsere gewählten Volksvertreter immer wieder aufs Neue, was ihnen fehlt: Mut. Der Mut, die eigene Meinung hintanzustellen und gemeinsame Entscheidungen mitzutragen. Der Mut, auch vermeintlich unpopuläre Entscheidungen zu treffen. Der Mut, auch Fehler einzugestehen und vor allem zu korrigieren. Und zuletzt der Mut, aktiv die selbst erwählte Führungsrolle auszufüllen. All das fehlt und verunsichert den Bürger. Wie oft wünschte ich mir, dass sich ein Mitglied der Bundesregierung oder ein Ministerpräsident in diesem ersten Jahr der Pandemie hinstellte und offen zugab, dass er selbst nicht weiß, wohin sich die Corona-Pandemie noch entwickeln wird. Das wäre ehrlich und menschlich gewesen und hätte sicher auch den Verdruss gegenüber der politischen Klasse in der Bevölkerung reduziert.

Viel zitiert, aber nicht hilfreich ist vor diesem Hintergrund auch der Ausspruch: »Wir werden in ein paar Monaten einander wahrscheinlich viel verzeihen müssen.« Aus Monaten sind Jahre geworden. Die Verunsicherung der Bürger ist überall greifbar. Nicht zuletzt aufgrund der zahlreichen Ankündigungen und vielfach unausgegorenen Versprechen des im Dezember 2021 von Karl Lauterbach abgelösten Bundesministers der Gesundheit Jens Spahn.

Nicht ausreichend, dass zu Beginn der Pandemie in den Supermärkten das Toilettenpapier knapp wird und man sich erbittert um die letzte Dose Ravioli streitet, gehören auch in den Apotheken Hamsterkäufe zum neu gewonnenen Alltag. Jede neue und noch so kleine Meldung über Lieferschwierigkeiten von Arzneimitteln verschärft das Problem. Wir haben nun Patienten, die sich den Jahresbedarf ihrer Arzneimittel vom Hausarzt auf Privatrezept verschreiben lassen, nur um bei uns im Anschluss zu erfahren, dass wir solch große Mengen gar nicht vorrätig haben. Und selbst wenn, können wir sie nicht alle an eine Person ausgeben. Auch der oft zitierte Hinweis der Kunden auf den vorgeschriebenen Kontrahierungszwang der Apotheken zieht zumindest in meiner Apotheke in diesen Fällen nicht. Gleiches gilt für Schmerzmittel wie Paracetamol und Ibuprofen sowie zahlreiche Erkältungsmedikamente. Teilweise spielen sich chaotische Szenen in der Offizin ab. Oft nur verbal ausgetragen, vereinzelt aber auch körperlich.

In dieser Zeit bin ich froh, dass wir unsere Plexiglaswände haben, die wir schon sehr früh in der Pandemie an einem späten Freitagabend im März 2020 installiert haben. Keine als Schutzschilder getarnten Klarsicht- und Frischhaltefolien, wie man sie neuerdings beim Bäcker oder an der Tankstelle zu sehen bekommt, sondern fast zwei Zentimeter dicke Scheiben, eine Maßanfertigung vom Tischler. Diese Scheiben bieten nicht nur einen vermeintlichen Virenschutz, sondern gleichzeitig gute Deckung bei aufgebrachten Kunden.

Aber auch ich kann mich nicht gänzlich von der Sorge frei machen, dass lebenswichtige Arzneimittel über kurz oder lang nicht mehr verfügbar sein werden. Als Apothekeninhaber bin ich gesetzlich verpflichtet, einen Arzneimittelbestand vorrätig zu halten, der die Versorgung für mindestens zwei Wochen sicherstellt. Jede Apotheke in Deutschland hat diesen Bedarf aufgrund ihrer eigenen Kundenstruktur eigenständig zu ermitteln und die Lagerhaltung daran auszurichten. In normalen Zeiten ist das eine Regelung, die ohne Probleme umzusetzen ist. Schließlich gibt es in Deutschland keine schnellere Vertriebsstruktur als die Belieferung mit Arzneimitteln. Ein bundesweit dichtes Netz von pharmazeutischen Großhändlern sorgt dafür, dass ich jedes Medikament innerhalb von zwei bis vier Stunden in meiner Apotheke vorrätig haben kann.

Einst galt Deutschland als der weltweit wichtigste Arzneimittelhersteller und Medikamentenlieferant. Deutschland, die in der Vergangenheit oft zitierte »Apotheke der Welt«, ist aber schon lange nicht mehr Marktführer. Der ständige Kostendruck seitens der Kranken- und Sozialkassen hat dazu geführt, dass die Produktion sich in den letzten Jahrzehnten immer mehr in Billiglohnländer nach Asien verschoben hat. Heute ist es die Regel, dass es für manche Wirkstoffe weltweit nur noch ein bis zwei Produzenten gibt. Das hat schon vor der Corona-Pandemie immer wieder zu vorübergehenden Schwierigkeiten bei der Verfügbarkeit einzelner Medikamente geführt. Allein im Vorpandemiejahr 2019 werden für 335 Arzneimittel beim Bundesinstitut für Arzneimittel und Medizinprodukte Lieferengpässe gemeldet. Die Ursachen dafür sind vielfältig: Wenn etwa ein Werk in Fernost aufgrund von Qualitätsmängeln, Produktionsumstellungen oder ganz simplen Elementarschäden ausfällt. Ende 2016 gab es eine Explosion bei einem Arzneistoffhersteller im chinesischen Jinan. Danach war über viele Monate ein Engpass beim Grundstoff für die Herstellung des vor allem in Kliniken lebenswichtigen Reserveantibiotikums Piperacillin / Tazobactam zu verzeichnen. Alternativen: Fehlanzeige.

Man muss aber auch feststellen, dass das Problem hausgemacht ist. Das Vergaberecht in unserem Gesundheitssystem kennt nur eine einzige Maxime: Möglichst billig muss es sein. Seitdem die Krankenkassen sogenannte Rabattverträge schließen dürfen, geht die Preisspirale permanent abwärts. Rabattvertrag bedeutet, dass die Krankenkasse mit dem günstigsten Hersteller einen Exklusivvertrag über einen bestimmten Zeitraum abschließt. Im Gegenzug für den günstigen Preis kann der Hersteller darauf vertrauen, dass alle Versicherten des Vertragspartners ausschließlich das eigene Präparat erhalten. Frei nach dem Motto: »Ganz oder gar nicht.« Das führt zu einem extrem harten Wettbewerb innerhalb der Branche. Da ist der Produktionsstandort Deutschland aufgrund seiner hohen Lohn- und Energiekosten, den geforderten Umweltauflagen und nicht zuletzt der eingeforderten Sicherheitsstandards einfach zu teuer. Vor allem bei »Blockbustern« wie Antibiotika, Schmerzmitteln, Medikamenten gegen Bluthochdruck und Herzerkrankungen, Cholesterinsenkern und Schilddrüsenhormonen, die in Deutschland millionenfach benötigt werden, ist der Konkurrenz- und Preisdruck enorm. Oft entscheiden wenige Cent darüber, ob ein Unternehmen überleben kann oder nicht. Eine Produktion in Billiglohnländern wird dadurch zusätzlich verschärft. Seit Beginn der Pandemie und der damit einhergehenden Schließung zahlreicher Produktionsstätten in China und Indien wächst daher meine Furcht vor noch weitaus massiveren Lieferengpässen, als wir sie bisher gesehen haben.

In der Vergangenheit habe ich immer wieder die Beobachtung gemacht, dass ein Produktionsausfall in Asien stets mit einer zeitlichen Verzögerung von etwa sechs Monaten in Deutschland spürbar geworden ist. Meine informellen Abfragen beim pharmazeutischen Großhandel bestätigen das. Noch sind die Lager gefüllt. Damit scheint meine Prognose aufzugehen, dass wir spätestens im Herbst massive Lieferschwierigkeiten bekommen werden, selbst wenn die Produktion in Asien bald wieder aufgenommen wird.

Mit diesem Wissen kaufe ich nun wannenweise – in Deutschland liefert der pharmazeutische Großhandel seine Waren üblicherweise in Plastikwannen – Arzneimittel auf, um möglichen Lieferengpässen vorzubeugen und die Versorgung auch im kommenden Winter sicherstellen zu können. Genau 36 Stunden bleibt mein Tun bei Großhändlern und verschiedenen Pharmaherstellern unbemerkt. Dann ist es damit vorbei.

»Was zur Hölle machen Sie da?«, brüllt mich ein aufgebrachter Vertriebsmitarbeiter an diesem Morgen durchs Telefon an und legt direkt nach: »Glauben Sie ernsthaft, dass uns das nicht auffällt?« Natürlich war ich nicht so dumm zu glauben, dass es niemandem auffallen würde, wenn sich die Lager leeren. Nur, dass es so schnell gehen würde, bis es auffällt. Das habe ich nicht gedacht. Ich bin mir keiner Schuld bewusst, schließlich ist die Ware nicht kontingentiert gewesen. Aber meine gepfefferte Antwort muss noch warten. Denn ich bin, so erfahre ich, nicht der einzige Apotheker, der dieser Idee verfallen ist. Eine Handvoll an Kollegen hat anscheinend just zum Beginn der neuen Woche die gleichen Überlegungen angestellt und daraufhin die gleichen Schlussfolgerungen getroffen. Die folgende, wenn auch unbewusste, aber im Ergebnis doch konzentrierte Aktion hat nun dazu geführt, dass der Hersteller über Nacht große Teile seines Lagerbestandes abverkauft hat. Die Stimmung bleibt frostig.

Am selben Tag beginnt das Unternehmen damit, seine Produktpalette zu kontingentieren. Zur Wahrheit gehört aber auch, dass sich der für mich zuständige Vertriebler am Ende des Jahres persönlich für die massive Umsatzerhöhung unterhalb des Jahres bei mir bedankt. Wenigstens ihn habe ich glücklich machen können. Die eingestrichene Provisionszahlung ist in der Höhe sicher angemessen.

Groß ist das Geschrei auch woanders. Mit der Drohkulisse, die Arzneimittelversorgung nicht mehr sicherstellen zu können, beginnt urplötzlich auch die große Politik aufzuwachen. Über Länder- und Parteigrenzen hinweg wollen nun alle etwas gegen die hohe Zahl an Lieferengpässen tun. An der Spitze der Bewegung stehen die EU-Gesundheitskommissarin Stella Kyriakides und der deutsche Bundesgesundheitsminister Jens Spahn. Sie plädieren für ein Zurückholen der Arzneimittelproduktion nach Europa. »Wir wollen neue Lieferketten aufbauen, wir brauchen mehr Transparenz über Lieferengpässe und mehr Qualitätskontrollen«, erklärt Spahn bei einer Konferenz der EU-Gesundheitsminister im April 2020. »Und wir wollen finanzielle

Anreize setzen, um die Produktion wichtiger Wirkstoffe wieder nach Europa zu verlagern.«

Doch genau hier liegt das Problem. Der Aufbau der entsprechenden Produktionskapazitäten wird Jahre, wenn nicht Jahrzehnte dauern. Ein Zurückholen der Arzneimittelproduktion wird in der Konsequenz auch bedeuten, dass unser Gesundheitssystem, die Krankenkassen und im Endeffekt wir Bürger bereit sein müssen, für diese Versorgungssicherheit höhere Preise nicht nur zu akzeptieren, sondern über höhere Krankenkassenbeiträge auch zu finanzieren. Wenn Sie mich persönlich fragen, ist das ein absolut unrealistischer Gedanke.

Ob und bis es jemals so weit sein wird, ist bei der täglichen Arbeit weiter Kreativität gefragt. Hilfreich ist dabei, dass zumindest für das Jahr 2020 großzügig auf die Einhaltung der Rabattverträge seitens der Krankenkassen verzichtet wird. So können wir bei bestehenden Lieferengpässen unbürokratisch auf alternative Arzneimittel umstellen. Aber erklären Sie das einmal einem 90-jährigen Kunden, der seit Jahren auf das Arzneimittel in der blau-weißen Packung schwört und sich partout nicht damit abfinden kann, dass die Schachtel nun ein rotes Muster tragen soll. Die Therapietreue, neudeutsch compliance, bemisst sich eben nicht vorrangig am Inhalt, sondern meist allein am Aussehen. Und auch sonst ist die Stimmung bei den meisten der Apothekenkunden gereizt. Gern wird gemeckert. Über das zu hoch aufgehängte Plakat im Schaufenster, den unverschämten Preis von 95 Cent für eine Schachtel Paracetamol, die vielen anderen Kunden, die die vorgeschriebenen Abstände nicht einhalten, und wenn alles nicht mehr hilft, über das Wetter und das Schlechte in der Welt im Allgemeinen.

Erst mit den anfänglichen Lockerungen am 4. Mai 2020, der kurz darauffolgenden Öffnung der Gastronomie, den sinkenden Infektionszahlen und dem beginnenden Frühsommer steigt nach mehr als sieben Wochen Ausgangssperre auch die Stimmung in der Bevölkerung spürbar an. Und auch in der Apotheke ist ein kollektives Aufatmen zu vernehmen. Schließlich haben wir in dieser Zeit durchgängig weitergearbeitet. Oft über das erträgliche Maß hinaus, bis spät in die Nacht und an den Wochenenden. Die zu Beginn der Pandemie getroffene Maß-

nahme, unsere Ladenschlusszeiten für die Kundschaft in den Abend-
stunden von 20 Uhr auf 18.30 Uhr zu reduzieren, hat uns nur eine kurze
Verschnaufpause verschafft. Oft haben wir noch Bestellungen gepackt
und ausgeliefert, weil viele Kunden aus Angst vor dem Virus den Weg
in die Apotheke gescheut haben.

Doch diese Unbeschwertheit des Sommers hält nicht lange an. Mit
dem Wiedergewinn an Normalität und der damit verbundenen Zunah-
me der sozialen Kontakte und dem mit dem Beginn der Sommerferien
zunehmenden Reiseverkehr mehren sich auch die Warnungen der Experten vor einer zweiten Corona-Welle. Es gibt jedoch auch Meldungen,
die die Bürger hoffen lassen, dass der Spuk bald ein Ende hat. Die Zulassung eines Impfstoffes gegen das SARS-CoV-2-Virus soll noch im
letzten Quartal des Jahres 2020 erfolgen. Denn allein die Impfung
scheint der sichere Weg aus der Pandemie heraus zu sein und kann uns
die Freiheit wiedergeben, die wir alle nun seit mehr als einem halben
Jahr schrecklich vermissen.

# Kapitel 5

## Impfstoffentwicklung –
## Der Weg aus der Pandemie

*»Das Coronavirus werden wir vermutlich nie gänzlich besiegen können. Aber wenn wir unsere Kräfte bündeln, werden wir das Virus in den Griff bekommen und mit ihm leben lernen.«*

Frank-Walter Steinmeier,
Bundespräsident der Bundesrepublik Deutschland,
am 19. März 2021 anlässlich der Verleihung des
Bundesverdienstkreuzes an Özlem Türeci und Ugur Sahin,
den Mitbegründern des Pharmaunternehmens BioNTech

Noch nie in der Medizingeschichte gab es eine kürzere Zeitspanne zwischen der Entdeckung eines neuen Krankheitserregers und dem Beginn der Suche nach einem geeigneten Gegenmittel als bei dem Coronavirus SARS-CoV-2.

Schon am 10. Januar 2020, und damit nur wenige Tage nach den ersten Berichten über das Auftreten einer neuartigen Lungenkrankheit, ist der genetische Code vollständig entschlüsselt. Und schon kurze Zeit, nachdem die chinesischen Forscher ihre Erkenntnisse mit der Weltöffentlichkeit geteilt haben, beginnt in unzähligen Laboratorien, über den gesamten Globus verteilt, die Arbeit an einem Impfstoff.

Zeitweise gibt es fast 250 potenzielle Impfstoffkandidaten, die ihren eigenen Weg zur Zulassung suchen. Mit bei der Suche sind sowohl etablierte und international agierende Pharmakonzerne als auch kleinere Biotechnologieunternehmen, die ihr Spezial-Know-how einbringen und hoffen, mit der Entdeckung eines Wirkstoffes den großen Wurf zu landen.

Wenige Monate später ist klar, dass es nur ein ganz kleiner Teil dieser Unternehmen sein wird, der das Rennen für sich entscheidet. Dazu gehört das Präparat BNT162b2 des deutsch-amerikanischen Joint-Venture der Unternehmen BioNTech (kurz für: Biopharmaceutical New Technologies), Fosun Pharma und Pfizer; die Entwicklung des im US-amerikanischen Cambridge ansässigen Biotechunternehmens Moderna; der gemeinsam entwickelte Impfstoffkandidat der Universität von Oxford und des britisch-schwedischen Pharmakonzerns AstraZeneca sowie der vektorbasierte Impfstoff des belgischen Unternehmens Janssen, ein Ableger des Großkonzerns Johnson & Johnson. Auch der Arbeit des deutschen Unternehmens CureVac werden große Erfolgsaussichten nachgesagt. So große, dass sich im Juni 2020 der deutsche Staat mit 300 Millionen Euro in das Unternehmen einkauft. Und auch dem zweiten deutschen Herstellerunternehmen BioNTech greift der Bund wenige Monate später mit 375 Millionen Euro unter die Arme.

Darüber hinaus werden sowohl in China mit dem Impfstoff Sinovac als auch in Russland eigene Entwicklungen vorangetrieben. Vor allem dem in Moskau entwickelten Impfstoff Gam-Covid-Vac, hierzulande besser bekannt als Sputnik V, werden von Experten gute Chancen der Marktreife zugerechnet.

Und so ist es für viele nicht verwunderlich, dass der russische Präsident Wladimir Putin im August 2020 mitteilen lässt, dass der in seinem Land entwickelte Impfstoff Sputnik V nach absolvierten klinischen Studien nun als erster Corona-Impfstoff überhaupt in die Serienproduktion gehen werde.

Generell haben alle Ansätze das Ziel, im Körper eine Immunantwort und Antikörperproduktion gegen den Erreger hervorzurufen. Doch es gibt nicht nur den einen richtigen Weg nach Rom. Es gibt zahlreiche Impfstofftypen und Methoden, wie die gewünschte Immunantwort des menschlichen Körpers stimuliert werden kann. Das können Lebend- und Totimpfstoffe, Vektorimpfstoffe und, ganz neu, bei der Suche nach einem Impfstoff gegen SARS-CoV-2 zum ersten Mal eingesetzt, auch das Wirkprinzip der mRNA-Impfstoffe sein.

Blickt man zurück, ist das Thema Impfstoffentwicklung jahrhundertealt. 1796 wurde der erste »Impfstoff« gegen die Pocken eingesetzt. In der Frühzeit hat man versucht, den Krankheitserreger zu isolieren und diesen in geringen Dosen zu verabreichen, um eine Immunantwort zu erzielen. Das ist das Wirkprinzip, die Basis bei der Entwicklung der ersten Lebendimpfstoffe. Da dies jedoch ein sehr hohes Infektions- und Krankheitsrisiko für den Patienten bedeutete, versuchte man, den Erreger so umzugestalten, dass er sich zwar noch vermehren kann, aber keine krankmachenden Eigenschaften mehr besitzt. Der eingesetzte Erreger ist bei den heute bekannten Lebendimpfstoffen vollständig inaktiviert.

Totimpfstoffe enthalten, wie der Name suggeriert, nicht mehr reproduktionsfähige, quasi tote Krankheitserreger beziehungsweise deren Bestandteile. Das ist zwar eine Risikominimierung im Vergleich zu den Lebendimpfstoffen, doch lösen die Totimpfstoffe in den meisten Fällen auch nur eine schwächere Immunantwort aus. Deshalb sind hier häufig Mehrfachimpfungen nötig, bis ein vollständiger Schutz besteht.

Verhältnismäßig neu sind die Ansätze der Vektor- und mRNA-Impfstoffe. Während im Fall der Vektorimpfstoffe schon ein sehr großer Erfahrungsschatz vorliegt, ist dies bei den mRNA-Impfstoffen nicht der

Fall. In beiden Fällen wird versucht, nicht mehr den ursprünglichen Krankheitserreger einzusetzen, um eine Immunreaktion zu erhalten.

Bei einem Vektorimpfstoff wird in ein für Menschen ungefährliches Trägervirus (Vektor genannt) die wichtige Information des Krankheitserregers eingebaut. Dieses Trägervirus dringt in die menschliche Zelle ein und gibt dort seine Informationen frei. Am Ende produziert die menschliche Zelle Proteine, die als Antigene dem Immunsystem präsentiert werden und eine Immunantwort auslösen.

Das Wirkprinzip der mRNA-Impfstoffe ist so genial wie simpel. Die künstlich hergestellte Messenger-RNA enthält dabei den Bauplan für das Spike-Protein, das in diesem Fall auf der Oberfläche des Coronavirus sitzt. Ziel der Verabreichung der mRNA ist auch hier das Spike-Protein. Teilweise ist auch nur ein kleiner Bestandteil dafür ausreichend, um das Antigen in den Muskelzellen herzustellen und durch das Vorgaukeln einer Infektion die körpereigene Immunantwort und Bildung von Antikörpern zu provozieren.

Als Naturwissenschaftler bin ich von diesem simplen und vor allem patientensicheren Wirkprinzip begeistert, nutzt man hier schließlich die natürlichen Zusammenhänge der Biologie. Zunächst einmal kann durch das komplette Fehlen des Erregers oder seiner Bestandteile eine Infektion und damit eine Erkrankung des Impflings durch die Impfung ausgeschlossen werden. Das ist vor allem zu Beginn einer Impfstoffentwicklung wichtig. Außerdem eröffnen die mRNA-Impfstoffe durch ihre schnellen, unkomplizierten und vor allem sicheren Herstellungsprozesse die Möglichkeit, in kurzer Zeit große Mengen an Impfstoff zu produzieren.

Was die wenigsten wissen dürften: Auch wenn ausgerechnet die Corona-Pandemie einen neuen Impuls gegeben hat, ist die Idee dieses Wirkprinzips keine vollkommene Neuheit. Seit Jahrzehnten forschen Gruppen von Wissenschaftlern daran. Schon 2017 wurden erste Ergebnisse einer klinischen Phase-I-Studie für einen Tollwutimpfstoff auf Basis der Messenger-RNA veröffentlicht. Was aber auch richtig ist: Trotz dieser ersten Wirksamkeitsstudie gab es bisher keinen zugelassenen Impfstoff mit dieser Formulierung.

Dies ändert sich am 30. November 2020 im Fall des Coronavirus SARS-CoV-2. Sowohl BioNTech/Pfizer als auch Moderna reichen an diesem Freitag taggleich ihre Anträge zur bedingten Zulassung bei der Europäischen Arzneimittelagentur (EMA) in Amsterdam und der US-amerikanischen Arzneimittelbehörde Food and Drug Administration (FDA) mit Sitz in Silver Springs ein. Damit scheinen die mRNA-Impfstoffe das weltweite Wettrennen für sich entschieden zu haben. Am 21. Dezember 2020 um 18.30 Uhr gibt die EMA bekannt, dass sie für den BioNTech-Impfstoff BNT162b2 unter dem Namen Comirnaty eine bedingte Zulassung für die EU erteilt. Knapp zwei Wochen später, am 6. Januar 2021, folgt die bedingte Zulassung für den Impfstoff des Unternehmens Moderna. Der gemeinsam mit der Oxford-Universität entwickelte Vektorimpfstoff des Pharmaherstellers AstraZeneca ist noch Ende des gleichen Monats am Ziel.

Damit stehen Anfang 2021, nur zwölf Monate nach Veröffentlichung der genetischen Information des SARS-CoV-2-Virus, drei Impfstoffe in Deutschland zur Verfügung. Wenn auch zunächst nicht in großen Mengen. Denn während Staaten wie Israel, Japan, Südkorea oder die USA schon im Frühsommer 2020 im großen Stil Impfstoffbestellungen bei den Unternehmen der aussichtsreichsten Impfstoffkandidaten aufgeben haben, hinkt die EU mit ihrer für alle Mitgliedsstaaten gemeinsamen Impfstoffstrategie um Monate hinterher. Es wird sondiert, beraten und wieder Rücksprache genommen. Wertvolle Zeit verstreicht, erst am 27. August 2020 wird ein erster Vertrag mit dem Unternehmen AstraZeneca unterschrieben.

Stand Januar 2021 besitzt Deutschland mit den diversen aufgegebenen Bestellungen der EU und zusätzlichen, in nationaler Eigenregie vorgenommenen Bestellungen bei den Pharmaherstellern zwar Zusagen über insgesamt 291,75 Millionen Impfdosen. Das Problem: Die genannten Mengen stehen nicht sofort zur Verfügung. Die Unternehmen liefern grundsätzlich nach Bestelleingang aus. Viele stören sich daran. Ich finde es vollkommen legitim. Wer als Erster seinen Vertrag unterschreibt, hat auch das Recht, zuerst dranzukommen. Das ist gelebte kaufmännische Praxis und sollte auch jedem Laien plausibel sein. Dass die Europäische Union, die sich immer wieder für den Abbau von Marktbeschränkungen einsetzt, das anscheinend nicht beachtet hat, verwundert mich zutiefst.

Dazu kommt, dass Ende Januar 2021, kurz vor dem Startschuss für die bundesweit etwa 400 regionalen Impfzentren, nur etwas mehr als die Hälfte der bestellten Impfstoffmengen die Zulassung besitzen. Es sind die Impfstoffzusagen der Hersteller BioNTech / Pfizer (85,8 Millionen), Moderna (50,5 Millionen) und AstraZeneca (56,2 Millionen).

Schon bei den Vorbereitungen der Impfkampagne Monate zuvor wird deutlich, dass aufgrund der nur begrenzt zur Verfügung stehenden Impfstoffmengen eine Auswahlentscheidung getroffen werden muss, welche Bevölkerungsgruppen bei den Impfungen priorisiert behandelt werden. Sehr früh, am 9. November 2020, positionieren sich die Ständige Impfkommission (STIKO), der Deutsche Ethikrat und die Nationale Akademie der Wissenschaften Leopoldina. In ihrem gemeinsamen Positionspapier versuchen sie, sowohl ethische als auch rechtliche Prinzipien gleichermaßen zu achten und fordern eine klare gesetzliche Regelung:

»Die Verteilung der Impfstoffe ist [...] so zu organisieren, dass ein Erreichen der Impfziele sichergestellt ist. Hierzu bedarf es geeigneter neuer Strukturen. Eine einheitliche, transparente und damit vertrauenserweckende sowie akzeptanzsichernde Verteilung ist geboten. [...] Impfungen setzen prinzipiell eine aufgeklärte, freiwillige Zustimmung voraus. Deshalb sind Priorisierungskriterien der Bevölkerung verständlich darzulegen.«

Konsens unter vielen Experten ist, dass die begrenzten Impfstoffressourcen so verteilt werden müssen, dass vordringlich die Personen geimpft werden, die ein besonders hohes Risiko für einen schweren oder gar tödlichen Verlauf einer Covid-19-Erkrankung aufweisen. Gleiches gilt für Personen, die ein besonders hohes arbeitsbedingtes Ansteckungsrisiko besitzen. Darüber hinaus sollen auch besonders die Umgebungen geschützt werden, in denen ein hohes Ausbruchspotenzial und die große Gefahr der Erregerweitergabe herrscht. Gleichzeitig sind auch all diejenigen zu impfen, die aufgrund ihrer Tätigkeit eng mit diesen Personen zu tun haben, die besonders durch das Virus gefährdet sind.

All diese Überlegungen münden in die »Verordnung zum Anspruch auf Schutzimpfung gegen das Coronavirus SARS-CoV-2« des Bundesgesundheitsministeriums und den Stufenplan der STIKO. Dieser sieht zu Beginn einen sechsstufigen Priorisierungsplan vor.

Wenig überraschend sind in der ersten Stufe die Bewohnerinnen und Bewohner von Senioren- und Altenpflegeheimen sowie alle Personen mit einem Lebensalter von mehr als 80 Jahren genannt. Auch das in den Notaufnahmen und auf den Intensivstationen arbeitende Personal und natürlich auch das Pflegepersonal in der ambulanten und stationären Altenpflege soll vorrangig geimpft werden. Das ist einleuchtend und richtig.

Die Planungen und Vorbereitungen für die größte Impfkampagne, die unser Land je gesehen hat, beginnen im Frühherbst 2020. Und auch die Apotheken sollen mit ihrer pharmazeutischen Kompetenz in die Prozesse für die Aufbereitung der Impfstoffe, im Fachjargon Rekonstitution, eingebunden werden. Ursprünglich sieht das Land Nordrhein-Westfalen vor, dafür vor allem die vorhandene Infrastruktur und Expertise derjenigen Apotheken zu nutzen, die über ein eigenes Sterillabor verfügen. Der dort von den Apotheken rekonstituierte Impfstoff soll dann in applikationsfertiger Form täglich in die Impfzentren transportiert werden. Bei der Abfrage des Bundesverbandes der Zytostatikaherstellenden Apotheken (VZA) unter den Kollegen stelle auch ich meine Laborkapazitäten für die Impfkampagne zur Verfügung.

Nachdem sich aber immer mehr abzuzeichnen beginnt, dass für den als Erstes verfügbaren mRNA-Impfstoff Comirnaty des Herstellers BioNTech keine ausreichenden Stabilitätsdaten vorliegen, wird dieser Plan schnell wieder begraben. Die Apotheken bleiben aber auf andere Weise an Bord. Nun sollen die Apotheker und die pharmazeutisch-technischen Assistenten (PTA) den Impfstoff vor Ort, direkt in den jeweiligen Impfzentren, aufbereiten. Im Bundesland Nordrhein-Westfalen wird daher die gesamte Organisation der Arbeitseinteilung und pharmazeutischen Verantwortung in die Hände der beiden hiesigen Apothekerkammern Nordrhein und Westfalen-Lippe gelegt.

Als einziger Apothekeninhaber im Kreis Wesel mit eigenem Steril-labor und dem entsprechend geschulten Personal an der Hand bin ich schon zu einem sehr frühen Zeitpunkt immer wieder im Austausch mit dem Kreishaus und der kommunalen Gesundheitsbehörde. Mit Beginn des Dezembers 2020 warten wir täglich darauf, dass die Zulassung erteilt wird und die ersten Impfdosen zur Verfügung stehen.

Meinem zuständigen Amtsapotheker, der gegründeten Arbeitsge-meinschaft Impfzentrum sowie dem Krisenstab des Kreises gebe ich schon im Spätsommer 2020 die Zusage, sie jederzeit mit unserer Exper-tise und unseren personellen Ressourcen zu unterstützen. Während ich für den Einsatz meiner Mitarbeiter um einen angemessenen Kostener-satz bitte, stelle ich meine eigene Arbeitskraft kostenfrei zur Verfügung.

Vor allem für die ersten Wochen der Impfkampagne biete ich ihnen an, dass ich gemeinsam mit meinen Mitarbeitern die Rekonstitution der Impfstoffe übernehmen kann, um – zumindest was den pharmazeuti-schen Teil der Arbeit betrifft – ein reibungsloses Anlaufen des Impfzen-trums zu ermöglichen.

Es ist der 16. Dezember 2020, ein nasskalter Wintertag, als meine La-borleiterin Sandra Greiss und ich gemeinsam die knapp 35 Kilometer zur Niederrheinhalle nach Wesel zurücklegen, dem vom Kreis Wesel auserkorenen Standort des Impfzentrums. Die Niederrheinhalle, eine ehemalige Veranstaltungsstätte für Konzerte, Karnevals- und Comedy-veranstaltungen, zu Jahresbeginn noch dem Abriss freigegeben, erlebt nun ganz unvermittelt ihren x-ten Frühling. Als offizielle Heimat des Impfzentrums Wesel wird sie in den kommenden Monaten und viel-leicht Jahren Anlaufpunkt für Hunderttausende Bürger sein.

Genauso schlecht wie das Wetter ist auch meine Stimmung an die-sem Tag. Seit gestern habe ich große Bedenken, ob das alles so reibungs-los funktioniert, wie ich mir das lange vorgestellt habe. Auslöser für meine Bedenken ist ein langes Telefongespräch mit der von der Apothe-kerkammer Nordrhein eingesetzten Pharmazeutischen Leiterin für den Kreis Wesel, Frau A., eine Apothekerin, die zwar seit vielen Jahren in der öffentlichen Apotheke arbeitet, aber – so ist mein erster Eindruck – für die komplexe Aufgabe im Impfzentrum noch nicht richtig vorbereitet zu sein scheint. Auf viele meiner Fragen zu Abläufen und den Gegebenheiten vor Ort kann sie mir im Telefonat keine Antwort geben. Daher habe ich ihr gestern Abend noch gemeinsam mit Sandra Greiss zur Vorbereitung auf das heutige Gespräch mit der Leitung des Impfzentrums und dem Amtsapotheker eine Liste mit den drängendsten offenen Fragen geschickt.

An der Niederrheinhalle angekommen, bin ich erst einmal positiv überrascht. Die Gesamtleitung des Impfzentrums hat ein ehemaliger Oberstabsfeldwebel der Bundeswehr inne, Joachim Kramm. Ihn lerne ich heute das erste Mal persönlich kennen. Er führt mich durch die Gemäuer. Ähnlich einer groß angelegten Manöverübung scheinen die angedachten Abläufe im Impfzentrum von ihm auf dem Reißbrett entworfen worden zu sein. Es gibt eine großzügige Anmeldung, mehrere Impfstraßen und -kabinen, zahlreiche Nebenräume und auf der Empore einen großen Aufenthaltsbereich für die zahlreichen Mitarbeiterinnen und Mitarbeiter, die hier in der nächsten Zeit ihren Dienst tun werden. Ein ausgeklügeltes Einbahnstraßensystem wird den Impfling nach der Überprüfung seiner Impfberechtigung an der Eingangsschleuse über die Anmeldung bei der Kassenärztlichen Vereinigung zu den Impfstraßen mit ihrer großen Anzahl an Impfkabinen führen. Nach erfolgreicher Impfung geht es dann direkt weiter zu einem weiteren Checkpoint. Hier wird der Impfausweis gestempelt, bevor es dann für mindestens 15 Minuten in einen großen Warte- und Beobachtungsbereich gehen wird. Ist die Zeit ohne Komplikationen vorüber, ist der Impfling entlassen.

So gut vorbereitet Herr Kramm als Hausherr ist, so schlecht sind es Frau A. und ihre ebenfalls anwesende Stellvertreterin Frau B. Anders als ihre Kollegin ist Frau B. seit einigen Jahren nur noch stundenweise in der öffentlichen Apotheke tätig. Ihre Hauptarbeit ist das Abhalten von Schulungen und die Tätigkeit als Referentin bei der Apothekerkammer. Dadurch scheint sie auch an ihre jetzige Aufgabe gekommen zu sein.

Wie vermutet, wird sehr schnell offensichtlich, dass beide über keinerlei Erfahrungen verfügen, die für eine solche Position als pharmazeutische Leitung dringend nötig sind. Grundsätzlich ist das nicht schlimm. Für uns alle bedeutet die Aufgabe hier Neuland. Wir werden jeden Tag aufs Neue dazulernen müssen.

Schlimm ist allerdings die Tatsache, dass sie ihre Hauptaufgabe vornehmlich darin zu sehen scheinen, ihre Anweisungen aus dem Homeoffice zu geben. Der Wille, sich darüber hinaus auch persönlich bei der Arbeit vor Ort einzubringen und sich die nötige Erfahrung eigenständig anzueignen, ist, so scheint es mir an diesem Tag, nur rudimentär vorhanden. Und auch wenn sie es nicht aussprechen, so merke ich doch vom ersten Moment an, dass es ihnen absolut nicht passt, dass ich gemeinsam mit meinem Team vom Landkreis bei fachlichen Fragen hinzugezogen werde. Wir werfen einen Schatten auf ihren frisch erworbenen Titel der »pharmazeutischen Leitung«, in dessen Licht sie sich sonnen und der ihnen in den kommenden Monaten jeweils ein Stundenhonorar von 110 Euro einbringen wird. Dass ich meine Aufgabe im Gegenzug als Ehrenamt verstehe, ist dabei sicher ebenfalls nicht förderlich.

Deshalb lässt folgender Satz von Frau B. meinen Kopf abrupt nach links schwenken: »Wenigstens können Sie hier etwas sagen. Ich kann ja gar nichts beitragen.« Habe ich mich verhört oder hat sie das gerade wirklich meiner Kollegin Sandra Greiss zugeflüstert? An dem ungläubigen Blick, den mir meine Laborleiterin verstohlen zuwirft, erkenne ich, dass dem nicht so ist. Sie hat es wirklich gesagt. Das kann ja heiter werden.

Und so ist es auch nicht weiter verwunderlich, dass das gemeinsame Gespräch vom Amtsapotheker des Kreises und dem Impfzentrumsleiter dominiert wird. Nach der Besichtigung der in aller Eile durch eine Firma für Apothekeneinrichtungen erstellten Herstellungsräume fertigen Sandra Greiss und ich noch auf dem Rückweg von Wesel nach Moers eine Bedarfsliste an Materialien, deren Vorhandensein wir für wichtig erachten, um die von dem Apothekeneinrichter angenommenen Laborabläufe zu optimieren.

Und auch wenn ich große Vorbehalte ob der Führungsqualitäten der pharmazeutischen Leiterinnen hege, gebe ich mein Bestes, um dafür zu sorgen, dass die kommenden Corona-Impfungen möglichst komplikationslos über die Bühne gehen können. Ich fühle mich meiner Heimat verpflichtet. Meine persönlichen Befindlichkeiten müssen daher hintenanstehen. Und so versuche ich erneut, einen Schritt auf das Leitungsduo zuzugehen. Ich gebe ihnen meine private Telefonnummer und zusammen mit meiner Laborleiterin richten wir eine gemeinsame Whats-App-Gruppe ein, in welcher wir uns im kollegialen Miteinander und ohne Einbindung weiterer Personen über pharmazeutische Fragestellungen austauschen können. Vor allem meine sehr geschätzte junge Laborleiterin nehme ich damit ungewollt in die Pflicht. Sie hat nun die undankbare Aufgabe, jede aufkommende Frage, und sei sie noch so unsinnig, zu beantworten. Frühmorgens, in der Mittagspause und im Zweifel auch kurz vor dem Einschlafen.

Darüber hinaus helfe ich Frau A. und ihrer Stellvertreterin Frau B. unbewusst aus einer misslichen Lage. Das erfahre ich aber erst später. Der Aufruf der Apothekerkammer Nordrhein an ihre Mitglieder, sich für die Tätigkeit in den Impfzentren zu melden, ist nämlich zumindest für den Kreis Wesel bislang auf wenig positive Resonanz gestoßen. Da können die beiden Pharmazeutischen Leiterinnen mein schon vor langer Zeit gemachtes Angebot, in der Anfangszeit der Impfkampagne gemeinsam mit meinem Team die Herstellung zu übernehmen, als ein verfrühtes Weihnachtsgeschenk verstehen. Anders als in vielen Teilen von Nordrhein-Westfalen können sie sich – mit meinem Versprechen ausgestattet – daher entspannt zurücklehnen und sich auf den Jahreswechsel freuen. Die größte Baustelle zum Start ist schließlich schon behoben. Denn wie überall ist das größte Nadelöhr bei der Impfstoffherstellung die Verfügbarkeit des benötigten Personals.

Oder um es im besten Bundeswehrsprech von Joachim Kramm auszudrücken: Es ist muss unbedingt sichergestellt werden, dass »wir vor die Lage kommen«. Zumindest für die Impfstoffrekonstitution sollten wir das vorerst erreicht haben. Jetzt warten wir alle auf den bundesweiten Startschuss.

# Kapitel 6

## Mobile Impfungen I –
## Das Wunder der siebten Spritze

*»Ich hätte mir nämlich kein besseres Weihnachtsgeschenk
für die Menschen in Nordrhein-Westfalen vorstellen können,
als dass wir jetzt beginnen können mit dem Impfen.«*

Karl-Josef Laumann,
Minister für Arbeit, Gesundheit und
Soziales des Landes Nordrhein-Westfalen,
26. Dezember 2020

Während die Impfzentren bis Mitte Dezember 2020 ihre uneingeschränkte Betriebsfähigkeit an das Land zu melden haben, ist das Impfen in den Senioren- und Pflegeheimen bei Weitem nicht so vorausschauend geplant worden. Mit der Zulassung des BioNTech-Impfstoffes
Comirnaty am 21. Dezember 2020 wird hier Hals über Kopf der Startschuss für das kommende Wochenende gegeben. Deutschlands Regierung möchte ihren Bürgern Entschlossenheit demonstrieren. Schließlich wird in Großbritannien schon seit Tagen ohne Unterlass geimpft.
Da möchte die Bundesrepublik nicht hintenanstehen.

Und so kommt es, dass ich in den frühen Morgenstunden des 27. Dezember 2020 mit zwei Mitarbeiterinnen in einem Seniorenheim in
Moers stehe und wir gemeinsam mit der Einrichtungsleitung hoffnungsvoll auf die Ankunft des Impfstoffes warten.

Vorausgegangen ist über die Feiertage ein Staffellauf an Telefonaten.
Es ist der Vormittag des Heiligen Abends, als ich erfahre, dass es jetzt
endlich losgehen soll. Dass ich überhaupt informiert werde, ist nur dem
glücklichen Zufall zu verdanken, dass unsere Apotheke die für den
Start ausgewählte Einrichtung in Moers schon seit Jahren mit Arzneimitteln versorgt. Mit ihr pflegen wir einen engen Austausch. So erfahre
ich, dass ein mobiles Impfteam an Ärzten zusammengestellt wurde,
welches die Impfungen der Einrichtungsbewohner und des Pflegeper-
sonals übernehmen soll. Was in dem Durcheinander in der Weih-
nachtswoche aber alle vergessen haben: In den mobilen Impfteams sind
keine Pharmazeuten vorgesehen. Das Land Nordrhein-Westfalen ist anscheinend der Meinung, dass der Impfarzt vor Ort die Aufgabe der
Impfstoffaufbereitung nebenbei erledigen kann. Nicht nur bei der Moerser Einrichtung mit knapp 200 Bewohnern und dem zusätzlich zu
impfenden Pflege- und Verwaltungspersonal ein mehr als illusorisch
anmutendes Unterfangen.

Und so ist es der Aufmerksamkeit des Einrichtungsleiters und seinem Pflegedienstleiter zu verdanken, dass wir überhaupt vor Ort sind.
Denn die beiden haben uns gebeten, die Herstellung der Impfstoffe zu
übernehmen. Um die ärztlichen Kollegen zu unterstützen und durch
unsere Anwesenheit das Vertrauen in die viel diskutierten und neuarti-

gen Impfstoffe bei den Bewohnern und vor allem den Pflegekräften zu erhöhen. Weil vom Land nicht als notwendig empfunden, ist eine Vergütung für meine Mitarbeiterinnen, die ich dafür an diesem Sonntag kurzfristig aus dem Weihnachtsurlaub hole, nicht vorgesehen. Das übernehme ich, nur um mir vorzunehmen, spätestens zu Beginn des neuen Jahres einen netten Brief nach Düsseldorf zu schreiben.

Wie wichtig die pharmazeutische Expertise auch bei den mobilen Einsätzen ist, zeigt sich spätestens eine Stunde später. Während ich mit den Ärzten und der Einrichtungsleitung noch den Ablauf der Impfungen bespreche, nimmt mich meine Apothekerin Stefanie Fehrmann zur Seite: »Herr Krivec, nach den Vorgaben und Herstellerinformationen von BioNTech sollen wir nach der Rekonstitution des Vials eigentlich nur fünf Impfdosen entnehmen. Wir bekommen aber immer sieben heraus.« Ich bin verdutzt. In ersten Erfahrungsberichten aus den Vereinigten Staaten habe ich gelesen, dass erfahrene Pharmazeuten es geschafft haben, häufig auch sechs Impfdosen aus dem kleinen Fläschchen, im Fachjargon Vial genannt, zu entnehmen. Aber sieben? Kann es sein, dass man bei richtiger Handhabung 40 Prozent mehr Ertrag erhalten kann? Das will ich dann doch mit eigenen Augen sehen. Und nicht nur ich. Kurze Zeit später hat sich eine Traube von neugierigen Menschen vor dem Dienstzimmer im zweiten Stock gebildet, in dem wir an diesem Vormittag unser provisorisches Labor eingerichtet haben. Alle blicken gespannt durch das Fenster, als die pharmazeutisch-technische Assistentin Maja Wallschmidt diese für uns alle verblüffende Neuigkeit an einem der Impfstofffläschchen demonstriert. Sie entnimmt sieben Impfdosen. Wir haben ihr alle auf die Finger geschaut. Ein Irrtum ist ausgeschlossen. Es funktioniert wirklich.

Auf dem Flur vor dem Dienstzimmer beginnt das große Rätselraten. Wie kann das sein? Gibt es eine plausible Begründung dafür? Darf man die ein oder zwei überzähligen Impfdosen überhaupt verwenden?

Im ersten Moment denke ich an eine werksseitige Überfüllung des Vials. Das kenne ich von zahlreichen Herstellern. Die Behältnisse sind fast durchgehend immer überfüllt. Ein Sicherheitspuffer. Kein Hersteller will sich im Zweifel nachsagen lassen, dass seine Produkte weniger

Inhalt enthalten als deklariert. Aber von einer Überfüllung von 40 Prozent habe ich noch nie gehört.

Die offizielle Herstellungsanweisung ist dann unseres Rätsels Lösung. Und die geht so: Jede Durchstechflasche enthält ein mRNA-Konzentrat von 0,45 Millilitern. Während des Herstellungsprozesses werden 1,8 Milliliter Kochsalzlösung dazugegeben. Das Endvolumen in der Flasche beträgt am Ende des Rekonstitutionsvorganges demnach 2,25 Milliliter. Und nun sollen jeweils fünf einzelne Impfdosen von 0,3 Millilitern entnommen werden. Das sind nur 1,5 Milliliter. Bei sechs Impfdosen sind es 1,8 Milliliter, bei sieben Impfdosen 2,1 Milliliter.

Natürlich fragt sich der Laie, warum das nicht direkt in der Herstellungsanweisung so niedergeschrieben worden ist. Nach Adam Riese ist es schließlich möglich, sieben Impfdosen zu entnehmen. Ganz so trivial ist es dann aber eben doch nicht. Um sieben oder zumindest sechs Impfdosen entnehmen zu können, muss wirklich alles passen. Zunächst benötigt der Anwender sehr viel praktische Erfahrung in der Entnahme von Flüssigkeiten aus verschiedensten Behältnissen. Entscheidend dabei ist nicht nur das theoretische Wissen, sondern auch ein geschickter Umgang mit Kanüle und Spritze. Beides besitzen meine pharmazeutisch-technischen Assistenten durch die jahrelange Arbeit im Sterillabor.

Aber selbst diese Erfahrung ist völlig nutzlos, wenn nicht das richtige Material zur Verfügung steht. Um sicher sechs oder sogar sieben Impfdosen entnehmen zu können, ist es essenziell, dass Spritzen und Kanülen mit einem sehr geringen Totvolumen benutzt werden. Dieses besondere Besteck hat den Vorteil, dass dadurch nur ein sehr kleines Flüssigkeitsvolumen – das sogenannte Totvolumen – in der Spritze oder der hohlen Nadel zurückbleibt und damit verloren geht.

Auf diese Möglichkeit weist der Hersteller in seinen Anweisungen jedoch nicht hin. Vielmehr heißt es dort, dass der verbliebene und damit überschüssige Impfstoff innerhalb von sechs Stunden zu entsorgen ist. Das bringe ich nicht übers Herz. Wir haben die Möglichkeit, mehr Impfdosen aus den Vials zu entnehmen – und ich soll das nun ernsthaft wegkippen?

Auch im Foyer des Seniorenstiftes ist es mittlerweile richtig voll geworden. Neben der Einrichtungsleitung und den Impfärzten kann ich nun auch den Landrat des Kreis Wesel, den Direktor des benachbarten Krankenhaus Bethanien, den Leiter des Impfzentrums und den Ärztlichen Leiter der Kassenärztlichen Vereinigung begrüßen. In großer Runde kläre ich sie darüber auf, dass wir bisher aus jedem Impfstoffläschchen mindestens sechs, in der überwiegenden Zahl der Fälle sogar sieben Impfdosen haben entnehmen können. Staunend und mit teilweise ungläubigem Blick folgen sie meinen Ausführungen. Da kommt es gelegen, dass die Impfärzte dieses vermeintliche Wunder bestätigen. Im Wissen um die uneindeutige Verfahrensanweisung plädiere ich gemeinsam mit ihnen vehement dafür, diese auch verwenden zu dürfen.

Ich spüre, dass niemand der Anwesenden eine derartige Entscheidung treffen kann oder will. Wer hat auch die Kompetenz für eine solch weitreichende Entscheidung? Meines Erachtens müsste es der Ärztliche Leiter der Kassenärztlichen Vereinigung sein, aber er drückt sich an diesem Tag vor der Verantwortung. Ich kann ihn ein Stück weit verstehen. Schließlich gibt es keinerlei Erfahrungswerte und ähnliche Fallberichte. Auch die rechtliche Situation für ein solches Vorgehen ist völlig ungeklärt. Sich kurzfristig bei höherer Stelle rückzuversichern, ist zudem schlicht nicht möglich. Es ist sonntags, noch dazu mitten in den Weihnachtsferien. Aber wen sollte man auch groß fragen, alle Entscheidungsträger – zumindest für den Kreis Wesel – stehen, wie es der Zufall will, an diesem Sonntagmorgen hier zusammen.

Als Argument für das Nutzen der Impfdosen führe ich den ärztlichen Off-Label-Use an. Darunter wird der zulassungsüberschreitende Einsatz eines Arzneimittels außerhalb der von den Zulassungsbehörden genehmigten Anwendungsgebiete verstanden. Das ist den Ärzten grundsätzlich erlaubt. In unserem speziellen Fall bleiben wir sogar beim gleichen Anwendungsgebiet, nutzen jedoch nur eine überschüssige Menge. Doch damit überzeuge ich sie nicht. Ich spüre weiterhin die Skepsis und ziehe meinen letzten Joker, auch im Wissen, dass er mich teuer zu stehen kommen kann.

Als Apotheker ist es mir erlaubt, unter Berücksichtigung des aktuellen Standes der Wissenschaft bei der Herstellung eines Arzneimittels von den Vorgaben der vom Hersteller herausgegebenen Fachinformation abzuweichen – sei es bei der Haltbarkeit des Produktes oder der Art und Weise der Herstellung. Es gibt nur einen einzigen Haken: In dem Moment, in dem ich mich außerhalb der Zulassungsinformationen bewege, gehen alle Haftungsansprüche auf mich persönlich über. Ich hafte für die Qualität und Produktsicherheit des Arzneimittels. Und genau das biete ich den Versammelten jetzt an. Unterstützung erhalte ich dabei von dem frisch gewählten Landrat Ingo Brohl und Joachim Kramm, dem Leiter des Impfzentrums, die wie ich an den gesunden Menschenverstand appellieren.

Gemeinsam fassen wir den Entschluss, keine Impfdosis zu verwerfen. Gerade nicht jetzt, wo Millionen Menschen auf eine baldige Impfung hoffen und der Impfstoff so knapp ist. Allein durch die Maßnahme werden wir am Ende des heutigen Tages acht Impfstofffläschchen mit theoretisch 40 bis maximal 57 Impfdosen eingespart haben, mit denen wir weitere Personen impfen können. Eine unglaubliche Menge. Denn nur ein einziges Mal an diesem Tag bekommen Stefanie Fehrmann und Maja Wallschmidt nur sechs Impfdosen aus einem Vial heraus, eine Topquote.

Die zweite große Frage des Tages ist nun, wohin mit den noch vorhandenen Vials. Der mRNA-Impfstoff ist nämlich nicht nur thermolabil, sprich temperaturempfindlich, und nach dem Auftauen von -70 Grad Celsius nur kurze Zeit haltbar, sondern gleichzeitig ist ein Weitertransport wegen möglicher Erschütterungen, die die labile mRNA-Struktur zerstören könnten, nicht erlaubt. Aber auch hier finden wir einen dankbaren Abnehmer. Der Betriebsmediziner des benachbarten Bethanien-Krankenhauses übernimmt die überzähligen Impfdosen, um am kommenden Morgen die ersten Mitarbeiter des Hauses, vor allem die Ärzte und das Pflegepersonal auf den Covid-19-Stationen, impfen zu können. Eine super Idee. Vor diesem Hintergrund hat unsere heutige Harakiri-Aktion nicht nur Sinn, sondern auch einen großen Nutzen gebracht. Um ebenfalls am nächsten Morgen so viele Impfungen wie möglich zu erhalten, biete ich ihm spontan an, dass wir auch in der Klinik die Impfdosen aufziehen können, was er mehr als dankbar annimmt.

Am späten Nachmittag schreibe ich eine Rundmail an den Krisenstab, den Amtsapotheker, die verschiedenen Ärztlichen und Pharmazeutischen Leiter und informiere über unsere heute gemachten Erfahrungen. Die Information verbreitet sich wie ein Lauffeuer. Am nächsten Morgen, während wir noch im Bethanien-Krankenhaus tätig sind, erreichen mich zahlreiche Anrufe von Kolleginnen und Kollegen, die genauere Informationen zu den überzähligen Impfdosen haben möchten, da sie in den kommenden Tagen ebenfalls in ihren Kreisen und kreisfreien Städten im Einsatz sind.

Der Betriebsmediziner hat indessen im Krankenhaus ganze Arbeit geleistet. Über das Intranet der Klinik hatten die Mitarbeiter die Möglichkeit, sich seit Sonntag online für die Impfung anzumelden. Und wie ich bei der Ankunft erkennen darf, war nicht nur die Nachricht wie ein Lauffeuer durch das Haus gegangen, dass Impfstoff vorhanden ist, sondern auch, dass anscheinend mehr Impfdosen entnommen werden können als erwartet. Wieder bildet sich eine Traube an Schaulustigen, darunter vor allem zahlreiche interessierte Mediziner aller Abteilungen, um das vermeintliche Wunder mit eigenen Augen zu sehen. Nach dem Rekonstitutionsvorgang gebe ich ihnen die Möglichkeit, selbst ein Vial aufzuziehen. Hier bestätigt sich mein erster Eindruck, dass die praktische Erfahrung beim Aufziehen eine enorme Bedeutung bei der Entnahme der Impfdosen spielt. Nur ein Einziger schafft es, eigenständig sieben Impfdosen zu entnehmen. Alle anderen Ärzte und medizinischen Fachangestellten, die sich getraut haben, scheitern allesamt an der siebten Impfdosis. Hier muss dann immer Frau Wallschmidt helfend einspringen. Was der Feldversuch aber eindrucksvoll demonstriert hat: Die Entnahme von sechs Impfdosen scheint mit dem richtigen Material immer möglich zu sein, egal, wer die Spritze aufzieht. Die von BioNTech postulierten fünf Impfdosen kann man glatt vergessen.

Am selben Nachmittag erhalte ich einen weiteren Anruf aus dem Landratsamt:»Morgen ist ein weiteres Pflegeheim mit seinen Impfungen an der Reihe. Es ist alles organisiert. Wir haben aber niemanden, der den Impfstoff aufbereiten kann.« Schon bei den ersten Sätzen weiß ich, worauf die nette Mitarbeiterin am Telefon hinauswill. Anscheinend hat die Apotheke vor Ort, die seit Jahren das Heim mit Arzneimitteln versorgt, das Aufziehen der Impfstoffe abgelehnt. Kein Wunder, schließlich erhalten wir für unsere Tätigkeit in den Impfteams keine Vergütung. Das wird in der Zukunft noch so manchen Kollegen abschrecken. Dennoch sage ich zu. Mir ist es wichtig, dass die begonnene Impfkampagne nicht schon auf den ersten Metern auf der pharmazeutischen Ebene scheitert.

Am nächsten Morgen gibt es jedoch eine Planänderung. Ich werde nochmals an eine andere Einrichtung »ausgeliehen«. Die Kollegin aus dem Nachbarort, mit der ich schon frühmorgens um 6.30 Uhr spreche, hat nun doch genügend Personal für die ursprüngliche Einrichtung akquirieren können. Aber in einem anderen Heim besteht dringender Bedarf an unserer Expertise. Ob sie mich auch dahin weitervermitteln darf? Darf sie.

Und so fahre ich dann um Viertel nach sieben mit der eilig herbeigetrommelten und schon bekannten pharmazeutisch-technischen Assistentin Katharina Beeker über den Niederrhein. Unser Ziel ist ein kleines Dorf mit knapp über 1000 Einwohnern, hier liegt besagtes Pflegeheim. Wir werden sehnsüchtig erwartet. Im Aufenthaltsraum der Einrichtung, zwischen Gelsenkirchener Barock und Frisierstühlen, richten wir unser provisorisches Labor ein. Mit unserer angelegten Schutzkleidung und der Verwendung einer sehr großen Menge an Desinfektionsmitteln versuchen wir, unter den erschwerten Bedingungen so weit wie möglich aseptisch zu arbeiten und ziehen in den nächsten Stunden mehrere Hundert Spritzen auf.

Bevor es losgeht, lerne ich an diesem Morgen endlich auch den zweiten Ärztlichen Leiter des Impfzentrums kennen. War am Sonntag noch sein Kollege vor Ort, ist es nun Gerhard Kümmerer, der mich in der Einrichtung begrüßt. Er ist redselig und freut sich sichtlich auf seine neue Aufgabe. Nach einem langen Berufsleben im Krankenhaus ist er nun im selbst erklärten Unruhestand und hat sich spontan dafür gemeldet, heute als Impfarzt einzuspringen. Dass er mich in einem Atemzug direkt mit meiner Mitarbeiterin verheiratet und auch ansonsten einen etwas übermotivierten Eindruck hinterlässt, kann ich ihm verzeihen. Denn er ist pragmatisch denkend und schreckt auch nicht davor zurück, einmal »Fünfe gerade sein zu lassen«. Ein Umstand, der im Verlauf des Tages noch sehr wichtig werden soll.

Er hat aber noch eine weitere wichtige Information für mich: So gibt es eine neue Weisung der Kassenärztlichen Vereinigung an ihre Ärztlichen Leiter und Mediziner. In ihrem Rundschreiben hat sie gestern noch einmal klargestellt, dass für unser Vorgehen der Mehrentnahme keine Rechtsgrundlage besteht. Die Entnahme von mehr Impfdosen als in der Fachinformation vorgegeben, ist vonseiten der Kassenärztlichen Vereinigung untersagt. Dass Gerhard Kümmerer dies jedoch mit einem strahlenden Lächeln quittiert, zeigt mir: Hier habe ich den richtigen Sparringspartner gefunden. Und so sind wir uns schnell einig, dass wir auch heute versuchen wollen, wo immer es geht, sechs oder sieben Impfdosen aufzuziehen.

Und wie schon bei unserem ersten Impfeinsatz haben wir nach getaner Arbeit am frühen Mittag eine große Menge an Impfstoff übrig. Größtenteils in nicht angebrochenen Vials, die auf ihre weitere Verwendung warten. Anders als zuvor sind wir hier jedoch »mitten in der Pampa«, wie es ein Altenpfleger des Heimes lakonisch formuliert. Ein zufällig nebenan residierendes Krankenhaus, das der geltenden Priorisierungsregel entspricht, existiert hier nicht. Aber warum sollen wir uns an Priorisierungsregeln halten, wenn dies schon von denjenigen ignoriert wird, die diese Regeln aufgestellt haben und deren Einhaltung überwachen sollen? Hat sich nicht gerade erst die Mitarbeiterin einer Landesbehörde, nachdem sie erfahren hat, dass bei uns Impfdosen übrig sind, mit ihren Verwandten auf den knapp einstündigen Weg von der Landeshauptstadt Düsseldorf bis zu uns gemacht, um sich eine Spritze abzuholen? Ich kann wirklich nur den Kopf schütteln, was für Blüten die Impfkampagne jetzt schon treibt. In der Zwischenzeit haben wir nach Mitarbeitern im Heim gefahndet, die aus dem Dorf kommen: »Haben Sie Angehörige oder Freunde, die in der Nähe wohnen und innerhalb von 30 Minuten vor Ort sein können? Wer zuerst kommt, mahlt zuerst.« So können wir zumindest garantieren, dass die schon aufgezogenen Spritzen, die bald ablaufen, noch einen Abnehmer finden. Das klappt erstaunlich gut. Wahrscheinlich wird dieses kleine Dorf in naher Zukunft der erste Ort in Deutschland sein, der die viel zitierte Herdenimmunität erreicht.

Was aber machen wir mit den nicht angebrochenen Fläschchen, die noch im Kühlschrank lagern? Gemeinsam mit Gerhard Kümmerer gehe ich die verschiedenen Optionen durch. Unsere Anrufe beim Krisenstab sind genauso erfolglos wie mein Anruf auf dem privaten Mobiltelefon des Landrates. Eine Handlungsanweisung für solche Fälle existiert nicht. Meine erste Idee ist, es bei der Freiwilligen Feuerwehr zu versuchen. So eine Einrichtung muss es doch auch hier auf dem Land in jedem Dorf geben. Aber zwischen den Jahren erreichen wir niemanden. Auch die zweite Idee, in der Polizeiwache des nächstgrößeren Städtchens nachzufragen, ob sie nicht ein paar Streifenwagen mit Beamten vorbeischicken können, die sich impfen lassen möchten, ist nicht von Erfolg gekrönt. »Das ist zu spontan. Die Kollegen müssen erst einmal darüber nachdenken, ob sie sich überhaupt impfen lassen wollen oder nicht«, ist die dürftige Antwort am Telefon.

Gerhard Kümmerer hat da mehr Glück. Er erinnert mich an die andere Einrichtung und die Kollegin, von der ich doch ausgeliehen worden bin. Das Heim liegt keine zehn Kilometer entfernt. Darüber hinaus gibt es dort noch eine angeschlossene Tagespflege. Sein Anruf hat ergeben, dass sie uns ein paar Impfstoffe abnehmen würden. Dort war die Ausbeute anscheinend nicht so gut und einige Vials mussten auch aus Qualitätsgesichtspunkten verworfen werden.

Das stellt uns allerdings vor die nächste Schwierigkeit. Wie bekommen wir den Impfstoff dorthin? Die Anlieferung der Impfstoffe findet schließlich unter höchsten Sicherheitsvorkehrungen statt. Wechselnde Routen, unterschiedliche Lieferzeiten, die Anwesenheit der Polizei zum Zeitpunkt der Übergabe. Man könnte meinen, hier werden die britischen Kronjuwelen durch die Lande transportiert. »Dann fahre ich das eben selbst.« Eine große Zahl an Gesichtern starrt mich verdutzt an. Habe ich das gerade wirklich gesagt? Ich bin von mir selbst erschrocken.

Das hat man davon, wenn man zu vorlaut ist. Aus der Heimküche holen wir ein paar Kühlakkus und eine Styroporbox. Die großzügig in Luftpolsterkissen eingewickelten Vials werden die kurze Fahrt schon ohne Erschütterung und gekühlt überstehen. Zur Sicherheit legen wir noch einen Temperaturlogger aus einem der Arzneimittelkühlschränke dazu, dann geht es auch schon los. Nur kurze Zeit später kann ich einem erleichterten Gerhard Kümmerer Vollzug melden. Gemeinsam mit der Lieferung bin ich wohlbehalten in dem anderen Heim angekommen. Aber immer noch sind zahlreiche Impfdosen übrig. Was einmal gut geklappt hat, klappt sicher auch ein zweites Mal, auch über eine längere Fahrstrecke. In Ermangelung einer Alternative biete ich ihm am Telefon an, die noch vorhandenen Impfstoffläschchen mit in mein Sterillabor nach Moers zu nehmen. Ganz in der Nähe befindet sich eine onkologische Praxis, die von unserer Apotheke versorgt wird. Wenn jemand zur ersten Priorität gehören sollte, dann doch wohl das dortige Praxispersonal und die Ärzte, welche sich um schwerst kranke und immundefiziente Patienten kümmern. Sollte danach noch etwas übrig sein, werden wir alle impfen, die wir so kurzfristig erreichen können. Im Zweifel auch meine Apothekenmitarbeiter oder eben wildfremde Personen von der Straße.

Mit der angeschnallten Styroporbox auf dem Beifahrersitz telefoniere ich während der Fahrt nach Moers mit den Onkologen. Zwar sind sie etwas überrascht von meinem spontanen Anliegen, aber sofort dabei. Und so findet an diesem späten Dienstagnachmittag unbemerkt eine kleine Impfaktion in meinem Sterillabor statt. Stolz verkündet eine meiner Mitarbeiterinnen dem Praxispersonal beim Einlass in unsere Räumlichkeiten:»Willkommen im ersten Impfzentrum Deutschlands.«

Am Abend überkommen mich in der Tagesrückschau das erste Mal Skrupel. Denn obwohl wir versucht haben, die Situation unter Berücksichtigung der Priorisierungsregeln und mit dem Fokus, keinen Impfstoff verfallen zu lassen oder vernichten zu müssen, angemessen anzugehen, haben wir doch viele Regeln missachtet. Ich habe den fragilen Impfstoff nicht nur in meinem Privatwagen ohne die nötigen Sicherheitsvorkehrungen durch die Gegend gefahren. Noch dazu ohne ein validiertes Kühlmonitoring, sondern in einer Styroporbox aus einer Heimküche. Darüber hinaus haben wir uns zumindest teilweise nicht an die vorgegebenen Priorisierungsregeln gehalten. Und was am schlimmsten ist, wir haben entgegen der Anweisungen weiterhin sechs oder sieben Impfdosen aus einem Vial entnommen.

Getreu dem Motto »Melden macht frei« verschicke ich daher eine E-Mail, in welcher ich mein Tun am heutigen Tag im Detail schildere. Zu meinem Verteiler gehören das Kreisgesundheitsamt, der Amtsapotheker, der Krisenstab des Kreises, die Leitung des Impfzentrums, das Büro des Landrates, die Kassenärztliche Vereinigung Nordrhein und das nordrhein-westfälische Landesministerium für Arbeit, Gesundheit und Soziales (MAGS). Er ist aus gutem Grund sehr groß gehalten. Sollte es irgendwann einmal Ärger geben, kann niemand behaupten, er habe davon nichts gewusst.

Einige Wochen später passt mich ein freudestrahlender Gerhard Kümmerer im Impfzentrum in Wesel ab. »Herr Krivec, wir sind nachträglich vollumfänglich rehabilitiert worden. Wir haben es einfach schon vorher gewusst. Das war doch klar.« Ich muss schmunzeln, denn just am heutigen Tag wurden neue Stabilitätsdaten des Comirnaty-Impfstoffes veröffentlicht. Nun ist auch der Transport der Impfstofffläschchen vom Hersteller freigegeben. Kurz zuvor war schon das Transportverbot für die rekonstituierten Spritzen aufgehoben worden. Anders als Gerhard maße ich mir jedoch nicht an, diese Entwicklung schon an besagtem Tag im Dezember 2020 vorausgesehen zu haben. Aber der Enthusiasmus meines ärztlichen Kollegen berührt mich dennoch. Schließlich waren wir in den vergangenen Wochen sich immer ändernden Vorgaben unterworfen. Trotz des großen Altersunterschiedes von fast 40 Jahren haben wir über die vielen gemeinsamen Einsätze und die zusammen verbrachte Zeit ein Vertrauensverhältnis zueinander entwickelt. Das ist selten und daher umso wertvoller.

Mein Tun an besagtem 29. Dezember 2020 bleibt größtenteils folgenlos. Nur einem Mitarbeiter des Landesministeriums scheint mein eigenmächtiges Handeln aufzustoßen. Er ruft mich kurz nach Neujahr an, um mir mitzuteilen, dass solche Aktionen nicht erwünscht seien. Meinen dezent platzierten Hinweis, dass wir an besagtem Tag völlig auf uns allein gestellt waren, weil anscheinend alle entscheidungsbefugten Personen im Weihnachtsurlaub geweilt haben, lässt er dabei genauso an sich abperlen wie die Frage, was seiner Meinung nach die korrekte Vorgehensweise gewesen wäre.

»Es geht mir hier vor allem darum, dass Sie eigenmächtig und ohne die nötigen Sicherheitsvorkehrungen den Impfstoff transportiert haben«, setzt er erneut an. »Sie hätten mindestens eine Polizeistreife als Eskorte anfordern müssen.« »Ich bin mit meinem Privatwagen zwischen den Jahren über das platte Land gefahren. Was hätte da schon passieren können? Niemand hat gewusst, dass ich den Impfstoff im Fahrzeug transportiere.«

»Nein, das nicht. Aber Sie hätten einen Unfall haben können. In dem Fall wäre der Impfstoff hinüber gewesen.«

Jetzt hat mich gekriegt. »Hätte ich den überzähligen Impfstoff an diesem Tag nicht eigenmächtig und auf eigene Verantwortung in das nahe gelegene Heim und anschließend nach Moers gefahren, wäre er so oder so hinüber gewesen. Hätten wir nur fünf Impfdosen pro Vial aufgezogen, hätte es ihn gar nicht erst gegeben. Und hätten wir ihn nicht transportiert, wären die überzähligen Impfdosen im Heim verfallen. Sie vergessen darüber hinaus, dass ich nur ehrenamtlich tätig bin. Ich hätte auch einfach die Hände in den Schoß legen und mich zurücklehnen können.«

Mit diesem Argument habe ich ihm nun vollends den Wind aus den Segeln genommen. Zerknirscht pflichtet er mir zumindest in der Hinsicht bei. Um ihm die Chance zu geben, sich zumindest erhobenen Hauptes aus dem Wortgefecht zurückziehen zu können, lasse ich seinen deutlichen Hinweis, dass ein solches Vorgehen in der Zukunft jedoch unerwünscht sei, unkommentiert. Ich habe genug. Mir ist mehr als deutlich bewusst geworden, dass hier keine Anerkennung oder gar Dank zu gewinnen ist. Das erste Mal von vielen Malen nehme ich mir vor, mich ganz schnell wieder aus der Impfkampagne zu verabschieden. Gegen Windmühlen muss ich nicht kämpfen.

# Kapitel 7

## Unbekannte Stolpersteine –
## Sind Wunder überhaupt erlaubt?

*»Dieses Impfen ist eine gemeinsame Anstrengung von
Bund und Ländern, eine Anstrengung mit verteilten
Rollen und Zuständigkeiten. Jede einzelne Impfung bringt
uns in der Bemühung, die Pandemie einzudämmen und in
den Griff zu bekommen, voran; jede einzelne Injektion
gibt ein Stück Hoffnung und Sicherheit.«*

Steffen Seibert,
Sprecher der Bundesregierung,
4. Januar 2021

Es ist fast Mitternacht, als am 29. Dezember 2020 mein Telefon klingelt. Am anderen Ende der Leitung ist ein Studienfreund. Er will wissen, wie meine ersten Tage beim Impfen gelaufen sind. Ich erzähle ihm von den Einsätzen in den beiden Altenheimen, in denen wir bisher tätig waren. Aber noch bevor ich weiter ausholen kann, unterbricht er mich:

»Simon, das reicht mir. Ich wollte nur wissen, ob du das warst.« »Was soll ich gewesen sein?«, frage ich dann doch etwas sauer. Auf solche kleinen Spielchen habe ich heute keine Lust. Ich habe einen langen Tag hinter mir und freue mich auf mein Bett. So gern ich Florian auch mag, darauf kann ich gern verzichten.

»Ich schicke dir gleich einmal einen Link von ›Spiegel online‹. Die schreiben dort, dass ihr die Einzigen gewesen seid, die überschüssigen Impfstoff nicht weggekippt habt.« Kurz zuvor noch mürrisch und todmüde, bin ich sofort hellwach. Denn was er da sagt, stimmt. Das haben wir schließlich gemacht. Aber wie kann das so schnell die Runde gemacht haben?

Der Artikel »Wegkippen statt spritzen«, nur wenige Stunden zuvor online gestellt, klärt auf. Es ist der Kreis Wesel, der in einer Pressemitteilung unser Vorgehen beschrieben hat. In dem Bericht heißt es:

»Die Amtsärzte hatten vorher gehört, dass die kleinen Glasfläschchen, in denen Comirnaty angeliefert wird, mehr Impfstoff enthalten als die fünf Dosen, die laut EU-Zulassung eigentlich daraus gewonnen werden dürfen. Die Mediziner des Impfteams in Moers, die den gekühlten Wirkstoff vorbereiteten und vorsichtig auf die Spritzen zogen, schafften sogar bis zu sieben Impfdosen pro Flasche, sagt eine Sprecherin der Kreisverwaltung Wesel: ›Wir sind froh, dass der Impfstoff dadurch effizient und sinnvoll eingesetzt werden konnte und nicht ungenutzt blieb.‹«

So ganz der Wahrheit entspricht das zwar nicht, aber ich bin froh, dass meine Adler-Apotheke nicht namentlich genannt wird. Was mich aber maßlos ärgert, ist, dass die pharmazeutische Kompetenz nicht herausgestellt wird. Von den Ärzten hat niemand davon gewusst, dass mehr Impfstoff enthalten sein könnte. Es ist auch nur den erfahrenen Händen meiner pharmazeutisch-technischen Assistenten und meiner

Apothekerin zu verdanken, dass wir am Ende sieben Impfdosen aus einem Vial entnehmen konnten. Der Ruhm gehört ihnen.

Was mich weniger erstaunt, ist die Tatsache, dass wohl auch andere Impfteams in der Republik mehr Impfdosen entnehmen konnten. Ich hätte mich vielmehr gewundert, wenn das nicht der Fall gewesen wäre. Anscheinend hat man es dort jedoch nicht gewagt, diese überzähligen Spritzen auch zu verwenden. Entweder haben sie die Spritzen im Stillen verwendet und das Ganze nicht groß an die Glocke gehängt oder sie haben die Spritzen, wie der Artikel vermuten lässt, entsprechend der Fachinformation vernichtet. Klar, die Verwendung bewegt sich in einer absoluten Grauzone. Aber es gibt gute Gründe dafür, die überzähligen Impfdosen zu verwenden. Neben der pharmazeutischen Unbedenklichkeit sprechen auch ganz pragmatische Gründe dafür.

Der Unterschied, ob man nur fünf oder doch sechs bzw. sieben Dosen pro Vial entnehmen kann, ist gewaltig. 670 000 BioNTech-Impfdosen werden in den ersten Wochen der Impfkampagne pro Woche nach Deutschland geliefert. Berechnet sind diese auf der Annahme von fünf Impfdosen. Bei sechs Impfdosen sind das schon knapp 800 000 Impfdosen pro Woche. Dass das auch ohne Vorkenntnisse und einen reichen Erfahrungsschatz funktioniert, haben wir in unserem kleinen Feldversuch im Bethanien-Krankenhaus in Moers demonstriert, als sich auch die medizinischen Kollegen versuchen durften. Unterstellt man, dass in vielen Bundesländern auch meine Kolleginnen und Kollegen im Einsatz sind und die pharmazeutische Kompetenz dafür sorgt, dass man in Einzelfällen aus den Impfstofffläschchen auch sieben Impfdosen entnehmen kann, steigt die verfügbare Menge nochmals. Führen wir das bundesweit konsequent durch, würde die Zahl zusätzlich verfügbarer Impfdosen in die Millionen gehen. Das Rechercheteam von »Spiegel online« kommt auf die unglaubliche Zahl von 1,5 Millionen zusätzlich verfügbarer Impfdosen, ich selbst sogar auf 1,8 bis 2,0 Millionen, abhängig davon, wie häufig sieben Impfdosen von den Impfteams entnommen werden können. Spätestens jetzt sollte jedem klar sein, dass diese vermeintliche Diskussion unter Fachleuten enorme Bedeutung hat. Für uns alle, für unsere

Impfkampagne, für unsere Gesundheit, für unser Leben, für unser Land.

Am Ende des Artikels wird unserem beschlossenen Ansatz, jede Impfdosis zu nutzen, zumindest teilweise die Absolution erteilt.

»Am Sonntag in Moers bewegten sich die Impfteams noch in einer rechtlichen Grauzone. Von der EU offiziell zugelassen sind bis heute nur fünf Dosen pro Flasche. Inzwischen aber haben das Bundesgesundheitsministerium und die Gesundheitsministerien der Länder grünes Licht gegeben, zumindest ›in Einzelfällen‹ auch sechs Impfungen pro Flasche auf die Spritzen zu ziehen und zu injizieren. Dabei obliege es der Ärztin oder dem Arzt sicherzustellen, dass der Impfling auch tatsächlich die volle Impfdosis erhalte. In Italien hat die Behörde ebenfalls sechs Dosen pro Fläschchen freigegeben.«

Ich nehme mir vor, morgen mit den Redakteuren des »Spiegels« Kontakt aufzunehmen. Hatte mir Gerhard Kümmerer nicht noch am heutigen Morgen erzählt, dass die Kassenärztliche Vereinigung Nordrhein das verbietet? Vielleicht haben die Redakteure weitergehende Informationen darüber, warum die Gesundheitsministerien von Bund und Ländern davon sprechen, dass der Entnahme von sechs Impfdosen nur im Einzelfall entsprochen wird. Eigentlich sollten sechs Impfdosen die Regel sein. Der Einzelfall wäre dann die siebte Impfdosis.

Das Gespräch mit dem »Spiegel«-Redakteur kann meine obigen Fragen nicht beantworten. Es endet mit der gegenseitigen Versicherung, dass wir in Kontakt bleiben, falls sich weitere Rückfragen oder Neuerungen ergeben.

Mittlerweile bin ich auch viel mehr beschäftigt, die zahlreichen Anfragen von Seniorenheimen zu bearbeiten, die bei uns anfragen, ob wir auch bei ihnen die Rekonstitution des Impfstoffes übernehmen können. Hatte ich anfangs angenommen, dass wir das ausschließlich in den Einrichtungen übernehmen müssen, in denen wir auch in der Regelversorgung sicherstellen, wollen nun medizinische Einrichtungen aus dem gesamten Kreisgebiet unsere Expertise nutzen, Heime wie Krankenhäuser. Denn auch Letztere sollen nun vorrangig mit Impfstoff bedacht werden. Die Lage bleibt extrem dynamisch. Täglich kommen neue Informationen hinzu und korrigieren nicht selten die Informationen vom Vortag.

Weiterhin ungeklärt ist jedoch die Vergütung unserer mobilen Einsätze. Auch wenn wir ebenso wie zahlreiche Kolleginnen und Kollegen landesweit gezeigt haben, wie wichtig unser Mitwirken ist, scheint die Landesregierung in Nordrhein-Westfalen weiterhin der Meinung zu, dass unsere Mithilfe nicht nötig ist, auch in krassem Widerspruch zu anderen Bundesländern. Verstehen tue ich das nicht. Allein der Erfahrungsschatz und die Rückmeldungen der ersten Tage zeigen schließlich, dass durch unsere Arbeit die Impftätigkeit vor Ort deutlich vereinfacht wird. Wir halten den Ärzten den Rücken frei, die ihre freie Zeit nutzen können, um Aufklärungsgespräche zu führen und die vielen Fragen der älteren Heimbewohner zu beantworten. Den Mehrnutzen der überzähligen Impfdosen brauche ich da gar nicht mehr anführen.

Ähnlich sieht es in den Impfzentren aus, die weiterhin auf Stand-by geschaltet sind. Hier sind die Apotheken zwar für die Vor-Ort-Rekonstitution des Impfstoffes vorgesehen, die Vergütung ist aber auch hier noch ungeklärt. Meine Nachfrage bei Frau A. ergibt, dass die Vertragsgespräche zwischen Land und Apothekerkammern immer noch nicht abgeschlossen sind. Ich mache meinem Unmut an mehreren Stellen Luft. Die Personalplanung in der Apotheke benötigt schon mehr Vorlauf als ein paar Tage. Die deutschen Apotheken leiden auch so schon unter einem massiven Fachkräftemangel. Da unterscheiden wir uns nicht von anderen Wirtschaftszweigen. Dennoch habe ich das Gefühl, an oberer Stelle herrscht weiterhin die Meinung vor, dass wir jederzeit Mitarbeiter aus dem Hut zaubern können. Aber niemand von uns Apothekeninhabern hat unbeschäftigte Mitarbeiter auf Abruf im Regal sitzen.

Ursprünglich ist vorgesehen gewesen, dass die Impfzentren am kommenden Montag, den 4. Januar 2021 starten. Davon bin ich dann auch bei der Aufstellung meiner betrieblichen Arbeitspläne ausgegangen. Um dies personell abbilden zu können, habe ich von meiner Belegschaft mehr Flexibilität und die Bereitschaft zu Überstunden eingefordert, zahlreiche Schichten umgeschmissen und mit dieser Maßnahme die Familien- und Freizeitplanung meiner Belegschaft torpediert. Allen

Eventualitäten zum Trotz habe ich zumindest bei der Personalplanung für Sicherheit sorgen wollen. Meinen Mitarbeitern gegenüber habe ich weitreichende Zusagen gemacht. Wenn ich sie jetzt wieder unverrichteter Dinge nach Hause schicke, verliere ich nicht nur an Glaubwürdigkeit, sondern, viel schlimmer, sinkt vielleicht ihre Bereitschaft, sich auch in der Zukunft über das geschuldete Maß hinaus zu engagieren.

Die nun überhängenden Kapazitäten will ich nicht ungenutzt lassen. Das ist der Grund, warum ich alle Anfragen der Pflegeeinrichtungen und Kliniken annehme, auch wenn ich im Zweifel auf den anfallenden Kosten sitzen bleibe. Richtig finde ich das weiterhin nicht.

Vor diesem Hintergrund antworte ich der ärztlichen Leitung noch am späten Abend des 30. Dezember 2020:

»Die Hilfe vor Ort ist selbstverständlich. So werden wir in den kommenden Tagen auch immer wieder gern bereitstehen, wenn Hilfe benötigt wird. Wir haben heute die Zusage an das Heim [Name] in [Ort] sowie das [Name] Krankenhaus gegeben, […] die Impfstoffaufbereitung zu übernehmen, hätten aber an einigen Tagen noch freie Kapazitäten, da wir ursprünglich davon ausgegangen sind, dass wir ab dem 4. 1. das Impfzentrum betreuen müssen. Sollte also in den kommenden Wochen noch Hilfe nötig sein, dürfen Sie sich jederzeit vertrauensvoll an mich wenden (auch spontan!). Das ist für mich eine Ehrensache.

Des Weiteren haben mich einige Kollegen und Ärzte auf den Artikel im ›Spiegel‹ vom gestrigen Abend angesprochen. Ich vertrete weiterhin die Meinung, dass jede Überfüllung genutzt werden soll, sofern diese ohne Probleme aus dem Vial zu holen ist. […]

Auch plädiere ich weiterhin dafür, dass jede Dosis vor Ort verbraucht wird, im Zweifel auch völlig unabhängig von Risikoklasse oder Priorisierungsliste, wenn dazu keine Vorkehrungen getroffen sind. Unser Einsatz am vergangenen Dienstag zeigt, dass vor allem in ländlich gelegenen Gebieten […] es gar nicht so einfach ist, Abnehmer zu finden. […] Bei Fragen durch die Presse würde ich das als meine Meinung auch weiterhin kundtun […].«

Am nächsten Morgen, es ist Silvester 2020, sitze ich um zehn Uhr gemeinsam mit meiner Laborleiterin in einem der Büros in der Apotheke, um an einem Zoom-Videomeeting mit Frau A. und Frau B. teilzunehmen. Beide wollen ihr bisheriges theoretisches Wissen aus erster Hand um unsere ersten Praxiserfahrungen erweitern. Nach gut 45 Minuten klinke ich mich aber mit den besten Wünschen zum neuen Jahr aus. Das Wichtigste ist schon lange besprochen. Ich weiß nun, dass das Impfzentrum am Montag nicht öffnen wird, es immer noch keine Antwort auf die Frage der Vergütung gibt und die Personalrekrutierung weiterhin schleppend verläuft. Seit 15 Minuten ergehen wir uns in Nebensächlichkeiten. In der Apotheke wartet auch am letzten Tage des Jahres noch genügend Arbeit auf mich. Sandra Greiss muss jetzt allein die Stellung vor dem Bildschirm halten. Auch wenn sie das wie auch ihre sonstige Tätigkeit professionell und ohne großes Aufheben verrichtet, merke ich, dass sie mich am liebsten mit ihren Blicken töten will, als ich schnellen Fußes das Büro verlasse.

Am Dienstag, den 5. Januar des neuen Jahres, scheint auch in die Behördenstuben und Standesvertretungen das Leben zurückgekehrt zu sein. Mit Schreiben gleichen Datums erhalte ich die Information, dass eine Öffnung der Impfzentren nicht vor Februar 2021 stattfinden wird. Wir haben also weitere knapp vier Wochen zur Verfügung, um unsere personellen Kapazitäten vollends für die Impfkampagne in den Pflegeeinrichtungen und Krankenhäusern zur Verfügung zu stellen. In den kommenden Tagen und Wochen sind wir quasi ausgebucht. Fast täglich sind wir im Kreisgebiet im Einsatz.

Mit der Verlagerung des Personals in die Heime und Krankenhäuser gehen wir jedoch auch eine Verpflichtung über den Januar hinaus ein. Schließlich ist drei bis vier Wochen nach der ersten Impfaktion eine Wiederholungsimpfung zwingend notwendig. Erst zwei Impfungen führen zu einem vollständigen Impfstatus gegen das SARS-CoV-2-Virus. Daher ist schon jetzt klar, dass wir auch im Februar, wenn nicht sogar noch später, wieder in den Heimen im Einsatz sein müssen.

Weit im Voraus schreibe ich daher am nächsten Tag eine Rundmail an die für das Impfgeschehen im Kreis Verantwortlichen und bitte um Beantwortung folgender Fragen:

Wann wird der Kreis Wesel sein Impfzentrum wirklich eröffnen? Am 1. Februar 2021 oder später? Ist die ursprünglich für den Januar angedachte Betreuung durch uns auch während der Startphase im Februar gewünscht? Wie ist der Stand beim Rekrutierungsprozess für weiteres pharmazeutisches Personal seitens der Apothekerkammer? Sind Schulungen der rekrutierten Apotheker und pharmazeutisch-technischen Assistenten durch uns nötig?

Ich weise zudem ausdrücklich darauf hin, dass es mir ohne das vorherige Wissen um den genauen Impfstart nicht möglich sein wird, parallel sowohl Personal für die mobilen Impfeinsätze als auch das Impfzentrum in Wesel vorzuhalten. Zwar bin ich weiterhin bereit, auch ohne einen geklärten Vergütungsanspruch die Versorgung sicherzustellen. Dennoch bitte ich darum, dass wir Zeiträume definieren, um eine gewisse Planungssicherheit zu erreichen. Ich habe die große Sorge, dass sich vor allem wegen der ungeklärten Vergütungsproblematik und der landesweiten Planungslosigkeit kaum Kollegen finden werden, die sich in die Tätigkeit der Impfzentren einbinden lassen wollen. Ich kann und will aber auch nicht allein die Kohlen aus dem Feuer holen müssen.

Daher schließe ich mein Schreiben mit dem unmissverständlichen Hinweis, dass ich vermeiden muss, dass aus dem gemachten Hilfsangebot eine Dauereinrichtung gemacht wird. Sollte genau das geschehen, würde ich die Gesundheit meiner Mitarbeiter und damit die Sicherstellung meines Unternehmens gefährden. Das darf auf keinen Fall passieren.

Die Antworten kommen schnell, sehr schnell. Anscheinend ist der Druck sehr groß. Die pharmazeutische Leitung, so schreibt es Frau A., würde es begrüßen, wenn wir dem Impfzentrum weiterhin mit Knowhow und Personal zur Seite stehen können. Gleichzeitig teilt sie meine Sorge, dass die Personalakquise unter den gegebenen Umständen immer schwieriger werden wird. Eine Lösung für das generelle Problem kann sie jedoch nicht präsentieren. Wichtiger scheint ihr aber der Hinweis, dass im Impfzentrum weiterhin nur die Rekonstitution des Vials Aufgabe des Apothekenteams sei. Das anschließende Aufziehen der Spritzen sei weiterhin Aufgabe des Arztes. Die Logik dahinter erschließt sich mir nicht.

Weitaus ergiebiger ist die Antwort von Joachim Kramm, dem Leiter des Impfzentrums. Der ehemalige Berufssoldat ist kein Mann vieler Worte. Und er scheint auch ansonsten nicht lange zu fackeln. Er sei, so schreibt er, schon in Abstimmungsgesprächen mit der Bundeswehr, um längerfristige Unterstützung in Form von Apothekern und Laborpersonal zu erhalten. Bei entsprechender Zusage hoffe er, mir die dringend nötige Entlastung zukommen zu lassen. Ein kleiner Lichtblick, für den ich ihm sehr dankbar bin. Ich warte weiter ab.

Zwei Wochen später, am 18. Januar 2021, platzt mir jedoch endgültig der Kragen. Auslöser ist eine E-Mail der Apothekerkammer. In dieser berichtet die Kammer von den zentralen Ergebnissen aus ihren Gesprächen mit dem Ministerium. Anders als noch zuvor von der Pharmazeutischen Leiterin geschrieben, ist das pharmazeutische Personal neben der Rekonstitution des Impfstoffes nun doch auch für das Auseinzeln, sprich Aufziehen der Spritzen verantwortlich. Da das mit einem erheblichen Mehraufwand an pharmazeutischem Personal verbunden ist, habe man noch einmal die Personalplanungen modifiziert. So wird das zuvor favorisierte Zwei-Schicht-Modell komplett über den Haufen geworfen. Es sei nun die permanente Anwesenheit von pharmazeutischem Personal während der Öffnungszeiten des Impfzentrums erforderlich. Im Vergleich zu den vorherigen Personalplanungen sei ein personeller Mehraufwand um den Faktor drei zu erwarten.

Als blanken Hohn verstehe ich den netten Hinweis, dass für diese neue Grundannahme von den Apotheken eine notwendige Flexibilität erwartet werde. Man habe ein »atmendes System«. Bei Mehrbedarf soll die Stundenzahl aufgestockt, bei geringerer Auslastung reduziert werden.

Und wenn das schon nicht genug war, machen sie darauf aufmerksam, dass aufgrund von Lieferengpässen beim BioNTech-Impfstoff immer noch nicht sicher gesagt werden kann, ob die Impfzentren am 1. Februar ihre Arbeit aufnehmen können. Weitere Informationen sollen fünf Tage später in einem weiteren Onlinemeeting bekannt gemacht werden.

Ich bin stinksauer. Auf wen, kann ich gar nicht so richtig sagen. Es ist das System an sich, was mich frustriert zurücklässt. Am liebsten würde ich sofort die Brocken hinschmeißen. Mein Frust entlädt sich am späten Abend in einer E-Mail an meine Mitstreiter:

»Mittlerweile verliere ich den Glauben in unsere Landespolitik und die Entscheidungsträger beim Ministerium für Arbeit, Gesundheit und Soziales (MAGS), bei der Apothekerkammer Nordrhein und der Kassenärztlichen Vereinigung, die uns eine sinnvolle Planung unmöglich machen. Dazu folgende Hinweise, die ich nach drei Wochen fast täglichen Impfens einfach mal loswerden muss: Apotheker und pharmazeutisch-technische Assistenten (PTA) sollen nun in den Impfzentren nicht nur die Rekonstitution der Vials durchführen, sondern ebenfalls die Spritzen aufziehen. [...] Dieser Sinneswandel beruht mit großer Wahrscheinlichkeit auf den Erfahrungen aus den mobilen Impfteams [...], wo Apotheker und PTAs [...] bis zum heutigen Tag im Sinne der ordnungsgemäßen Versorgung auf eigene Kosten unterwegs sind. Hier zeigt sich, dass das ehrenamtliche Engagement der zahlreichen Kolleginnen und Kollegen vor Ort zumindest zu einem Erkenntnisgewinn beim MAGS beigetragen hat. [...]

Das von MAGS und Apothekerkammer gefundene ›atmende System‹ ist für uns als Apotheke organisatorisch einfach nicht umzusetzen. Eine seriöse Personalplanung für den Apothekenbetrieb ist damit unmöglich. Vor diesem Hintergrund habe ich die große Sorge, dass die Kolleginnen und Kollegen, [...] ihre Mitarbeit zurückziehen bzw. sich keine weiteren Kolleginnen und Kollegen finden werden, die den Mehraufwand decken wollen. [...]

Ich selbst habe noch am gestrigen Sonntagabend gegenüber der Apothekerkammer [...] angegeben, mit meinen Mitarbeitern vom 1.2. bis 21.2. die Versorgung des Impfzentrums in Wesel vollumfänglich übernehmen zu können. Das kann ich mit den heutigen Informationen nicht mehr garantieren. [...]

Davon unabhängig erreichte mich am heutigen Morgen die Nachricht, dass zwei Heime in Moers (mit fast 700 gemeldeten Personen) nun doch nicht in den kommenden Tagen beliefert werden, sondern auf spätere Termine geschoben worden sind. [...] Mittlerweile müssen wir davon ausgehen, dass wir bis Ende Februar in den Altenheimen vor Ort tätig sein werden.

Aufgrund dieser Tatsache und der nun geänderten Vorgehensweise bitte ich umgehend um eine Antwort, wie Ihre Planungen aussehen. Ich bin bereit, überall entgegenkommend und in Ihrem Sinne zu handeln, jedoch kann ich einen solchen Personalstamm, wie er genannt wird, nicht über Wochen garantieren! Noch dazu, wo wir derzeit in den Heimen ohne jedwede Vergütung, Erstattung von Fahrtkosten o. ä. auskommen müssen und auch die Vergütung für die Tätigkeit im Impfzentrum nicht kostendeckend ist. Nur einmal zur Veranschaulichung: Sollte das Szenario wie beschrieben eintreten, kostet mich meine Bereitschaft, unkompliziert zu helfen, rund 40 000 Euro bis Ende Februar! [...]

Meine große Bitte an Sie alle wäre, dass Sie noch einmal [...] alle sich Ihnen bietenden Gelegenheiten nutzen, die Arbeit in den Impfzentren für alle Kolleginnen und Kollegen planbarer und attraktiver zu machen! Ich weiß, dass vieles nicht durch Sie zu verantworten ist, jedoch muss man ernsthaft die Frage stellen, was denn nun gewünscht ist. Diese ständigen Änderungen und Umwälzungen machen es allen Kolleginnen und Kollegen schwer, die helfen wollen, aber irgendwann aufgrund der Planungslosigkeit nicht mehr können!

Ich entschuldige mich schon jetzt vielmals für die Unannehmlichkeiten dieser E-Mail, jedoch musste das einfach mal raus ... . Ich bin mehr als desillusioniert! Einen schönen Abend!«

Mit dieser E-Mail habe ich mir keine Freunde gemacht. Das merke ich schon daran, dass eine Reaktion weitgehend ausbleibt. Alle, die ich angeschrieben habe, sind schließlich in irgendeiner Form an die Apothekerkammer, die Kassenärztliche Vereinigung oder das Ministerium gebunden. Allein der Leiter des Krisenstabes meldet sich. Er kann meine Wut nachvollziehen, schließlich ist auch er mit seinem Team seit Monaten gezwungen, nur auf Sicht zu fahren. Am Ende werde ich mein gegebenes Wort allerdings nicht brechen. Ich habe zugesagt, den Kreis zu unterstützen. Und das werde ich tun. Ein einmal gegebenes Wort gilt. So bin ich nicht zuletzt erzogen worden.

Unverhoffte Hilfe kommt ein paar Tage später. Joachim Kramm war wider Erwarten erfolgreich. Er hat einen Apotheker gefunden. Von der

Bundeswehr. Also fast. Werner Benning. Der Verbindungsoffizier, der zu Beginn der Pandemie plötzlich in meiner Apotheke stand. Dessen Vater mit meinem gemeinsam studiert hat. Ich kann mein Glück kaum fassen.

Und es wird noch besser. Denn er ist nicht nur als Apotheker vom Dienst dabei, sondern ist darüber hinaus von der Apothekerkammer als weiterer Pharmazeutischer Leiter benannt worden. Zwar scheint dieser Titel in unserem Impfzentrum mittlerweile inflationär vergeben zu werden, aber er öffnet Türen und den Zugang zu Informationen. Informationen, die wichtig für meine Arbeit sind, sich aber bisher immer nur scheibchenweise bis zu mir vorgearbeitet haben. Gemeinsam schwören Werner Benning und ich uns ein, dass wir das Impfzentrum schon »rocken« werden. Zwar ist der Start noch einmal um eine Woche verschoben worden, am 8. Februar 2021 soll es endlich so weit sein, aber das ist jetzt auch nur noch eine Randnotiz. Das Warten hat ein Ende, die Niederrheinhalle erwartet ihre ersten Gäste. Sie werden alle in einem betagten Alter sein, haben mindestens das 80. Lebensjahr überschritten.

# Kapitel 8

## Impfzentrum I –
## Tief Tristan war nur der Anfang

*»Wenn eine Million Menschen einen Brief
bekommen und dann eine Hotline anrufen,
dann kann es zu Stauungen kommen.
Dann kann es auch zu technischen
Probleme kommen.«*

Armin Laschet,
Ministerpräsident des Landes Nordrhein-Westfalen,
am 25. Januar 2021 zur Terminvergabe der Corona-Impfungen

Doch vor der Öffnung der Impfzentren am kommenden Montag kommt es an diesem ersten Februarsamstag 2021, wie es kommen muss. Schon in den Planungen für das Impfzentrum mussten von uns immer wieder unerwartete Hindernisse aus dem Weg geräumt, unkalkulierbare Wagnisse eingegangen und nicht alltägliche Probleme gelöst werden. Und jetzt, auf der Zielgeraden, ist es die Laune von Mutter Natur, die uns allen einen Strich durch die Rechnung macht.

Genauer gesagt ist es Tief Tristan, das seit diesem Samstag in weiten Teilen von Deutschland, besonders in Nordrhein-Westfalen, sein Unwesen treibt und für einen massiven Wintereinbruch sorgt, wie ich ihn selten erlebt habe. Dichter Schneefall und Temperaturen weit unter dem Gefrierpunkt sorgen dafür, dass nun auch der Start der Impfzentren erneut kurzfristig auf der Kippe steht.

Über Nacht sind bis Sonntag große Teile des Landes unter einer dicken Schneedecke verschwunden und auf allen Nachrichtenkanälen wird von aktuellen Einschränkungen bei der Deutschen Bahn und im regionalen Nahverkehr berichtet. Und damit nicht genug der Hiobsbotschaften: Warnungen vor Glatteisgefahr und Verkehrsunfällen, Meldungen von unpassierbaren Straßen und von durch Schneeverwehungen eingeschlossenen Ortschaften laufen fast minütlich über den Ticker.

Auch der Kreis Wesel ist massiv betroffen. Der öffentliche Nahverkehr wird am Wochenende vollständig eingestellt. Zu gefährlich. Aufgrund der schwierigen Anreise zum Impfzentrum nach Wesel tagt an diesem Sonntag auch der Krisenstab des Kreises. Eine Verschiebung des Impfstartes wird beraten. In der »Rheinischen Post« wird zudem darüber spekuliert, ob nicht auch statische Probleme an der Niederrheinhalle ein Auslöser dieser Sitzung sein könnten. Schließlich wurde noch vor wenigen Wochen der Abriss der Halle beschlossen, da sie an vielen Stellen marode ist. Das ist aber nicht der Fall. Als Impfzentrum erfüllt sie weiterhin ihren Zweck. Das stellt der Kreis noch am gleichen Tag in einer Stellungnahme klar: »Für die Niederrheinhalle liegt ein aktuelles Gutachten vor, dass die Sicherheit des Betriebs gewährleistet ist. Die Statik ist in diesem Gutachten natürlich mit inbegriffen.«

Auch ich telefoniere an diesem Sonntag viel, um auf dem Laufenden zu bleiben. Am Nachmittag bekomme ich vom Kreis die Bestätigung, dass der Start wie geplant stattfinden wird. Eine weitere wichtige Information für uns erfahre ich dann aus der offiziellen Pressemitteilung: »Für Bürgerinnen und Bürger, die am Montag, 8. Februar 2021, einen Impftermin im Impfzentrum erhalten haben und sich witterungsbedingt nicht zutrauen, die Niederrheinhalle zu erreichen, wird außerplanmäßig am Dienstag, 9. Februar, ab 14 Uhr bis 20 Uhr das Impfzentrum geöffnet werden. Nach Möglichkeit und um längere Wartezeiten zu verhindern, empfiehlt der Kreis Wesel dann zur gleichen Uhrzeit wie zum ursprünglichen Termin am Montag das Impfzentrum aufzusuchen.«

Normalerweise ist das Impfzentrum dienstags und donnerstags noch geschlossen. Aufgrund der begrenzt verfügbaren Impfstoffmengen ist derzeit nur halbtags an drei Werktagen und am Wochenende geöffnet.

Für mein Team und mich bedeutet das, dass wir ebenfalls flexibel agieren und auf Sicht fahren müssen. Für den ersten Impfnachmittag am Montag sind 350 Impftermine von der Kassenärztlichen Vereinigung vergeben worden. Niemand kann vorhersehen, ob sich die Wetterlage in der Nacht von Sonntag auf Montag bessern wird und wer sich auf den Weg nach Wesel begibt, um sich seine erste Spritze abzuholen. Denn wenn man den Wetterexperten glauben darf, wird uns der plötzliche Wintereinbruch noch in der gesamten kommenden Woche in Atem halten.

Um acht Uhr am nächsten Morgen bin ich mit meinem Team in Wesel verabredet. Wir wollen vor Ort noch einmal alle wesentlichen Arbeitsschritte durchgehen und überprüfen, ob alle benötigten Materialien vorhanden sind. Die ersten Impfungen sollen schließlich erst am Nachmittag starten. Da bleibt genügend Zeit, um noch zu reagieren, falls etwas fehlt.

Für die Fahrt von Moers nach Wesel habe ich mir genügend Zeit eingeplant. Daher klingelt an diesem 8. Februar mein Wecker schon um 5.30 Uhr. Mein erster Blick aus dem Fenster lässt mich Böses erahnen. Über Nacht hat der Schneefall zwar nachgelassen, aber zumindest die

Straße vor meinem Haus gleicht einer hügeligen Schneelandschaft. Geräumt wurde hier schon einmal nicht. Der Radiomoderator verkündet in den Sechs-Uhr-Nachrichten, dass die Verkehrsbetriebe am Niederrhein ihre für 6.45 Uhr angedachte Wiederaufnahme des öffentlichen Nahverkehrs auf unbestimmte Zeit verschieben. Der Deutsche Wetterdienst habe seine Unwetterwarnung für das nördliche Nordrhein-Westfalen noch bis zwölf Uhr verlängert. Und obwohl es noch sehr früh ist, meldet er schon jetzt massive Einschränkungen und Probleme im Berufsverkehr. Vielerorts sei auf den Autobahnen nur ein Fahrstreifen geräumt worden. Es werde allen Bürgern nahegelegt, nur Fahrten zu unternehmen, die zwingend nötig seien.

Viele der Senioren haben Tage, wenn nicht gar Wochen, in Telefonhotlines gehangen, um an ihren Impftermin zu gelangen. Oft haben auch Kinder und Enkelkinder stundenlang versucht, für ihre Angehörigen telefonisch oder online Termine zu vereinbaren. In der Apotheke habe ich mir hundertfach die Erfahrungen meiner Kunden bei diesem fast aussichtslosen Unterfangen anhören dürfen. Die Systeme sind nicht nur einmal wegen Überlastung zusammengebrochen. Nach dieser für viele Senioren traumatischen Odyssee kann ich mir nicht vorstellen, dass sie sich jetzt von ein bisschen Schnee und Eis aufhalten lassen. Da sind unsere Senioren doch noch aus anderem Holz geschnitzt. Dennoch rechne ich mit Problemen. Eine komplikationslose Anreise wird so einfach nicht sein.

Um halb sieben Uhr breche ich daher schon auf. Größtenteils führt mein Weg über Landstraßen, durchweg einspurig. An normalen Tagen benötigt man rund 35 Minuten, um die Kreisstadt Wesel zu erreichen. Aber dieser Morgen ist nicht normal. Schon im Moerser Stadtgebiet komme ich mit meinem Kombi immer wieder ins Schlingern, jede noch so kleine Kurve nehme ich in Schrittgeschwindigkeit. Die Straßen sind an diesem Morgen spiegelglatt. Nach wenigen Kilometern korrigiere ich meine Ankunftszeit in Gedanken selbst schon einmal großzügig nach hinten. Acht Uhr ist nicht zu schaffen.

Auf den Landstraßen geht es dann etwas zügiger. Zwar ist auch hier in großen Teilen noch nicht geräumt worden. Aber der Weg zieht sich schnurgerade hin, auf meine Kurveneinlagen kann ich verzichten. Das verleitet den ein oder anderen Autofahrer aber zum Leichtsinn. Noch bevor ich die Niederrheinbrücke Wesel erreiche, die das rechtsrheinische Wesel mit dem weitaus größeren Teil des Landkreises auf der linken Rheinseite verbindet, zähle ich schon sieben liegen gebliebene oder von der Straße abgekommene Fahrzeuge. Kurz nach der Brücke kommt mir der Zufall zu Hilfe. Ein Straßenräumfahrzeug vor mir scheint den gleichen Weg zu haben wie ich und sorgt dafür, dass ich dahinterfahrend sowohl schnee- und vor allem glatteisfrei die Niederrheinhalle mit zehnminütiger Verspätung erreiche. Während der kleine Mitarbeiterparkplatz noch im tiefsten Winterschlaf liegt, mühen sich mehrere Straßenräumfahrzeuge der Stadt Wesel mit Unterstützung des THW, den großen Parkplatz und die Zuwegungen zur Niederrheinhalle von Schnee und Eis zu räumen. Zwei Zelte, von Generatoren beheizt, sind zu diesem Zeitpunkt schon auf dem Gelände aufgebaut und sollen den älteren Besuchern und ihren Angehörigen während der Wartezeit Schutz bieten. Einer der Security-Mitarbeiter erzählt mir, während er meine Zugangsberechtigung prüft, dass das ursprüngliche Zelt am gestrigen Tag aufgrund der Schneelast zusammengebrochen ist. Die Zelte, die ich jetzt sehe, sind vom THW. Nicht zum ersten Mal bin ich beeindruckt von den Männern und Frauen, die immer und jederzeit in Krisensituationen bereitstehen.

Im Labor wartet schon das heutige Team auf mich. Neben meinen pharmazeutisch-technischen Assistentinnen Katharina Beeker und Maja Wallschmidt, beide schon mit großer Erfahrung bei der Herstellung ausgestattet, sind auch ein hoch motivierter Werner Benning und zwei vom Deutschen Roten Kreuz abgestellte Hilfskräfte, Laura und Sheila, vor Ort, die uns in den kommenden Wochen täglich bei unserer Arbeit unterstützen werden. Komplettiert wird das Laborteam von Christopher, der für die Impfstofflogistik zuständig ist und den Funkkontakt zwischen unserem Labor und den Verantwortlichen auf den Impfstraßen hält. Seinen Einsatz kann ich nicht hoch genug loben, denn er opfert für die nächsten Wochen seinen Jahresurlaub, um uns unentgeltlich im Labor zu unterstützen. Und er ist unglaublich wertvoll. Denn wir haben wirklich sehr wenig Impfstoff. Da sind die Absprachen in der Impfstofflogistik umso wichtiger. Wenn wir zu schnell produzieren, kann es passieren, dass Impfdosen nicht rechtzeitig vor dem Verfallsdatum verimpft werden können. Bei zwei Stunden Haltbarkeit nach dem Aufziehen ist eine Produktion auf Sicht unerlässlich.

Besonders angetan bin ich von den im Labor stehenden Impfstofftabletts Marke Eigenbau, auf denen in den nächsten Monaten die fertigen Spritzen zu den Impfstraßen und -kabinen erschütterungsfrei transportiert werden. Erfinder dieser genialen Konstruktion, so erfahre ich es an diesem Morgen von ihm selbst, als er seinen Kopf ins Labor steckt, um alle freudig zu begrüßen und nach dem Rechten zu sehen, ist der Ärztliche Leiter Gerhard Kümmerer. Stolz erklärt er uns, wie er am Wochenende in seiner Garage mit Hammer und Meißel die Tablettformen ausgestanzt hat. Und er ist zu Recht stolz auf sein handwerkliches Geschick. In den mobilen Impfteams hantieren wir noch immer mit Nierenschalen. Keiner ist damit zufrieden. Die von ihm geschaffenen Spritzentabletts sind ein Quantensprung und erleichtern den Transport und die Lagerung der fertigen Spritzen enorm.

Um zehn Uhr nimmt mich Werner Benning mit zur abschließenden Leiterrunde, bei der sich alle Beteiligten auf den gleichen Informationsstand bringen. Es steht alles bereit. Der Sicherheitsdienst hat den ersten Checkpoint vor der Halle fertig eingerichtet, um vor dem Betreten die Terminbestätigung der Impflinge zu kontrollieren und die Körpertemperatur zu messen. Im Foyer sind die von der Kassenärztlichen Vereinigung besetzten Anmeldeschalter über das Wochenende in Betrieb genommen worden. Nach der Anmeldung erhält jeder Impfling einen persönlichen Lotsen vom Deutschen Roten Kreuz oder dem Malteser Hilfsdienst, der ihn von der Anmeldung über den eigentlichen Impfprozess hinweg bis zur Eintragung der Impfung in den Impfpass am Auslass-Checkpoint und zu guter Letzt in den Nachbeobachtungsraum begleitet. Hier werden die Impflinge noch etwa 15 Minuten bei frischem Kaffee und Kuchen verbringen, damit bei möglichen Impfreaktionen sofort eingegriffen werden kann. Diese persönliche, individuelle und vor allem fürsorgliche Betreuung wird in den kommenden Wochen der Schlüssel zum Erfolg der Impfkampagne trotz aller noch auftretenden Widrigkeiten sein. Denn vor allem sind es die hochbetagten Senioren, viele davon schon weit in ihrem neunten Lebensjahrzehnt oder darüber, die ihre positiven Eindrücke an ihr Umfeld und ihre Familien weitergeben und die Akzeptanz des Impfzentrums in einer Art und Weise fördern, die durch keine noch so gute Marketing- oder Werbeoffensive hätte besser gemacht werden können.

Ein wichtiger Punkt in der Leiterbesprechung ist aber wieder die Frage, wie viele Impfdosen pro BioNTech-Vial aufgezogen werden sollen. Wie schon in den Wochen zuvor halte ich mein übliches Plädoyer, diesmal jedoch mit der vollen Rückendeckung des Leiters des Impfzentrums, Joachim Kramm, und der Ärztlichen Leiter. Zwar hat die Kassenärztliche Vereinigung Nordrhein erst am Wochenende wieder ihren Ärzten geschrieben, dass die Entnahme einer siebten Impfdosis nicht erlaubt sei. Nach den guten Erfahrungen in den mobilen Impfteams und vor dem Hintergrund geringer Impfstoffmengen entscheiden Werner Benning und ich, diese E-Mail, die wir beide als Nichtmitglieder der Kassenärztlichen Vereinigung Nordrhein (KVNO) auch nie offiziell zu Gesicht bekommen haben, geflissentlich zu ignorieren. Offiziell werden wir nicht versuchen, sieben Impfdosen aufzuziehen, inoffiziell werden wir den ganzen Tag nichts anderes machen, wenn die Gegebenheiten und das Material die Entnahme einer siebten Impfdosis zulassen. Vor Ort wird unser Tun still geduldet, von den meisten Verantwortlichen sicher sogar begrüßt. Nicht anders ist auch die E-Mail eines Sitzungsteilnehmers vom vorherigen Abend zu verstehen, in der er mir wegen der KVNO-Entscheidung schreibt:

»So schnell ändert sich nichts. Vor die KVNO, die Apothekerkammer, das MAGS […] zu kommen, ist ja nun wirklich keine Schwierigkeit. Das schafft schon mein vierjähriger Enkel, wenn er sich ein ›ganz kleines bisschen‹ anstrengt. Wir sollten ein Video machen mit den siebten Spritzen, die wir in die Tonne schmeißen … Natürlich gebrauchte, nach der Verimpfung mit Wasser gefüllt. Aber die realistische Anzahl. Das würde viral gehen …«

Aber auch andere, nicht weniger wichtige Sachverhalte werden in dieser Runde diskutiert. So ist bei der morgendlichen Impfstofflieferung aufgefallen, dass die vorhandenen Arzneimittelkühlschränke im Impfzentren nicht ausreichen, um die in den nächsten Wochen noch kommenden Impfstoffmengen ordnungsgemäß zu lagern. Eine kurzfristige Idee muss her, denn die Lieferzeit für solche Spezialkühlschränke beträgt schon in normalen Zeiten mindestens vier bis sechs Wochen. In der jetzigen Zeit wollen alle Impfzentren solche Kühlschränke kaufen. Das treibt die Preise. Doch auch hier können wir mit der Apotheke auf dem kleinen Dienstweg helfen. Wir haben vor nicht allzu langer Zeit in unserem Labor umgerüstet. Mehrere Arzneimittelkühlschränke sind einem großen Kühlhaus gewichen. Die ausrangierten, aber noch einwandfrei funktionierenden Kühlschränke lagern in diesem Moment noch in unserem Depot in Moers. Und da Eile geboten ist, trotzt an diesem Tag einer meiner Botenfahrer aus der Apotheke den immer noch herrschenden Wetterkapriolen, um so schnell wie möglich einen Arzneimittelkühlschrank über die verschneiten Straßen nach Wesel zu bugsieren.

Während unserer Besprechung fahren die ersten Fahrzeuge auf den Parkplatz des Impfzentrums. Diese Meldung bekommen wir in Echtzeit über Funk vom eingesetzten Sicherheitsdienst. Eine Öffnung des Impfzentrums ist aber erst in 90 Minuten angedacht. Von meinem Beobachtungsposten aus dem Büro des Deutschen Roten Kreuzes habe ich einen guten Überblick auf den Vorplatz des Impfzentrums. Aus den vereinzelten Fahrzeugen wird innerhalb einer halben Stunde eine stattliche Anzahl. Nicht nur ich bin wahrscheinlich extra früh losgefahren, sondern auch unsere ersten betagten Schützlinge haben aufgrund der unsicheren Straßenverhältnisse viel Zeit eingeplant. Nun müssen sie warten, denn noch sind bei diesem Wetter auch nicht alle Mitarbeiter des Impfzentrums eingetroffen. Ich unternehme einen kurzen Rundgang über das Gelände, um an die frische Luft zu kommen. Noch ist es die berühmte Ruhe vor dem Sturm. Um 13 Uhr ist das beheizte Zelt, in welchem die Senioren die Wartezeit überbrücken können, schon restlos gefüllt. Der Sicherheitsdienst bittet die immer noch eintreffenden Impflinge, bis kurz vor dem gebuchten Termin in ihrem Fahrzeug zu verweilen. Erst 20 Minuten vor dem eigentlichen Termin ist aufgrund der auch im Impfzentrum geltenden Abstands- und Hygieneregeln der Zutritt möglich.

Was ich beim Rundgang, aber auch schon den ganzen Morgen gesehen habe, ist der unermüdliche Kampf der Einsatzkräfte gegen den immer noch fallenden Schnee. Nicht nur die Parkplätze und Zugangsstraßen müssen freigeräumt, sondern auch die Laufwege müssen den ganzen Tag über immer wieder von Schnee und Eis befreit werden, damit die Senioren, oft gestützt auf einen Rollator, den Weg zum Impfzentrum und zurück zum Parkplatz sicher bewältigen können. Es ist aber noch etwas, was mich an diesem bitterkalten Februartag beeindruckt: die positive Stimmung unter den Impflingen. Das Wetter scheint für viele der älteren Semester nur eine kleine Randnotiz wert zu sein. Ein 93-Jähriger, dem ich auf meinem kurzen Weg durch den Schnee begegne, tut die Umstände mit einem lapidaren Satz ab: »Junge, als Soldat während des Krieges habe ich so viel frieren müssen, das reicht für ein ganzes Leben. Dagegen ist das hier heute ein sonniger Frühlingstag.« Diese und ähnliche Meinungsäußerungen der Senioren hört man an diesem Tag noch häufiger. Der allgemeine Tenor ist: Wir haben schon Schlimmeres erlebt. Ich werde zudem das Gefühl nicht los, dass dieser Tag für viele der Impflinge zu den Höhepunkten der letzten Jahre gehört. Wie die Kleinsten in unserer Gesellschaft waren sie schließlich von den Einschränkungen am stärksten betroffen. Um unsere Eltern und Großeltern zu schützen, haben wir sie nicht mehr besucht, so wenig Zeit wie möglich mit ihnen verbracht, sie de facto in großen Teilen vom Leben ausgegrenzt. Die Impfung eröffnet ihnen nun wieder die Möglichkeit der Teilhabe am gesellschaftlichen und vor allem familiären Miteinander. Für viele ist das ein wahres Lebenselixier. Und so stehen sie hier heute nicht nur erwartungsfroh in der Kälte, sondern haben dazu – hohen Feiertagen gleich – fast durchweg ihren Festtagsornat angezogen. So umgeben von dicken Mänteln, dem besten Sonntagsanzug und dem besonderen Anlass angemessen angelegten Familienschmuck bahne ich mir den Weg zwischen den Senioren zurück ins Labor, um kurz durchzuatmen. Denn trotz aller Widrigkeiten bin ich gerührt von der Art und Weise, wie diese Generation ihr Schicksal annimmt.

Der restliche Nachmittag verläuft ohne viel Aufhebens und komplikationslos. Obwohl wir den ersten Tag in dieser Konstellation zusammenarbeiten, verläuft die Arbeitsteilung im Impfstofflabor geräuschlos. Viel Zeit für Probleme haben wir sowieso nicht. Denn wie schon geahnt, hat sich ein Großteil der Bürger, die einen Impftermin vereinbaren konnten, von den äußeren Umständen nicht abschrecken lassen. Ein Grund dafür ist mit Sicherheit auch, dass viele nicht mehr selbstständig gekommen, sondern von ihren Kindern und Enkeln begleitet worden sind. Nur kurz vor der Schließung des Impfzentrums kommt noch einmal Hektik auf. Wir haben ein paar Spritzen übrig. Da trifft es sich gut, dass einige Mitarbeiter im Impfzentrum noch nicht immunisiert sind. Aber für die Zukunft müssen wir vorbeugen. Eine Punktlandung am Ende eines langen Arbeitstages ist bei der hohen Anzahl der hergestellten Impfdosen nun einmal sehr unwahrscheinlich. Wir werden immer einen kleinen Überhang haben. Und so liegt es am Kreis, für die kommende Zeit sogenannte Notfalllisten mit Personen zu erstellen, die kurzfristig abends verfügbar sind und gleichzeitig den geltenden Priorisierungsvorgaben entsprechen. Ich beneide diejenigen, die das zu verantworten haben, nicht. Denn jeden Abend warten andere Personen vor dem Impfzentrum in der Hoffnung, auch ohne Termin eine Spritze zu erhalten. Ihnen zu erklären zu müssen, dass jemand anders herbeigerufen wird, obwohl sie vor der Tür stehen, ist nicht einfach.

Es ist 20.45 Uhr, als ich an diesem 8. Februar 2021 das Licht im Impfstofflabor lösche und mich auf den Heimweg begebe. Seit mehr als 14 Stunden bin ich unterwegs. Ich bin zwar erschöpft, kann aber frohen Mutes sagen: Das war ein guter Anfang.

# Kapitel 9

# Impfzentrum II – Chaostage im Februar

*»Während andere Länder impfen, wo und wie es nur geht,
doktert Deutschland an immer neuen Verordnungen
und anderen bürokratischen Vorgaben.
Israel macht Party – wir machen Lockdown.«*

Andreas Gassen,
Vorstandsvorsitzender der Kassenärztlichen Bundesvereinigung,
26. März 2021

Wie schon zu Beginn des Jahres 2021 prognostiziert, wird mein Team nach der Eröffnung des Impfzentrums durch die parallel noch stattfindenden Impfeinsätze in den Pflege- und Seniorenheimen im Februar an den Rand der Belastungsgrenze gebracht. Mittlerweile hat das nordrhein-westfälische Ministerium für Arbeit, Gesundheit und Soziales wenigstens eingeräumt, dass die pharmazeutische Kompetenz auch in den mobilen Impfteams dringend benötigt wird. Mit sechs Wochen Verspätung wird somit pünktlich zur Eröffnung der Impfzentren die frohe Botschaft verkündet, dass unsere Einsätze rückwirkend bis in den Dezember 2020 hinein doch noch vergütet werden. Aber Geld ist nicht alles.

Es sind die Umstände des 10. Februar 2021, die mich an diesem Mittwochabend nach einem langen Arbeitstag veranlassen, erstmals die Geschehnisse des Tages aufzuschreiben und zu veröffentlichen. Nachdem ich schon am Montag den ganzen Tag im Impfzentrum in Wesel verbracht hatte, wurde dieser Tag nun noch einmal getoppt. Bevor ich allerdings meine Erlebnisse mit der Öffentlichkeit teile, informiere ich meine Mitstreiter im Impfzentrum und das Landratsamt des Kreises in einer E-Mail vorab über meinen Schritt und füge den Tagesbericht als PDF-Datei bei:

»Guten Abend zusammen, bitte sehen Sie es mir nach, wenn ich beigefügte Gedanken morgen unter meinem Namen veröffentlichen werde – irgendwann platze ich sonst. Aus meiner subjektiven Betrachtung liegt sehr viel im Argen und ich muss im Interesse meines Betriebes den Druck etwas erhöhen. Vorausschicken möchte ich, dass ich diese Kritik nicht an Sie richte, sondern an ›höhere Stellen‹. Sie alle können mit Sicherheit Ihre eigenen Geschichten und Erfahrungen beifügen. Daher auf diesem Weg noch einmal herzlichen Dank für all die Arbeit.

Es ist die Angst um die Versorgungssicherheit meines Unternehmens, die mich nach diesem Abend dazu bewogen hat, aufzuschreiben, was ich so erlebe. Denn die vergangenen drei Tage war ich zwar täglich im Einsatz an der Impffront, habe aber meinen Betrieb, zu dessen persönlicher Führung ich verpflichtet bin, nicht eine Minute von innen gesehen. Das muss ich dringend abstellen. Ich komme sonst meiner Verantwortung gegenüber meinen Kunden und Patienten nicht mehr in der Form nach, wie es von mir zu Recht erwartet wird. Darüber hinaus finde ich es unmöglich, wie teilweise mit Kollegen umgegangen wird, die in den letzten Wochen enormes Engagement und Mut bewiesen haben, indem sie im Wissen um die rechtliche Grauzone dennoch versucht haben, möglichst viele Impfdosen aufzuziehen.«

Es dauert nur wenige Minuten, bis auf meinem Handy eine Sprachnachricht eingeht. Der Absender ist der Landrat, der meinem Team für seinen Einsatz dankt und bis auf die Bitte um die Streichung einer unwesentlichen Passage keine Einwände gegen eine Veröffentlichung meines Frontberichtes erhebt. Nach diesem »Go« von oberster Kreisstelle veröffentliche ich ihn am nächsten Morgen auf den Social-Media-Profilen der Apotheke. Wenige Tage danach, ein Journalist war bei seiner Recherche zum Thema Impfen auf meinen Bericht gestoßen, erscheint er nochmals in leicht veränderter Form als Gastbeitrag in der »Westdeutschen Zeitung«:

»Seit sechs Wochen sind wir nun mit der Adler-Apotheke in Moers täglich im Impfeinsatz. Das folgende Protokoll ist dabei nur die Spitze des Eisberges von dem, was wir seit mehr als sechs Wochen täglich erleben. Am Mittwoch, 10. Februar 2021, waren wir in drei Altenheimen im Einsatz und darüber hinaus im Impfzentrum in Wesel gefordert.

Vorweg: Seit dem 9. Februar ist nun vom Land Nordrhein-Westfalen auch das Entnehmen der siebten Impfdosis pro BioNTech-Fläschchen offiziell erlaubt worden. Vor drei Tagen hieß es noch von der Kassenärztlichen Vereinigung Nordrhein (KVNO), die Entnahme sei verboten! Den Auftrag, wo möglich, sieben Impfdosen zu entnehmen, haben meine Mitarbeiterinnen und Mitarbeiter seit dem ersten Tag unseres Einsatzes, dem 27. Dezember 2020. Möglichen Impfstoff bei bekannter Knappheit vorsätzlich zu vernichten, kann ich mit meinem Berufsethos nicht vereinbaren. Gesetz bzw. Anordnung hin oder her!

So fährt Mitarbeiterin 1 am besagten Tag um 8.30 Uhr von Moers aus in Heim A im 15 Kilometer entfernten Kamp-Lintfort. Nach Beendigung der Arbeit um 10.30 Uhr fährt sie direkt und ohne Pause zu Heim B in Moers, trifft sich dort mit den ebenfalls herbeigeeilten Mitarbeiterinnen 2 und 3 und mir, um weiteren Impfstoff aufzubereiten. Zwischen 11.30 und 14.30 Uhr werden knapp 300 Impfdosen hergestellt. Parallel dazu sind Mitarbeiterin 4 und Mitarbeiterin 5 um 11 Uhr zu Heim C (ebenfalls in Moers) gefahren und bis 14 Uhr vor Ort im Einsatz.

Darüber hinaus brechen Mitarbeiterin 6 und Mitarbeiter 7 um kurz nach 11.30 Uhr ins mehr als 40 Kilometer entfernte Impfzentrum in Wesel auf, um von 13 bis 20 Uhr vor Ort die Impfdosen zu fertigen. Eine Rückkehr nach Moers vor 21 Uhr ist bei den derzeitigen Straßenverhältnissen utopisch.

In den Heimen B und C sind aufgrund der aufgezogenen siebten Impfdosis am Ende viele Fläschchen übrig. Um einen Verwurf zu vermeiden, biete ich mich an, diese persönlich ins Impfzentrum zu fahren, um dort weitere Personen zu impfen. Unterwegs erreicht mich ein Anruf aus dem Impfzentrum mit der Bitte, ob ich nicht spontan auch Heim D in Rheinberg anfahren kann. Weitere Impfstoffe sind abzuholen und nach Wesel zu bringen. Insgesamt transportiere ich schlussendlich 18 Fläschchen unter Einhaltung der Kühlkette (ich habe zwischendurch noch einen Schlenker zu meiner Apotheke in Moers gemacht und eine Kühlbox geholt) nach Wesel, wo ich um 16.45 Uhr ankomme.

Vor Ort zeigt sich, dass eine große Schlange an Menschen vor dem Impfzentrum wartet, da parallel auch erstmals der Impfstoff der Firma AstraZeneca an Rettungsdienste, ambulante Pflegedienste und andere Personenkreise der ersten Priorität verimpft wird. Für das Aufziehen des AstraZeneca-Impfstoffes und die Impfung sind die Ärzte zuständig.

Einmal vor Ort, helfe ich spontan noch mit, den Impfstoff aufzuziehen, die Ärzte zu entlasten und somit die Impfungen zu beschleunigen. Zurück in Moers werde ich am Ende um 19.30 Uhr sein.

Zeit, Bilanz zu ziehen: Insgesamt sind an dem Tag von unserem Team nicht weniger als acht Apotheker und pharmazeutisch-technische Assistenten (inklusive mir) zusammen 46 Stunden im Einsatz gewesen und haben fast 300 Kilometer mit fünf Pkw zurückgelegt. Nach den Verträgen zwischen dem Gesundheitsministerium in Nordrhein-Westfalen und der Apothekerkammer Nordrhein können davon de facto

28 Stunden abgerechnet werden! Die Tatsache, dass ich als Apotheken-inhaber am Ende allein an einem Tag fast 1000 Euro aus eigener Tasche ›draufgelegt‹ habe, ist geschenkt bei dem guten Gefühl, mehr als 120 Menschen eine Impfung ermöglicht zu haben, die erst in ferner Zu-kunft dran gewesen wären, und einen weiteren Schritt aus der Pande-mie hinaus getan zu haben.

Was mich viel mehr bedrückt, ist die fehlende Wertschätzung von Bund und Land für all diejenigen, die sich vor Ort in den mobilen Teams und im Impfzentrum seit Wochen aufopfern, um den Laden am Laufen zu halten. Ohne diesen Pragmatismus und Idealismus vor Ort wären wir noch weit schlimmer dran! Daher gebührt mein Dank all meinen Mitarbeiterinnen und Mitarbeitern, die einerseits in den Impf-teams oder dem Impfzentrum helfen, aber vor allem auch denjenigen, die uns in der Apotheke den Rücken für diese Arbeit freihalten und da-durch selbst große Mehrarbeit leisten.

Ebenso danken muss ich den Leitern des Impfzentrums, dem Kri-senstab des Kreises, den mehr als engagierten Mitarbeitern des Deut-schen Roten Kreuzes und der Malteser sowie den leitenden und impfen-den Ärzten für ihre unbürokratische und problemorientierte Arbeits-weise und Zusammenarbeit. Den Entscheidern in Land und Bund, Apothekerkammer und Kassenärztlichen Vereinigung Nordrhein emp-fehle ich jedoch mehr Weitsicht, ein größeres Problembewusstsein für die Sorgen vor Ort und vor allem mehr Wertschätzung für die geleistete Arbeit.

Nur am Rande: In den letzten sechs Wochen hätte man mich (wie manchem Kollegen tatsächlich passiert!) noch bestrafen oder suspen-dieren können, weil ich – wo immer möglich – pragmatisch gehandelt und angeordnet habe, dass sieben Impfdosen aufgezogen werden. Und ja, auch wir sind wegen der geringen Haltbarkeit der Spritzen im Notfall von der Priorisierung abgewichen und haben zum Beispiel Polizisten, ältere Angehörige und im Zweifel jeden, der in der Nähe war, in den Heimen mitgeimpft. Das gebe ich zu und dazu stehe ich! Denn ich schmeiße keinen Impfstoff weg! Andernorts wird eher Impfstoff ver-nichtet, um keine öffentliche ›Neiddebatte‹ zu riskieren, wenn nachrangige Personenkreise mitgeimpft werden. Das Ganze verstehen? Muss ich nicht! In diesem Sinne, weiterhin gutes Durchhaltevermögen und Gelingen. Gemeinsam schaffen wir das!«

Mit der Veröffentlichung dieses Berichtes öffne ich endgültig die Büchse der Pandora. Zwar erhalte ich in den kommenden Tagen sehr viel Zuspruch für unser geleistetes Engagement, und auch viele Kollegen aus dem ganzen Land melden sich, um sich für die offenen Worte zu bedanken. Anscheinend habe ich hier einen Nerv getroffen. Doch vor allem in Düsseldorf mache ich mir mit diesen Zeilen keine Freunde. Man stört sich an der Tatsache, dass ich den Finger so offen in die Wunde lege und das Problem beim Namen nenne. Das passt einigen nicht in den Kram. Schließlich soll die Berichterstattung möglichst positiv verlaufen. Anscheinend bin ich der Einzige, der findet, dass nur eine offene Diskussionskultur Missstände beseitigen kann.

Die fehlende Transparenz ist für mich seit den ersten Tagen des Impfzentrums ein Dauerärgernis. Die Personalplanung des Labors obliegt allein der von der Apothekerkammer beauftragten pharmazeutischen Leitung. Ich, der sein Personal zur Verfügung stellt, werde immer erst als Letzter über Neuerungen informiert. Meine zahlreichen dahin gehenden Beschwerden laufen permanent ins Leere. Im Impfzentrum sind Frau A. und B auch nur sehr selten gesehene Gäste, was natürlich nicht nur mir auffällt, sondern auch allen anderen. Und so ist es nicht verwunderlich, dass bei pharmazeutischen Fragen und der Suche nach Lösungsansätzen neben dem Amtsapotheker des Kreises nur noch Werner Benning und ich zurate gezogen werden. Die beiden anderen Apothekerinnen sind den Mitarbeitern der Kassenärztlichen Vereinigung Nordrhein, des Deutschen Roten Kreuzes und des Malteser Hilfsdienstes so gut wie unbekannt. War die Vergabe des Titels einer pharmazeutischen Leitung nicht schon vorher inflationär betrieben worden, wird sie mit der zusätzlichen Ernennung von Frau C. endgültig auf die Spitze getrieben. Das nun amtierende pharmazeutische ABC-Triumvirat scheint von nun an seiner immer größer werdenden Bedeutungslosigkeit mit Aktionismus entgegenwirken zu wollen. Werner Benning, noch bis Ende März verpflichtet, kann einem da wirklich leidtun. Denn wenn sich jemand in den Dienst der Sache stellt, dann er. Wenn nötig, auch an sieben Tagen der Woche. Ob frühmorgens zur Annahme der Impfstofflieferung oder abends spät bei den Nachbesprechungen des Tages. Auf ihn ist immer Verlass. Gleiches gilt auch für den Amtsapotheker des Kreises, der sich ebenfalls überall dort einbringt, wo Not am Mann ist.

Knapp eine Woche nach dem Start des Impfzentrums sitze ich am Samstagnachmittag mit der ersten Stellvertreterin, Frau B., zusammen. Sie ist das erste Mal in dieser Woche im Impfzentrum und will von Werner Benning und mir auf den aktuellen Stand gebracht werden. Rund eine Stunde sitzen wir da, bevor ich mich verabschiede, um zurück nach Moers in meine Apotheke zu fahren. Es ist kurz nach Feierabend, als ich einen Anruf einer Mitarbeiterin der Apothekerkammer erhalte. Ab dem kommenden Montag wird mein Team von einer weiteren pharmazeutisch-technischen Assistentin beim Aufziehen der Impfstoffe unterstützt. Sie will mich vorab nur kurz informieren.

Ich bin ratlos. Wir ziehen wegen des Impfstoffmangels nur knapp 300 bis 400 Impfdosen pro Schicht auf. Das schaffen wir mit dem vorhandenen Personal spielend leicht. Selbst das Aufziehen der doppelten Impfstoffmenge wäre kein Problem. Natürlich freue ich mich über jede Unterstützung, aber doch nicht, damit wir alle die meiste Zeit des Tages Däumchen drehen. Mich wundert außerdem, warum ich das über diesen Umweg erfahre und mir das nicht Frau B., mit der ich noch vor wenigen Stunden zusammengesessen habe und die für die Personalplanung zuständig ist, sagen kann. Die freundliche Dame am Telefon kann mir keine Antwort geben. Was sie mir aber sehr wohl erklären kann, ist, warum sie weiteres Personal akquiriert hat. Anscheinend war die erste Amtshandlung von Frau B., nachdem ich das Impfzentrum um die Mittagszeit verlassen habe, ein Anruf bei der Apothekerkammer gewesen. Der Tenor, so ist es dort angekommen: Herr Krivec und sein Team sind der Aufgabe vor Ort nicht gewachsen. Man erbitte dringend personelle Unterstützung. Am besten sofort.

Noch während ich das Telefonat führe, merke ich, wie meinen Blutdruck steigt. Ich bin stinksauer. Was für eine bodenlose Frechheit. Mein

Team und ich reißen uns hier seit Wochen den Hintern auf, nur um dann auf diese Art und Weise bei der Apothekerkammer nicht nur diskreditiert, sondern auch als absolut unfähig dargestellt zu werden. Auf mein Team lasse ich nun nichts kommen. Da bin ich wie ein Löwe und beschütze mein Rudel. Wenn die Damen A., B. und C. schon ein Problem mit mir haben, warum können sie mir das nicht ins Gesicht sagen? Warum müssen sie die Arbeit meiner Mitarbeiter mit in den Dreck ziehen? Wenn meine Hilfe nicht mehr nötig ist, bin ich mit Freuden der Erste, der sein Team abzieht. In Moers wartet schließlich genügend Arbeit auf uns.

In meiner Wut rufe ich als Erstes Joachim Kramm an. Unverblümt teile ich ihm mit, dass ich »langsam wirklich die Schnauze gestrichen voll habe« und ernsthaft überlege, mein Team abzuziehen, wenn sich die Kommunikation nicht grundlegend bessert. Und ich bin anscheinend nicht der Einzige, der an diesem Samstagabend kurz davor ist, seinen Dienst zu quittieren. Auch Werner Benning ist ab der kommenden Woche nicht mehr eingeteilt. Was er sich zuschulden hat kommen lassen, kann ich nicht ermessen.

Danach mache ich meinen Ärger auch gegenüber den Pharmazeutischen Leiterinnen Luft. Da ich an diesem Abend keine Lust mehr habe, mir weitere Geschichten und Ausflüchte anzuhören, die jeder Grundlage entbehren, werden sie nur mit einer WhatsApp-Nachricht bedacht, in der ich ihnen kurz mitteile, dass ich selbstverständlich die neue Mitarbeiterin anlernen werde, ich aber überhaupt kein Verständnis für das an den Tag gelegte Verhalten habe. Dass gegenüber der Apothekerkammer mit dieser Aktion unterschwellig suggeriert wird, mein Team und ich seien der Aufgabe nicht gewachsen, sei dabei nur die Spitze des Eisberges.

Und da ich schon einmal in Fahrt bin, lasse ich auf meine Worte Taten folgen und storniere noch am gleichen Abend alle zuvor eingegebenen Einsatzzeiten über den 7. März 2021 hinaus. Für vier Wochen habe ich meine Zusage gegenüber dem Kreis gegeben. An diesem Abend ist für mich klar: Ich werde diesen Affenzirkus nicht einen Tag länger als nötig mitmachen.

Mir ist bewusst, dass ich damit der Impfzentrumsleitung, dem Krisenstab und auch meinem Kollegen Benning in den Rücken falle. Und es tut mir auch wahnsinnig leid. Denn noch immer hat sich nicht ausreichend Personal gemeldet, um die Einsatzzeiten im März ohne uns abbilden zu können. Sie alle haben wahrscheinlich im stillen Kämmerlein darauf gebaut, dass ich doch noch länger zur Verfügung stehe. Aber ich habe auf diesen täglichen Drahtseilakt keine Lust mehr. Am Ende kann ich auch nur verlieren. Darauf weist mich mein Vater, ausgestattet mit reichlich Lebenserfahrung, schließlich schon seit Wochen hin: »Glaube ja nicht, dass du für all das, was du tust, auch nur irgendeinen Dank erwarten kannst. Sei auf der Hut. Irgendwann wirst du einen Fehler machen. Dann ist alles vergessen und man wird versuchen, dir jede Kleinigkeit um die Ohren hauen.« Die Worte hallen nach. Vor allem jetzt.

Erschwerend kommt hinzu, dass ich nicht der Einzige im Labor bin, der keine Lust mehr hat. Christopher, unser Impflogistiker, verlässt uns Ende Februar. Darüber hinaus hat Frau C. bei ihrem Amtsantritt mit ihrer herrischen Art dafür gesorgt, dass innerhalb von wenigen Tagen auch unsere beiden Hilfskräfte Laura und Sheila um Versetzung gebeten und das Weite gesucht haben. Verdenken kann ich es ihnen nicht.

Am Ende sind es Joachim Kramm und Werner Benning, die mich versuchen zu überzeugen, doch wenigstens den März noch dabeizubleiben. Mittlerweile bitten mich auch die Pharmazeutischen Leiterinnen notgedrungen und vor dem Hintergrund fehlender Alternativen um weitere Unterstützung. Ich bin hin- und hergerissen. Einerseits sind mir die Personen im Impfzentrum ans Herz gewachsen, andererseits sind wir weiterhin in den mobilen Impfteams aktiv und auch meiner Apotheke fehlt das in Wesel eingesetzte Personal an allen Ecken und Enden. Am Ende lasse ich mich breitschlagen. Ich habe nur eine Bedingung, die ich auch sehr deutlich artikuliere: Für meine Apotheke ist das ein erneuter Kraftakt, der im Voraus geplant werden muss. Ich benötige Planungssicherheit, wenn ich täglich ein Team von zwei bis drei Personen von Moers nach Wesel schicken soll. Ad hoc und auf Abruf ist das nicht zu leisten. Das scheint auch jedem verständlich zu sein, denn ich erhalte die Zusicherung, dass einmal durchgegebene Termine verbindlich gelten.

Doch schon Tage später ist diese Zusicherung wieder passé. Und wieder muss ich durch Dritte erfahren, dass die Planungen über den Haufen geworfen sind. Ich nehme mir fest vor, mir nicht noch einmal die Blöße zu geben. Mit dem Landratsamt, dem Krisenstab und der Impfzentrumsleitung führe ich schon seit Wochen schon Gespräche über die pharmazeutische Betreuung eines zweiten Impfstandortes in Moers. Da mein Team und ich uns nicht teilen können, ist zu diesem Zeitpunkt schon klar, dass sich unsere Zeit in Wesel unweigerlich dem Ende nähert. Also beiße ich auf die Zähne und mache die letzten Wochen noch gute Miene zum bösen Spiel. Schließlich geht es allein darum, die Pandemie zu besiegen. Je schneller das passiert, umso schneller bin ich meine mir von anderer Stelle auferlegte und nie gewollte Verantwortung wiederlos.

Ich halte bis zur letzten Märzwoche durch. Bis dahin passiert wieder so einiges. Weil ich in einem offiziellen Kreisorganigramm als Leiter des Labors bezeichnet werde, erleidet die frischgebackene dritte Pharmazeutische Leiterin Frau C. gegenüber dem zuständigen Kreismitarbeiter einen solchen Tobsuchtsanfall, dass dieser mich danach anruft und kleinlaut nachfragt, ob ich was dagegen habe, wenn er mich dort herausstreicht. Habe ich nicht. Ich wusste schließlich bis zu diesem Zeitpunkt nicht einmal, dass es ein solches Organigramm überhaupt gibt. Wieder einmal kann ich nur mit dem Kopf schütteln.

Und auch sonst gestaltet sich die Zusammenarbeit weiter schwierig. Einer Einladung des Amtsapothekers zu einer abendlichen Videobesprechung folgt erst eine interne Diskussion des ABC-Triumvirats darüber, ob man dem Amtsapotheker nicht noch einmal erklären sollte, dass ich nicht geladen werden muss, weil ich keine pharmazeutische Leitung bin. Ich müsse unbedingt »raus«. Blöd nur, wenn man den Überblick über die vielen Chatgruppen verliert und das in einer Gruppe postet, in der ich selbst Mitglied bin. Ich sage nichts, bin aber sehr bald aus der Chatgruppe entfernt.

Ende März 2021 platzt mir allerdings endgültig und letztmals der Kragen. Wieder einmal sind alle Termine storniert oder umgelegt worden. Und wieder erfahre ich das nur durch einen kleinen Hinweis, von Mitarbeitern der Apothekerkammer. Mittlerweile bin ich sehr sicher, dass das ABC-Triumvirat mich loswerden will. Ihr einziges Problem ist, dass ich eine ganze Menge ungeahnter Fürsprecher habe. Zwar ecke ich häufig bei der Apothekerkammer an, aber dennoch gibt es auch dort Teile in der Belegschaft, die mir sehr wohlgesonnen sind. Von ihnen beziehe ich meine Informationen über die Einsatzpläne und den derzeitigen Sachstand, denn schließlich laufen alle Informationen und Fäden dort zusammenlaufen. Nur diesen Mitarbeitern ist es zu verdanken, dass ich stets auf dem Laufenden bleibe und meiner Arbeit in dem Maße nachkommen kann, dass die Qualität nicht leidet. Sicherlich fragen die Damen des ABC-Triumvirates sich schon seit Langem, woher ich all mein Wissen habe. Dazu kommt, dass Joachim Kramm und die Kreisbehörde treu zu mir stehen. Dennoch sehe ich mich langsam der Lächerlichkeit preisgegeben und mache meinen Standpunkt klipp und klar deutlich:

»Nachdem wir in der vergangenen Woche mehrfach über offene Kommunikation und Austausch gesprochen haben, nehme ich es mit großem Befremden wahr, dass anders als […] vor zwei Wochen durchgegeben, wir nun am kommenden Mittwoch und Freitag doch nicht wie vereinbart […] eingeteilt sind. Vor allem, weil wir noch am Donnerstagabend zusammengesessen haben. Langsam fehlt mir der Glaube, dass die Arbeit meines Teams überhaupt anerkannt wird. Dass dies unsere Personalplanungen im Betrieb stört, ist das eine. Entscheidender ist, dass ich nunmehr wöchentlich meine Mitarbeiter umplanen muss und teilweise in Erklärungsnöte komme, weil wir ständig alle Planungen revidieren. […]

Wir sind als Adler-Apotheke ab sofort in Wesel für die Apothekerkammer Nordrhein raus. Meine Mitarbeiter steigen mir aufs Dach. […] Ich kann und will mein Team bei dem ständigen Hin und Her nicht verheizen. […] All das, was wir als Team zugesichert haben (und noch mehr), haben wir immer eingehalten. […] Zudem stört mich, das ist aber meine ganz persönliche Meinung, dass die persönliche Geltungssucht mancher mehr Gewichtung hat als sachorientierte Arbeit. Als

Beispiel: Warum werden ohne Not die DRK-Helfer aus dem Labor geschmissen? Warum wird meinen Mitarbeitern, die wahrlich ihren Job können, suggeriert, dass sie nichts zu sagen hätten, weil jemand anders und nicht ihr Chef die pharmazeutische Leitung ist? Warum wird in deren Beisein und gegenüber anderen Kolleginnen und Kollegen sowie Dritten, die im Impfzentrum arbeiten, schlecht über mich geredet? Das ist nicht meine Welt und meine Art von miteinander.«

Es gibt zahlreiche Apothekerkollegen aus dem Kreis, die versucht haben, sich für mich zu verwenden, allen voran ein geschätzter Kollege aus Dinslaken. Durchgedrungen sind sie am Ende alle nicht mehr. Und so verlasse ich das Impfzentrum in Wesel mit einem lachenden und weinenden Auge. Lachend, weil ich eine große Last abwerfen kann. Die vergangenen Monate waren doch belastender, als ich zunächst zugeben will. Auf den verschiedensten Ebenen: für meinen Betrieb, für meine Mitarbeiter und nicht zuletzt für mich selbst. Und die Tatsache, dass wir dort nicht mehr im Einsatz sind, bedeutet längst nicht, dass wir nicht an anderer Stelle weiter im Einsatz sein werden. Weinend verlasse ich die Niederrheinhalle aber, weil in der Zeit viele Freundschaften entstanden sind. Viele werden das Pandemiegeschehen hoffentlich überdauern. Das Miteinander der Beteiligten vor Ort, das gemeinsame Arbeiten an einem Ziel hat uns zusammengeschweißt. Wir haben trotz all der Arbeit und Widrigkeiten auch viel Spaß gehabt und viel mit- und übereinander gelacht. Da sind die Querelen mit den Pharmazeutischen Leiterinnen nur eine dunkle Randnotiz. An vieles werde ich mich immer gern zurückerinnern.

In der Niederrheinhalle habe ich an einem trübseligen Morgen im Februar 2021 heimlich die längst vergessene, aber noch völlig intakte Scheinwerferanlage der ehemaligen Veranstaltungshalle eingeschaltet und mit den bunt tanzenden Lichtern nicht nur bei den Mitarbeitern des Impfzentrums, sondern auch bei dem ein oder anderen betagten Impfling für Lacher gesorgt. Hätte ich außerdem noch die Musikanlage gefunden, es wäre doppelt so schön geworden.

Ich habe zusammen mit den jederzeit anwesenden Rettungssanitätern hinter den Kulissen Skat und Doppelkopf gespielt, wenn mal wieder etwas Leerlauf war und sie einen Partner zum Auffüllen brauchten. Bei Regenfällen habe ich gemeinsam mit den Helfern des Deutschen Roten Kreuzes an immer neuen Stellen des Impfzentrums Eimer aufgestellt, um das durch die undichten Stellen des Daches eintretende Wasser aufzufangen. Mehr als einmal bin ich mit dem DRK-Bully unterwegs gewesen, um dringend benötigte Kleinigkeiten zu besorgen oder Impfstoffe von A nach B zu transportieren.

Und Hand aufs Herz: Die Tätigkeit im Impfzentrum ist für viele von uns die erste und wahrscheinlich letzte Gelegenheit gewesen, am Steuer eines übermotorisierten BMW-X5-Notarztwagens mit einem Affenzahn über die Landstraßen des Kreises zu brausen. Bei einem dieser Einsätze habe ich dann auch den inoffiziellen und impfzentrumsinternen Rekord für die Wegstrecke Moers-Wesel aufgestellt: 18 Minuten, mit heulendem Martinshorn und blitzendem Blaulicht. Den begehrten und kurz vor dem Verfall stehenden Impfstoff sicher in einer Kiste auf dem Beifahrersitz verstaut. Der wäre ansonsten nämlich vor Ort verfallen. Das war häufig die offizielle Lesart, um eine Blaulichtfahrt genehmigt zu bekommen.

Nur ein einziges Mal ist die Stimmung deutlich am Gefrierpunkt. Es ist der 24. Februar 2021. An diesem Mittwoch erhalte ich frühmorgens einen Anruf von Werner Benning mit der dringenden Warnung, auf keinen Fall nach Wesel zu kommen. Meine Nachfrage, was denn los sei, wird kurz und knapp beantwortet: »Guck in die Zeitung!« Barfuß laufe ich nach draußen zum Briefkasten und fische die Tageszeitung heraus. Ein erstes Durchblättern bleibt erfolglos. Da steht nichts. Erst nach mehrmaligem Nachfragen ist klar, warum ich bei der Zeitungslektüre keinen Erfolg haben kann. Zwar gehört die Großstadt Moers dem Landkreis Wesel an, dennoch gibt es innerhalb des Kreisgebietes zwei unterschiedliche Lokalausgaben der gleichen Tageszeitung. So auch bei der »Rheinischen Post«. Diese hat im Lokalteil Wesel an diesem Morgen berichtet, dass der Kreis die Lieferung von insgesamt 70 BioNTech-Ampullen am Montag storniert hat. Ein Umstand, der sich in den nächsten Tagen zum Politikum entwickeln soll. Im Moerser Lokalteil, den ich erhalte, ist davon nicht die Rede.

Der Artikel erklärt auch, was geschehen ist. Die Terminvergabe der Kassenärztlichen Vereinigung Nordrhein basiert auf der Annahme, dass pro BioNTech-Vial nur sechs Impfdosen entnommen werden können. Dadurch, dass meine Mitarbeiter und ich in den ersten zwei Wochen aber in einem Großteil der Fälle sieben Impfdosen pro Vial entnehmen konnten, haben wir rund 70 Vials und damit mehr als 450 Impfdosen gespart. Noch in der Vorwoche habe ich gemeinsam mit Werner Benning beim Kreis dafür geworben, öffentlichkeitswirksam weitere Impftermine anzubieten und dafür die durch unser Tun zusätzlich gewonnenen Impfdosen zu verwenden. Wir können uns jedoch nicht durchsetzen. Die von uns für den Kreis angedachte Erfolgsstory wird an diesem Dienstagmorgen ins Gegenteil verkehrt. Kreisweit, außer in Moers, wo keiner davon lesen kann, gibt es einen Aufschrei der Empörung. Zahlreiche Bürger und gemeinnützige Hilfsorganisationen, die sehnsüchtig auf ihre eigene oder die Impfung ihrer Schutzbefohlenen warten, zeigen sich schockiert darüber, wie gedankenlos man sein kann, in so einer Situation Impfstoff zu stornieren. Während der Chef der Lebenshilfe sich am Folgetag mit den Worten zitieren lässt, ihm sei bei der Zeitungslektüre fast die Tasse aus der Hand gefallen, sprechen politische Kreise schon von einem »Skandal«.

»Wenn seit Wochen bekannt ist, dass aus einer Ampulle nicht sechs, sondern sieben Impfdosen gewonnen werden können, mangelt es offenbar den handelnden Personen in Wesel nicht nur an einfachstem mathematischem Grundschulwissen, sondern auch am nötigen Organisationsgeschick«, so der Chef der Grünen-Kreisfraktion in einem Statement. Ich muss ihn da korrigieren. Die Berechnung der Impfdosen liegt beim Land Nordrhein-Westfalen. Den Kreis trifft dort keine Schuld. Ich an seiner Stelle hätte ohne viel Aufhebens Sonderimpfungen durchgeführt und die Impfquote im Kreis angehoben. Aber das sagt sich so leicht, wenn man nicht in der Verantwortung ist.

Kein Wunder also, dass man das undichte Leck im Impfzentrum finden will. Jeder Anwesende wird befragt. Besonders im Fokus sind wir Pharmazeuten, denn wir haben – so die nicht von der Hand zu weisende Mutmaßung – den besten Überblick über die vorhandenen Bestände.

Ich selbst finde den Bericht ehrlicherweise nicht schlimm. Es wird immer verschiedene Meinungen geben. Das Thema Corona-Impfungen wird seit Monaten so kontrovers diskutiert wie wahrscheinlich kein anderes Thema in den letzten Jahrzehnten zuvor.

Im Impfzentrum ist nun über Tage eine angespannte und aufgeladene Atmosphäre spürbar. Jeder geht vorsorglich in Deckung. Endgültig aus der Schusslinie bringt meine Kollegen und mich der Umstand, dass wir an jedem Abend die aktuell noch vorhandenen Bestände in einer Rundmail an knapp 20 unterschiedliche Empfänger zu melden haben, die alle in Schlüsselpositionen im Impfzentrum und in der Kreisbehörde tätig sind. Jeder kann es gewesen sein. Der Verdacht fällt jedoch auf eine bestimmte Person, nachweisen kann man es ihr jedoch nicht. Eine Woche später ist es dann auch wieder vergessen. Nur eines ändert sich.

Seitdem wird der Personenkreis derjenigen, die über die aktuellen Lagerbestände informiert werden dürfen, immer weiter eingeschränkt. Im Labor hängt nun ein unmissverständliches Schild über der Tür: Wer Daten an Unberechtigte herausgibt, fliegt raus. Selbst die Ärztlichen Leiter dürfen nicht mehr erfahren, wie hoch der Bestand ist. Ein undichtes Leck gibt es nie wieder.

# Kapitel 10

## Mobile Impfungen II –
## Wer will, wer hat noch nicht?
## Aber wer darf überhaupt?

*»Die Verteilung der Impfstoffe ist so zu organisieren,*
*dass ein Erreichen der Impfziele sichergestellt ist.*
*Eine einheitliche, transparente und damit*
*vertrauenserweckende sowie akzeptanzsichernde*
*Verteilung ist geboten.«*

Auszug aus der gemeinsamen Erklärung der Ständigen
Impfkommission, des Deutschen Ethikrates und der
Nationalen Akademie der Wissenschaften Leopoldina,
9. November 2020

Parallel zu den Impfungen in der Niederrheinhalle in Wesel wird in den ersten Monaten des Jahres 2021 auch die Arbeit der mobilen Impfteams in den Seniorenheimen und Pflegeeinrichtungen weiter vorangetrieben. Bis Anfang März 2021 sind mein Team und ich an insgesamt 28 Tagen mit den mobilen Impfteams im ganzen Kreisgebiet im Einsatz. Die Städte Moers, Alpen, Sonsbeck, Rheinberg, Kamp-Lintfort, Xanten und Wesel haben wir bereits alle besucht. Und auch wenn ich hier zwischen Rhein und holländischer Grenze aufgewachsen bin, habe ich den linken Niederrhein und meine Heimat in dieser Zeit noch einmal auf eine völlig neue Art und Weise kennenlernen dürfen. Viele Begegnungen sind mir dabei im Gedächtnis geblieben und haben mir viele neue Blickwinkel auf das Leben und Miteinander verschafft.

Anders als im Impfzentrum kann die Arbeit in den mobilen Impfteams flexibler gestaltet werden. Es gibt keinerlei feste Strukturen, man muss sich immer wieder auf Neuerungen einstellen. Jeder Arbeitseinsatz hält dabei seine kleinen Überraschungen parat.

Unser mobiles Labor haben wir dabei schon an den unmöglichsten Orten eingerichtet. Immer so, wie es die räumliche Situation in der Einrichtung gerade zulässt. Von dem abschließbaren Stationszimmer, in dem wir ungestört arbeiten können, bis hin zum offenen Gesellschaftsraum, in dem uns während des Rekonstitutionsprozesses mehr als 30 Augenpaare kritisch über die Schulter schauen, ist alles dabei. Nur ein einziges Mal habe ich mich verweigert. In diesem Heim ist uns von der Pflegedienstleitung die hauseigene Küche als Laborraum zugeteilt worden. Ich bin nicht zimperlich, aber hier, zwischen Pfannen und Töpfen, bei laufender Spülmaschine und umgeben von allerlei Lebensmitteln, will ich dann doch keine Spritzen aufziehen. Dass man mit mir darüber noch diskutieren will, bringt mich erst recht auf die Palme. Da gibt es ausnahmsweise einmal nichts zu diskutieren. Sind die hygienischen Zustände schon kein hinreichender Grund, um die Örtlichkeit abzulehnen, dann doch wenigstens die Tatsache, dass das Pflegepersonal die Küche als seinen ganz persönlichen Aufenthaltsraum betrachtet. Es ist ein ständiges Kommen und Gehen, es wird getrunken und gegessen. Innerhalb von fünf Minuten kenne ich den neuesten Klatsch und Tratsch und weiß darüber hinaus auch, welche Mitarbeiterin des Heimes am Wochenende welches Abenteuer erlebt hat. Hier konzentriert unserer Aufgabe nachzugehen, ist nicht möglich.

Bis auf diese Ausnahme können wir uns jedoch nicht beschweren. Die Einrichtungen bemühen sich, uns jeden noch so kleinen Wunsch zu erfüllen und uns damit unsere Arbeit zu erleichtern. Egal, ob das Licht nicht ausreicht, der Kühlschrank unbrauchbar oder die nötige Ruhe nicht gewährleistet ist, sofort wird Abhilfe geschaffen. Unser größtes Problem ist immer wieder das Material. Das wird immer separat zum Impfstoff im Vorfeld angeliefert. Und immer fehlt irgendetwas. Mal sind es zu wenig oder die falschen Kanülen, dann vermissen wir ausreichend Spritzen. FFP2-Masken und Schutzkittel sind grundsätzlich nie in der benötigten Menge vorhanden. So wird es uns schnell zur Routine, dass immer zwei fertig gepackte Einsatzboxen in der Apotheke bereitstehen, die von den jeweiligen Teams mit in die Einrichtungen genommen werden. Nach getaner Arbeit werden die daraus verbrauchten Mengen wieder aufgefüllt und die Boxen für den nächsten Einsatztag bereitgestellt. Das bringt auch weitere Ruhe in unser Mitarbeiterteam. Alle können sich darauf verlassen, dass sie – auch wenn die Einsatzorte variieren – immer das gleiche Material vorfinden und die gleichen Handgriffe vollziehen können.

Meist sind es Einflüsse von außen, die uns bei der Arbeit stören. Anfang Januar 2021 bringt mich in einem Seniorenheim in Sonsbeck ein Kamerateam des Fernsehsenders RTL zur Weißglut. Das steht plötzlich unangemeldet in der Tür und möchte uns bei unserer Arbeit filmen. Woher sie kommen – niemand weiß es. Einige Anrufe lösen das Rätsel. Eine Mitarbeiterin des Heimträgers hat dem Fernsehsender anscheinend Ort und Zeit der geplanten Impfung verraten. Mir ist es einerlei, ob sie in der Einrichtung filmen oder nicht. Vonseiten des Krisenstabes sind wir zu Beginn der mobilen Impfkampagne gebeten worden, alle Medienanfragen, die uns zu dem Thema erreichen, gebündelt durch die Pressestelle des Kreises beantworten zu lassen. Von daher mische ich mich in die aufkommende Diskussion nicht ein. Ich bin hier nicht involviert. Sollen sie das selbst klären.

Nur eine Sache ist mir wichtig: Die Schwelle zu unserem Laborraum überschreiten sie nicht. Das mache ich dem zuständigen Redakteur vor dem Labor unmissverständlich klar. Es spricht für sich, dass ein einfaches »Nein« nicht ausreicht, um in Ruhe gelassen zu werden. Sie versuchen es den ganzen Vormittag über immer wieder und bedrängen, nachdem ich mich verabschiedet und wieder zurück auf den Weg in die Apotheke gemacht habe, meine weiterhin vor Ort arbeitende pharmazeutisch-technische Assistentin immer wieder. Ich bin noch nicht ganz auf der Autobahn, als mich ihr Anruf ereilt. Das Kamerateam gibt nicht auf: »Sie fragen immer wieder aufs Neue, ob sie filmen dürfen. Mal wollen sie nur die fertigen Spritzen filmen, dann wieder, wie wir die Spritzen aus dem Vial aufziehen. Natürlich ohne Rückschluss auf die aufziehenden Personen.« Doch auch in meiner Abwesenheit ändert sich die Antwort nicht. Nein bleibt nein.

Überall, wo wir das erste Mal hinkommen, ist die große Aufregung zu spüren. Das zieht sich wie ein roter Faden durch alle mobilen Impfeinsätze. Nach den vielen Wochen des Vorbereitens und Organisierens ist mit unserem Eintreffen schließlich der große Tag gekommen. Befeuert wird diese Aufregung natürlich von der Angst vor dem Ungewissen und den zahlreichen Gerüchten und Mythen, die sich weiterhin hartnäckig rund um das Thema Corona-Impfung halten. Die Heim- und Pflegedienstleitungen sind wirklich nicht zu beneiden. Sie müssen schließlich nicht nur bei ihren Bewohnern und deren Angehörigen für die Impfung werben, sondern gleichzeitig auch versuchen, innerhalb ihres Mitarbeiterstammes eine hohe Akzeptanz für die Schutzimpfungen zu erreichen. Ein Pflegeheim ist dabei ein Querschnitt der Gesellschaft. Und so sind sie bei ihrer Aufklärungskampagne vor allem in den ersten Wochen der startenden Impfkampagne mit teilweise hanebüchenen und völlig absurden Informationsfetzen konfrontiert. Mehr als einmal habe ich eine ratlose Pflegedienstleitung am Telefon, die mich erschöpft fragt, was sie denn sonst noch alles tun könne, um die Impfquote in ihrem Heim zu erhöhen. Ich habe mich schon mehr als einmal darüber gewundert, woher viele Personen ihre oft hanebüchenen Informationen beziehen. Das Internet als ungefilterte und ungeprüfte Informationsquelle, wo jeder schreiben kann, was er möchte, und sei es noch so falsch, ist das eine. Ganz anders ist aber der Fall gelagert, wenn ein approbierter Arzt zu einem Hausbesuch bei seinen Patienten im Heim den oft jungen, vorrangig weiblichen Pflegerinnen den wichtigen Rat gibt, sich nicht mit dem neuartigen und noch nicht ausreichend geprüften mRNA-Impfstoff impfen zu lassen, wenn sie nicht unfruchtbar werden wollen. Das ist Wasser auf die Mühlen all derjenigen, die Impfungen per se schon skeptisch gegenüberstehen.

Ich mache es mir bei unseren Impfeinsätzen zur Routine, schon sehr zeitig, weit vor dem Eintreffen der Ärzte, in der jeweiligen Einrichtung zu sein, um der Leitung zumindest moralisch den Rücken zu stärken und ein wenig Unsicherheit zu nehmen. So habe ich die Möglichkeit, mit ihnen den Ablauf des Tages noch einmal durchzusprechen, im Vorfeld offene Fragen zu beantworten, und häufig gelingt es mir, bisher noch Unentschlossene von dem Nutzen der Impfung zu überzeugen. Schließlich bin ich selbst geimpft und kann von den Erfahrungen der ersten Impfeinsätze berichten. Diese persönlichen Erlebnisberichte sind wahrscheinlich für manche, die vorher noch gezweifelt haben, der ausschlaggebende Grund für eine Impfung. Zumindest rede ich mir das immer wieder ein.

Um den Mitarbeitern in der Einrichtung den Rücken freizuhalten, bin ich in der Regel dann auch derjenige, der die Impfstofflieferung in Empfang nimmt und ohne viel Aufhebens direkt in unser Labor bringt. Denn allein die Impfstofflieferung wird zumindest in der Anfangszeit geradezu zelebriert. Zunächst einmal erhält das Heim am Vortag eine Information darüber, in welchem Zeitfenster, meist handelt es sich um etwa eine Stunde, die Impfstoff-Vials voraussichtlich geliefert werden. Im Vorfeld muss seitens des Heims auch angegeben werden, welche Person, meist ist es die Heim- oder Pflegedienstleitung, am Impftag ausschließlich zur Annahme der Lieferung berechtigt ist. Diese Person muss sich dann bei der Annahme des Impfstoffes mit ihrem Bundespersonalausweis dem Fahrer gegenüber ausweisen, die Einhaltung der Kühlketten nachvollziehen und anschließend auch ordentlich protokollieren. Und um es ganz spannend zu machen, ist immer eine Polizeistreife anwesend, um die Übergabe zu überwachen. Das ist die Theorie, die sich aber sehr schnell überlebt hatte.

Nach wenigen Tagen kennen mich die immer selben Fahrer der beauftragten Spedition. Und auch die Polizeikräfte nehmen ihre Aufgaben nicht mehr allzu ernst. Beim Eintreffen der uniformierten Beamten ist die Übergabe meist schon abgeschlossen, der Speditionsfahrer auf dem Weg zum nächsten Übergabepunkt und in vielen Fällen sind auch die ersten Spritzen fertig aufgezogen. Eine Verschwendung von Ressourcen, was auch die Ordnungshüter unumwunden eingestehen. Aber Vorschrift ist Vorschrift.

Mittlerweile hat sich auch bis zu den Polizeistationen herumgesprochen, dass bei unseren Impfeinsätzen mehr Spritzen aufgezogen werden können, als bei der Berechnung der benötigten Impfstoffmenge vom Land prognostiziert wird. So versuchen immer mehr Polizeibeamte, auf dem kleinen Dienstweg eine Impfung abzustauben. Dafür haben sie manches Mal schon Zettel mit ihren Mobilnummern vorbereitet, die sie mir dann mit dem Hinweis zustecken, auf keinen Fall die Leitstelle anzurufen, wenn etwas übrig bleiben sollte, sondern nur sie direkt. Zu Beginn haben wir händeringend nach Abnehmern gesucht, die kurzfristig verfügbar sind. In der Zwischenzeit ist vom Kreis Wesel eine Hotline eingerichtet worden, über die überschüssige Spritzen gemeldet werden sollen. Der Kreis organisiert dann Rettungskräfte, Behördenmitarbeiter und sonstige in der kritischen Infrastruktur arbeitende Personen, die kurzfristig in der jeweiligen Einrichtung vorstellig werden, um geimpft zu werden. Grundsätzlich eine gute Sache, in der Praxis jedoch viel zu umständlich. Denn allen voran die Ärzte wollen am Ende eines langen Impftages schnell nach Hause und nach getaner Arbeit nicht noch weitere 30 bis 60 Minuten vor Ort verbringen, bis die vom Kreis geschickten Personen dann auch vor Ort sind.

Oft ist das auch gar nicht nötig. Viele Einrichtungen haben im Wissen um möglicherweise überzählige Impfdosen mittlerweile in Eigenregie Notfall-Telefonlisten in ihren Häusern vorbereitet, um kurzfristig reagieren zu können. Darauf stehen vorrangig die das Haus betreuenden Arztpraxen, Physiotherapeuten und Friseure. Sprich, all diejenigen, die auch vor der Pandemie schon ihrer Tätigkeit im Heim nachgegangen sind. Teilweise haben die impfenden Ärzte auch einfach ihre gesamten Praxismitarbeiter einbestellt, um die überzähligen Impfdosen nicht wegschmeißen zu müssen. In einer Moerser Senioreneinrichtung werden zunächst Angehörige angerufen, die schon vor der Corona-Pandemie täglich in der Einrichtung zu Besuch sind. Größtenteils sind es die Ehemänner oder Ehefrauen von Heimbewohnern, die selbst noch nicht pflegebedürftig sind, aber täglich ihre Liebsten im Heim besuchen kommen. Diese Idee finde ich großartig. In den meisten Fällen entspricht das sogar den Priorisierungsregeln, da diese Personen meist selbst schon ein hohes Lebensalter aufweisen.

Anfang Februar 2021 erwischen meine Mitarbeiter einen ganz besonders guten Tag. Noch während die Impfaktion auf den Wohnbereichen des Seniorenheims läuft, zeichnet sich ab, dass wir auch nach dem Zurateziehen der heimeigenen Priorisierungsliste immer noch eine hohe zweistellige Anzahl an Impfdosen zur Verfügung haben. Nach Rücksprache mit dem Einrichtungsleiter bestelle ich daher meine Botenfahrer der Apotheke ein, die täglich nicht nur in Hunderten Arztpraxen ein und aus gehen, sondern auch zahlreichen Pflegeheimen täglich Besuche abstatten, um die benötigten Arzneimittel auszuliefern. Von den zahlreichen Kontakten ganz zu schweigen, die allein dadurch entstehen, dass vor allem viele ältere Kunden während der Pandemie ihre Wohnung nicht mehr verlassen wollen und sich ihre Medikamente durch unseren Botendienst nach Hause liefern lassen. Bis hierhin alles gut.

Am frühen Nachmittag hat sich zusätzlich noch die Leitstelle der örtlichen Polizeistation im Heim gemeldet und nachgefragt, wie viele Impfdosen voraussichtlich noch für weitere Impfungen zur Verfügung stehen. Wenn noch etwas da sein sollte, würden sie sich über einen Anruf freuen, um dann ihre verdeckten Ermittler und in zivil agierenden Polizeibeamten impfen zu lassen. Häufig sind diese Beamten in Milieus tätig, in denen das Einhalten der Abstands- und Hygieneregeln eine Person schon verdächtig macht. Eine prekäre Situation für jeden, dem seine Gesundheit wichtig ist. Von daher ist es für mich ebenso wie für den Heimleiter selbstverständlich, dass wir die Wache anrufen, wenn wir absehen können, dass die Impfdosen nicht anderweitig verimpft werden können.

Kurze Zeit später stehen dann auch die ersten Ermittler im Altenheim, auch wenn ich sie nicht als Polizeibeamte erkenne. Ich hätte sie ganz woanders verortet. Aufgefallen wären sie mir nie. Aber genau das ist natürlich auch das Ziel und entspricht ihrer Rolle. Allein die vorgezeigte Dienstmarke lässt uns erkennen, dass es sich um Polizisten handelt.

Um 17.30 Uhr verlasse ich das Heim mit dem guten Gefühl, heute wieder deutlich mehr Menschen eine Impfung ermöglicht zu haben als ursprünglich gedacht. Doch das Glücksgefühl währt nicht lange. Noch am gleichen Abend erhalte ich einen Telefonanruf aus Wesel. Das erkenne ich beim Blick auf das Display meines Mobiltelefons. Die Ortsvorwahl der Kreisstadt ist mir mittlerweile geläufig. Ich gehe dran.

Der Teilnehmer am anderen Ende der Leitung kommt direkt zur Sache. Er möchte wissen, was heute in dem Seniorenheim vorgefallen ist und warum dort Polizisten geimpft worden sind und nicht bei der Hotline Bescheid gegeben wurde. Ich bin perplex. Dass das irgendwann herauskommen würde, ist mir schon in dem Moment klar gewesen, als wir die Polizei angerufen haben. Aber dass der Kreis so schnell Wind von der Sache bekommt, habe ich nicht erwartet. Ich stelle mich erst einmal dumm, um herauszufinden, wohin das Telefonat führen soll. Denn den eigentlichen Grund des Anrufes kann ich noch nicht erkennen. Schließlich haben wir doch nicht Hinz und Kunz von »um die Ecke« geimpft, sondern Polizeibeamte des Kreises. Gedanklich erwarte ich in diesem Moment das nächste Donnerwetter, weil in dem Heim auch die Fahrer der Apotheke mitgeimpft worden sind. Aber es kommt nicht.

Der Anrufer, der mir an diesem Abend nach einem langen und ereignisreichen Tag den Feierabend vermiest, hat nur die Polizisten auf dem Kieker. »Die hätten nicht geimpft werden dürfen. Die Polizeibeamten sind erst in der Priorisierungsstufe zwei erfasst. Derzeit sei aber erst die Priorisierungsstufe eins für eine Impfung berechtigt. Sie hätten das wissen müssen!«Ich bin verwirrt. Habe ich das gerade wirklich gehört? Ich versuche, ihn versöhnlich zu stimmen und gleichzeitig, das Telefonat abzukürzen:»Hören Sie, bei dem ganzen Durcheinander und dem ständigen Hin und Her bei den Priorisierungsregeln kann uns so ein Fehler schon einmal passieren. Aber geben Sie bitte nicht dem Einrichtungsleiter die Schuld dafür. Wenn einer schuld ist, dann ich. Ich hätte es besser wissen müssen. Dafür entschuldige ich mich auch und das wird in Zukunft nicht mehr vorkommen.« Dennoch will ich nicht klein beigeben. »Aber seien wir doch mal ehrlich zueinander: Wenn Sie von der Polizei angerufen und aufgefordert werden, sich zu melden, sagen sie dann Nein?« Mein frommer Wunsch, ihn damit milde zu stimmen, wird nicht erfüllt. Er setzt erneut an:»Die Polizisten haben sich vorgedrängelt. Das ist Amtsanmaßung ...« Ich unterbreche ihn in seinem Wortschwall.»Wie gesagt, es tut mir leid. Und es wird auch nicht wieder vorkommen, dass wir Sie übergehen. Ob das Vorgehen von den Polizisten jetzt Amtsanmaßung ist oder nicht, das kann ich nicht beurteilen. Ich bin Apotheker, kein Jurist. Das sollten Sie behördenintern klären. Schließlich untersteht die Kreispolizeibehörde doch dem Landrat.« Rein interessehalber hake ich aber noch einmal nach, wen wir – wenn sich ein solcher Fall wiederholen würde und wir über die Hotline niemanden erreichen – stattdessen anrufen dürfen. Die Antwort ist eindeutig:»Die Feuerwehr und die damit verbundenen Rettungskräfte dürfen Sie anrufen. Die Polizei nicht.« Ich habe verstanden. Ob diese Information allerdings auch die Polizisten im Kreis erreicht, kann ich nicht sagen. Denn auch in den nächsten Wochen bekomme ich immer wieder Mobilnummern von Polizeibeamten zugesteckt.

Und nur wenige Tage später stehen wir an anderer Stelle vor dem gleichen Problem. Wir haben sehr viele Impfdosen übrig. Alle internen Notfalllisten sind schon abgearbeitet und die Hotline ist wieder besetzt. Der vor Ort tätige Mediziner will nun wieder die Polizei anrufen, das geht ja bekanntlich am schnellsten. Anscheinend hat der Arzt auch schon seine persönlichen Erfahrungen gemacht. Ich beknie ihn, doch bitte zuerst die örtliche Feuerwache anzurufen. Nach dem ganzen Theater beim letzten Mal will ich jetzt nicht schon wieder in die Bredouille geraten. Das würde nur denen in die Karten spielen, die mir sowieso schon nicht gut gesonnen sind. Mein Drängen wirkt. Er ruft nicht die Polizei an.

Ich kann nicht genau verstehen, was bei dem Telefonat zwischen Feuerwehr und Arzt gesprochen wird. Dafür stehe ich nicht nahe genug dabei. Aber was ich mitbekomme, ist der Gesichtsausdruck des Mediziners. War er zuvor noch genervt aufgrund meines Insistierens, weicht dieser Gemütszustand während des Telefonates dem Ausdruck schierer Ungläubigkeit. Ich bin neugierig. Was passiert dort gerade? Und so frage ich ihn, als er das Telefon beendet hat, was denn los sei. Die Antwort, die er mir nun ganz leise, beinahe flüsternd, gibt, ist kaum auszuhalten und lässt nicht nur ihn, sondern auch mich sprachlos zurück: »Sie haben mir gesagt, dass sie jetzt spontan keine Zeit dafür hätten. Doch damit nicht genug. Warum wir denn überhaupt so viele Impfdosen aufziehen würden, wenn wir die gar nicht benötigen?« Wäre in diesem Moment eine Kamera auf uns gerichtet gewesen, sie hätte uns beide in völliger Fassungslosigkeit eingefangen.

# Kapitel 11

## Die »Spahn«-Masken –
## Die Blankomaskerade

*»Auch FFP-2-Masken bieten keinen
hundertprozentigen Schutz vor dem Coronavirus.
Sie sind kein Freifahrtschein dafür, unachtsam zu sein.
Aber sie senken das Risiko erheblich.«*

Jens Spahn,
Bundesminister der Gesundheit,
9. Dezember 2020

Neben der Impfkampagne, die zum Jahreswechsel 2020/2021 endlich gestartet ist, gibt es jedoch noch weitere Maßnahmen des Bundes, die ein weiterhin exponentielles Fortschreiten des Coronavirus und damit eine Überlastung des Gesundheitswesens eindämmen sollen.

Es ist der Nachmittag des 9. Dezember 2020, als eine ältere Dame unsere Apotheke betritt und höflich nachfragt, ob sie ihre »Spahn«-Masken abholen kann. An diesem Donnerstag stehe ich das erste Mal seit langer Zeit wieder in der Offizin der Apotheke und bediene gemeinsam mit dem jungen Apotheker Lukas Stieglitz und der pharmazeutisch-technischen Assistentin Tina Jung unsere Kundschaft. Einen kurzen Moment lang habe ich das Gefühl, völlig fehl am Platz zu sein. Hat sich durch meine lange pandemiebedingte Abwesenheit vielleicht ein mir unbekanntes Synonym für einen bestimmten Verkaufsartikel, einem Codewort gleich, im täglichen Miteinander zwischen Kunden und Mitarbeitern entwickelt, das ich nicht kenne?

Erleichterung durchströmt mich, als ich die ebenso verständnislosen Blicke von Herrn Stieglitz und Frau Jung registriere. Und auch unsere Kundin scheint zu spüren, dass wir nicht wissen, was sie von uns möchte. Sie versucht es daher erneut: »Ich hätte gern meine drei kostenlosen Masken vom Herrn Spahn abgeholt. Oder sind die noch nicht da?« Ich stehe weiter auf dem Schlauch. In der hintersten Ecke meines Kopfes aber klingelt es ganz leise.

Im Stadtstaat Bremen hat die Bürgerschaft, das Parlament des kleinen Bundeslandes, schon vor Wochen bestimmt, dass sie kostenlos FFP2-Masken über die Apotheken an ihre besonders gefährdeten Bürger verteilen lässt. Zwei Masken pro Woche sind ausgelobt. In den Genuss kommen alle Bürger, die älter als 65 Jahre alt sind oder besonderen Risikogruppen angehören. Aber von einer bundesweiten Regelung habe ich bisher noch nichts gehört. Vielleicht hat die Kundin das nur falsch verstanden. Bei der Nachrichtenflut in der letzten Zeit wäre das nicht ungewöhnlich. Ich versuche, das Missverständnis aufzuklären. Am Ende ist sie es aber, die mich aufklären muss.

Bundesgesundheitsminister Jens Spahn hat soeben wirklich öffentlichkeitswirksam verkündet, dass alle Bürger über 60 Jahre und Personen mit bestimmten Vorerkrankungen wie Diabetes, Herzinsuffizienz und chronischen Lungenerkrankungen noch vor den Weihnachtsfeiertagen jeweils drei FFP2-Schutzmasken kostenlos in den Apotheken abholen können:»Risikogruppen bestmöglich zu schützen, bleibt unser oberstes Ziel – auch in der Weihnachtszeit. Deshalb haben wir uns entschieden, über 60-Jährigen und anderen vulnerablen Gruppen drei FFP2-Masken kostenlos zu geben«, erklärte er.

Ich bin von den Socken. Denn genau dieser eine Satz ist in den Köpfen der Bürger hängen geblieben. Dass es sich erst um einen Verordnungsentwurf handelt, dieser erst beschlossen und im Bundesanzeiger veröffentlicht werden muss, geht im nun folgenden Getöse genauso unter wie die Tatsache, dass nicht der Bund die FFP2-Masken zur Verfügung stellt, sondern jede Apotheke für sich ihren benötigten Bedarf in Eigenregie auf dem freien Markt erwerben muss. Ich muss Ihnen nicht erzählen, dass die Preise für FFP2-Masken, die in den letzten Monaten deutlich nachgelassen haben, mit der Verkündung dieser frohen Weihnachtsbotschaft wieder sprunghaft anziehen. Glücklich ist derjenige Kollege, der noch eine große Anzahl an FFP2-Masken im Keller stehen hat.

Aber damit nicht genug. Die Lektüre des Verordnungsentwurfes und der einschlägigen Nachrichtenportale offenbart noch mehr Erstaunliches. Anfang des kommenden Jahres soll es dann noch zwei weitere Male FFP2-Masken, diesmal jeweils sechs an der Zahl, gegen eine Eigenbeteiligung von zwei Euro geben. Um Missbrauch vorzubeugen, sollen die Krankenkassen anhand der vorliegenden Daten ihrer Mitglieder auswählen, wer die Kriterien erfüllt und anspruchsberechtigt ist. Jens Spahn geht in seinem Statement von rund 27 Millionen Bürgern aus. Diese sollen zum Jahresbeginn per Post zwei Masken-Coupons von ihrer Krankenkasse erhalten, die sie in der Apotheke ihrer Wahl einlösen können. Aber Achtung: Coupon eins darf nur in der Zeit vom 1. Januar bis zum 28. Februar 2021 eingelöst werden, während Coupon zwei erst ab dem 15. Februar einzulösen ist. Hier läuft die Einlösefrist in der Apotheke dann am 15. April 2021 ab. Ich kann bei so viel Bürokratie nur mit dem Kopf schütteln. Wer denkt sich denn solche komplizierten

Regelungen aus? Über eine andere Maßnahme muss ich dann doch herzlich lachen. Es soll ernsthaft die Bundesdruckerei mit dem Druck der Coupons beauftragt werden, um die Gutscheine fälschungssicher zu machen. Das ist doch mal eine willkommene Abwechslung für sie. Kurzfristig in den kommenden zwei Wochen, die vielen Feiertage eingeschlossen, mehr als 50 Millionen Coupons drucken zu müssen, ist sicher genau nach ihrem Geschmack. Sind es doch sonst nur Banknoten, Briefmarken oder Ausweisdokumente, die die Bundesdruckerei fertigen muss. Alles in allem eine sehr ambitionierte Aufgabe, die man sich da erdacht hat.

Und auch die damit verbundenen Kosten für den Bundeshaushalt sind nicht zu unterschätzen. Allein für die Ausgabe der ersten drei FFP2-Masken im Dezember 2020 veranschlagt das Gesundheitsministerium 500 Millionen Euro. Pro FFP2-Maske, so sieht es der Verordnungstext vor, sollen die Apotheken sechs Euro erhalten. Das finde ich wegen der Kurzfristigkeit der Maßnahme und vor dem Hintergrund, dass man uns Apothekern ungefragt die Beschaffung, die Verteilung vor Ort und die Prüfung der Anspruchsberechtigung überlässt, nicht zu hoch gegriffen. Schließlich wird es in den nächsten Tagen und Wochen ein bundesweites Bietergefecht zwischen den Kollegen geben, die alle FFP2-Masken benötigen.

Ich werde von Anfang an das Gefühl nicht los, dass das Gesundheitsministerium in diesem Fall sehr großzügig mit uns Apotheken umgeht, weil sie genau weiß, dass dieser vorweihnachtliche Kraftakt nur möglich sein wird, wenn auch wirklich jede Apotheke sich mit ihrem gesamten Team einbringt. Das Ministerium, anders kann ich es nicht werten, erkauft sich mit dieser großzügigen Vergütung die Unterstützung meines Berufsstandes. Allein das flächendeckende und niederschwellige Angebot der Apotheken vor Ort ist in der Lage, eine derart konzertierte Aktion auch in dem noch so abgelegenen Winkel unseres Landes erfolgreich umzusetzen.

Die Bundesvereinigung Deutscher Apothekerverbände (ABDA) ruft noch am gleichen Nachmittag öffentlich die Bürger dazu auf, nicht sofort die Apotheken zu stürmen. ABDA-Präsident Friedemann Schmidt bittet die Patienten eindringlich, auch ausschließlich ihre Stammapotheke aufzusuchen. Dies kann die Auswahl der anspruchsberechtigten Personen erleichtern:»In der Stammapotheke sind Sie bekannt, dort weiß man, welche Arzneimittel Sie bekommen. Da kann man ganz klar entscheiden, ja Sie sind berechtigt oder nicht.«

Denn während man den Maskenanspruch der über 60-Jährigen noch sehr leicht durch die Vorlage des Personalausweises ermitteln kann, ist die Identifizierung der anspruchsberechtigten vorerkrankten Patientengruppen deutlich schwieriger.

Dass es sich um eine unvorbereitete Hauruckaktion des Bundesgesundheitsministeriums handelt, zeigt sich allein an der Art und Weise, wie die Maskenausgabe noch vor Weihnachten vergütet werden soll. Nämlich als Pauschalsumme, die jede Apotheke noch im Dezember über den Nacht- und Notdienstfond des Deutschen Apothekerverbandes ausgezahlt bekommt. 491,4 Millionen Euro stehen zur Ausschüttung zur Verfügung. Über die Apotheken verteilt werden soll das Geld nach einem komplizierten Verteilungsschlüssel, der sicherstellt, dass auch alle Apotheken entsprechend ihrem Kundenaufkommen bedacht werden. Apotheken mit vielen Kunden erhalten mehr Geld als Apotheken mit wenigen. Als Bemessungsgrundlage dient die Anzahl der in der Apotheke im dritten Quartal des Jahres 2020 abgegebenen rezeptpflichtigen Arzneimittel. Multipliziert man diese Zahl anschließend mit dem Faktor 2,5, erhält man den ungefähren Betrag, den man als Apotheke für die Ausgabe der FFP2-Masken erwarten kann.

Doch wie viele Masken benötigen wir wirklich? Wie hoch ist unser durchschnittliches Kundenaufkommen in der Apotheke wirklich? Und wie setzt sich unser Kundenstamm zusammen? Wie groß ist die Gruppe der über 60-Jährigen? Ich bin ratlos.

Entsprechend hektisch gehe ich an diesem Abend die Kundenstatistiken der letzten Monate und die Abrechnungsunterlagen des dritten Quartals durch, um zumindest einen ersten Anhaltspunkt für meine Bestellmenge zu finden. Nach den Berechnungen des Nacht- und Notdienstfonds müsste mir für meine beiden Apotheken, die ich in Moers besitze, ein Bruttobetrag von fast 100 000 Euro zustehen. Im Team sind wir uns schnell einig, dass wir es bei der Auswahl der anspruchs-berechtigten Patienten nicht zu genau nehmen wollen. Diskutieren haben wir in diesem Jahr schon genug müssen. Außerdem reicht die prognostizierte Vergütungssumme spielend aus, um deutlich mehr Patienten auszustatten. Und so kalkulieren wir schon von Beginn ein, dass wir rund 25 Prozent mehr Patienten mit FFP2-Masken versorgen können, als nach den Berechnungen des Fonds anspruchsberechtigt wären.

Aber dennoch herrscht große Skepsis vor. In meinem Team werden in den kommenden Tagen vereinzelte Stimmen laut, was wir machen sollen, wenn andere Apotheken in unserer Umgebung das Geld einstreichen, ohne sich an der Verteilaktion zu beteiligen. Daran habe ich ehrlicherweise gar nicht gedacht. Aber es stimmt. Jens Spahn hat uns einen Blankoscheck ausgestellt. Jede Apotheke erhält ihren ganz persönlich errechneten Pauschalbetrag. Ob sie dafür Tausende Masken oder keine einzige abgibt, ist dabei unerheblich. Es wird für die Zahlung keinerlei Gegenleistung erwartet. Ein in dieser Form einzigartiger Vorgang. So etwas hat es noch nie gegeben, zumindest kann ich mich nicht daran erinnern. Und auch das Branchenmagazin »Apotheke Adhoc« formuliert in diesen Tagen treffend: »Rationale Kaufleute könnten auf die Idee kommen, dass jede neu beschaffte Maske streng genommen ökonomischer Unfug ist.«

Gleichzeitig macht es aber auch klar, was passieren wird, wenn sich Kollegen vor ihrer Verantwortung drücken wollen. Diese »werden sich nicht nur dem Zorn ihrer Kunden stellen müssen, sondern werden dem gerade erst in der Corona-Krise aufpolierten Image des Berufsstandes nie mehr gutzumachenden Schaden zufügen – Staatsknete in die Tasche zu stecken, ohne einen Finger krumm zu machen, das geht nicht. Also: Spahns Blankoscheck für den Dezember ist eine Vorauszahlung auf das Vertrauen der Politik in die Apotheker. Die Apotheker müssen diesem Vertrauen auf jeden Fall mit einer Gegenleistung gerecht werden. Niemand sollte sich auf seine Kollegen verlassen und so viele Masken wie möglich herbeischaffen, um den Ansturm der Risikopatienten bedienen zu können.«

Die Rückmeldungen meiner Mitarbeiter, die den besten Überblick über unsere Kundschaft haben und nun in unzähligen Verkaufsgesprächen auf die kostenlosen FFP2-Masken angesprochen werden, lassen darauf schließen, dass die Nachfrage noch deutlich höher sein wird, als wir bei unserer Prognose errechnet haben. Da ich ihrem Rat vertraue, erhöhe ich sicherheitshalber noch einmal die Bestellmenge.

Noch mehr beschäftigt uns die Frage, wie wir den zu erwartenden Kundenansturm bewältigen können. In unserem Verkaufsraum ist eindeutig nicht ausreichend Platz dafür. Zumal wir weiterhin die Abstandsgebote einhalten sollen. Wir möchten keine langen Schlangen von Senioren vor der Apotheke produzieren, noch dazu bei diesem nasskalten Dezemberwetter. Also entschließen wir uns, auf dem Altmarkt vor der Apotheke ein Zelt als Maskenausgabestelle zu errichten. Damit können wir die Kundenströme trennen. Wer seine Masken möchte, kann diese in unserem Zelt abholen, alle anderen Anliegen bearbeiten wir in der Apotheke. Wir fühlen uns gut vorbereitet.

Mit Inkrafttreten der Verordnung mobilisieren wir alle unsere Helfer. Da man für den Aufbau des Zeltes auf öffentlichem Raum normalerweise eine Sondernutzung bei der Stadt beantragen muss, nutze ich mit Zustimmung meines Nachbarn, der Familie Cerovic, die seit 50 Jahren neben der Adler-Apotheke das Restaurant Dubrovnik betreibt, deren konzessionierte Gastrofläche auf dem Marktplatz. Reicht das nicht aus, hat auch das Café Extrablatt seine Unterstützung zugesagt. Für einen eigenen Antrag ist die Zeit zu knapp. Am späten Abend des 14. Dezembers 2020 steht das Zelt. Bierzeltgarnituren werden uns in den nächsten Tagen und Wochen als Arbeitstische Dienst tun müssen. Wenigstens ist es warm und wir haben Licht. Denn noch am späten Abend stattet ein Elektriker das Zelt mit Heizstrahlern und LED-Beleuchtung aus. In der Apotheke werden derweil kistenweise Masken gepackt. Erst gegen zwei Uhr in der Nacht kehrt Ruhe ein.

Am nächsten Morgen bin ich um sechs Uhr der Erste, der in der Apotheke steht. Kurze Zeit später treffen auch schon die ersten Mitarbeiter zur Unterstützung ein. Jetzt heißt es, die letzten Handgriffe zu machen, bevor es losgehen kann. Die zwei Zeitungen in der Stadt, so viel habe ich schon erfahren, haben unsere gestern noch notdürftig zusammengeschusterte Pressemitteilung aufgegriffen und berichten in ihren heutigen Ausgaben von der Abgabestelle vor der Apotheke. Zumindest marketingtechnisch sind wir gut aufgestellt. Wie groß der Kundenansturm sein wird, werden wir gleich erfahren.

Knapp eine Stunde vor der regulären Öffnung stecken die ersten Kunden ihre Köpfe in unser Zelt: »Können wir schon unsere Masken bekommen?« Natürlich können sie. Der verfrühte Startschuss für einen der prägendsten Tage in der Corona-Pandemie ist gefallen.

Was unsere Kunden nicht wissen können: Am Vorabend und in den letzten Tagen haben wir nicht nur zahlreiche Kisten mit FFP2-Masken vorbereitet, sondern auch weitere Päckchen zu jeweils fünf OP-Masken gepackt. Und so erhält jeder Kunde, der bei uns seine FFP2-Masken abholt, als kleines Weihnachtsgeschenk noch einmal fünf Mundschutzmasken gratis dazu. Man kann sich vorstellen, dass sich das wie ein Lauffeuer verbreitet.

Bis zehn Uhr haben wir schon über 400 Kunden mit ihren Masken versorgen können. Um die Mittagszeit knacken wir die 1000er-Marke. Am Abend sind es sage und schreibe fast 1800 Kunden, die uns allein bei der Maskenausgabe besucht haben. Unglaublich. Wir sind alle erschöpft, wegen des Ausfalls der Heizstrahler komplett durchgefroren, aber vor allem sehr stolz. Jeder von uns hat an diesem Tag neben seiner Arbeit in der Apotheke auch im Zelt ausgeholfen und wird auch in den kommenden Tagen Sonderschichten einlegen. Dazu hatte Petrus ein Einsehen. Es ist kein Tropfen vom Himmel gefallen.

Ich selbst halte über mehr als sechs Stunden im Maskenzelt die Stellung. Der persönliche und wertschätzende Umgang mit den Kunden der Apotheke ist mir sehr wichtig. Das versuche ich meinen Mitarbeitern immer wieder vorzuleben. Und wenn ich sonst auch nicht so häufig die Zeit finde, selbst am Tresen in der Apotheke zu stehen, so möchte ich diesen speziellen Tag nutzen, um den Kunden meinen Dank für ihre Treue in ein paar persönlichen Worten auszudrücken. Das vielfach erwiderte Lob für unsere Arbeit lässt nicht nur meine Mitarbeiter strahlen.

Was mich aber den ganzen Tag über stutzig macht, ist jedoch die gro-ße Anzahl an fremden Gesichtern. Natürlich kenne ich nicht jeden Kunden und Patienten, der meine Apotheke aufsucht, aber immerhin doch eine ganze Menge. In persönlichen Gesprächen versuche ich, der Sache auf den Grund zu gehen. Und was mir die meist älteren Bürger, die aus anderen Ortsteilen, teilweise gar aus Nachbarstädten kommen, berichten, macht mich wütend, während es mich zugleich beschämt. Denn anscheinend gibt es doch vereinzelt Kollegen, welche die Masken-ausgabe dazu nutzen, sich ihr persönliches Weihnachtsgeschenk schon jetzt zu machen. Ganz einfach, indem sie ihrer Kundschaft schon am frühen Vormittag kundtun, dass bei ihnen nun alle Masken vergeben seien. Mit dieser kruden Aussage ziehen sie sich still und heimlich aus der Affäre. Hinzu kommen Kunden, die sich beschweren, dass in man-cher Apotheke die FFP2-Masken nur gegen eine Gebühr von vier Euro abgegeben werden. Quasi als Vorschuss und Sicherheitsleistung dafür, dass auch die beiden Coupons im neuen Jahr in dieser Apotheke lan-den. Ich bin fassungslos. Denn damit habe ich nicht gerechnet, allen vorherigen Unkenrufen meiner Mitarbeiter zum Trotz.

Ich bin versucht, den einen oder anderen Kollegen anzurufen und ihn zu fragen, ob er wirklich noch ganz bei Sinnen ist. Doch ich kann mich zügeln. Das hätte sowieso keine Wirkung erzielt und im Zweifel nur noch mehr Öl ins Feuer gegossen. Die gezeigte Grundeinstellung werde auch ich nicht ändern. Und so nehme ich mir vor, in den nächsten Tagen und Wochen genau das Gegenteil von dem zu machen: Kulant sein, wo es nur geht. Im Zweifel gebe ich auch der langjährigen Kundin, die ebenso wie ein unbekannter älterer Herr plötzlich vor mir steht, die gewünschten Masken ohne viel Aufhebens zu machen, ab. Auch, wenn sie das geforderte Mindestalter noch nicht erreicht hat oder er sich we-gen seines vergessenen Ausweises nicht eindeutig als anspruchsberech-tigt identifizieren kann.

Wenn wir wissen, dass unsere Kunden in prekären Verhältnissen le-ben, sie Angehörige zu pflegen oder beruflich und privat besonders vie-le Kontakte haben, erhalten sie auch mehr als die ausgelobten drei Mas-ken. Wir handhaben das flexibel, verstehen und nutzen die Pauschalvergütung als unvorhergesehenen Gratis-Werbekostenzuschuss seitens des Staates. Mit Sicherheit sind auch vereinzelt schwarze Schafe unter unseren Kunden gewesen, die Apotheken-Hopping betrieben haben und sich in verschiedensten Apotheken bedient haben. Das kann man nicht verhindern. Wer es darauf anlegt, wird immer einen Weg finden, die Regeln zu umgehen. Daher mache ich mir darüber keine großen Gedanken.

Schließlich verdienen wir Apotheken mit der Maskenverteilung bei aller Großzügigkeit auch gutes Geld. Das gehört zur Wahrheit dazu und das sage ich auch in der gebotenen Demut. Denn auch wenn wir als Apotheke mit der Gesundheit im Guten wie der Krankheit im Bösen unser Geld verdienen, so habe ich nie gewollt, als Krisengewinner in der Pandemie bezeichnet und dargestellt zu werden. Aber auch dieses Zerrbild muss erklärt und in Teilen gerade gezogen werden.

In unserem ganz speziellen Fall verdienen wir das Geld sicher nicht mit der zuvor beschriebenen Aktion im Dezember, spätestens aber mit dem Einlösen der Maskencoupons in den ersten Wochen des neuen Jahres 2021. Für sechs Masken erstattet der Bund 36 Euro. Bei wöchentlich fallenden Maskenpreisen ein lohnendes Geschäft für alle Apotheken. Befeuert wird die gute Ertragslage mit allerlei Aktionen, die sich die Apotheken bundesweit ausdenken, um möglichst viele Kunden in ihre Apotheken zu locken und zur Einlösung ihrer Coupons zu bewegen. Während manche für einen Maskenbotendienst werben, versuchen andere, mit kostenlosen Zugaben oder dem Verzicht auf die Gebühr von zwei Euro Erfolg zu haben. Ein Kölner Kollege übertreibt es. Er lässt Tausende Werbeschreiben samt Antwortkarte an Menschen über 60 Jahre versenden. Das Angebot: die kostenlose Lieferung der Masken und ein zusätzlicher Erlass der Zuzahlungsgebühr. Die Sache hat nur einen Haken: Diese Schreiben gehen nicht nur an seine Stammkunden, sondern auch an Adressen, die er zuvor bei einem professionellen Anbieter erworben hat, der auch gleich den Versand der Schreiben mit übernimmt. Vor allem die Kölner Apotheken sind erbost über die Aktion. So lässt sich ein Inhaber einer Kölner Apotheke bei »Apotheke Adhoc« wie folgt zitieren: »Da kommen Senioren zu uns und fragen, was das ist. Die fragen sich, wo eine Apotheke, die sie gar nicht kennen, ihre Adresse herhat.« Und nicht nur das: Die Briefe gehen in Einzelfällen auch an Empfänger, die gar nicht mehr am Leben sind. »Das war bei uns zweimal der Fall. Ein Kunde hat uns gefragt, warum seine Frau so einen Brief bekommt, die sei seit einem halben Jahr tot.«

Bei solchen Meldungen ist es dann auch nicht weiter verwunderlich, dass das Ministerium nach den ersten Wochen dieser Aktion und der Überprüfung der Marktsituation die Vergütung ab dem 10. Februar 2021 drastisch nach unten hin anpasst. Um mehr als ein Drittel wird die Vergütung gekürzt. Ab sofort gibt es für die Apotheken nur noch 3,30 Euro pro Maske.

Der Aufschrei innerhalb des Berufsstandes ist groß. Schnell wird von einem »Vertrauensverlust in die Politik«, einem »fatalen Signal an alle Kollegen« oder gar einem »gebrochenen Versprechen des Ministers« gesprochen. Ich selbst kann die Aufregung nicht verstehen. Wer klug ist, umsichtig handelt und nur ein ganz klein wenig verstanden hat, den Markt zu beobachten, kann trotz der gesunkenen Vergütung weiterhin gutes Geld verdienen.

Mein großer Fehler ist, dass ich das auch deutlich sage. Und zwar dem Recherchenetzwerk von WDR, NDR und »Süddeutscher Zeitung«. Zwar wähle ich meine Worte beim Fernsehinterview mit Bedacht, doch dass ich mir bei meinen Kollegen keine Freunde machen werde, weiß ich schon vorher:

»Wenn man es aus heutiger Sicht betrachtet, sind sechs Euro zu viel gewesen. Der Bund hätte es einfacher und kosteneffizienter haben können, wenn er die Masken selbst eingekauft und verschickt hätte, statt erst über die Bundesdruckerei teure Coupons zu bestellen.«

Die Wut der Kollegen entlädt sich in den kommenden Tagen jedoch nicht an mir, sondern an meinem Berliner Kollegen Hartmut Groß, den ich, wie es der Zufall will, vor ein paar Jahren an anderer Stelle kennenlernen durfte. Damals war er bei mir zu Besuch, um gemeinsam mit dem Inhaber eines bundesweit agierenden Abrechnungsdienstleisters für deren Dienstleistung zu werben. Dieser Zufall zeigt einmal mehr: Die Apothekenwelt ist ein Dorf.

Hier und heute hat Hartmut Groß sich jedoch zu der folgenschweren und ihm von dem Großteil der Kollegen übel genommenen Aussagen hinreißen lassen, dass die Rechnung »sehr gut aufgegangen« sei, oder, wenn man schon dabei ist, ein bisschen klarer formuliert: »Wir haben uns dumm und dämlich verdient.«

So hätte ich es niemals formuliert. Aber in Teilen hat er dennoch recht. Der Gewinn aus der Maskenverteilung sorgt bei vielen Kollegen dafür, dass die Verluste, die wir Apotheken im Winter 2020/2021 allein aufgrund der Tatsache erleiden, dass sich niemand eine Erkältung einfängt und die Grippesaison nicht existent ist, zumindest aufgewogen werden.

Wenn nicht woanders, so kann zumindest an den Apothekenumsätzen im Winter 2020/2021 der positive Effekt der Abstands- und Hygieneregeln sowie des Tragens von Masken belegt werden. Denn anders als noch vor Jahresfrist behauptet, kann das Virus eben doch über die Atemluft übertragen werden. Ich wünsche niemandem eine schwere Erkrankung oder chronisches Leid. Aber der regelmäßige kleine Schnupfen tut der Apotheke gut. Er ist das feste Fundament unseres Daseins.

# Kapitel 12

## Spendenaktion – FFP2-Masken, wohin man blickt

*»Das ist eine super Aktion, mit der man sich schützt*
*und gleichzeitig etwas Gutes tun kann.*
*Das unterstützen wir als Deutschlandachter.«*

Richard Schmidt,
Ruderolympiasieger 2012 und Silbermedaillengewinner 2016 und 2020,
24. Januar 2021

Während der Maskenausgabe im Dezember 2020 haben wir auch immer wieder Gespräche mit Kunden und Personen geführt, die sich vom Staat zurückgesetzt fühlten, weil sie selbst nicht anspruchsberechtigt waren. Dazu gehören zum Beispiel Menschen, die im Niedriglohnsektor arbeiten, in Lagerhallen Pakete sortieren oder nachts Taxi fahren. Aber auch alleinerziehende Mütter und Väter, die es schon in normalen Zeiten schwer haben, mit nur einem Gehalt zurechtzukommen. Wenn sie dann – wie in Zeiten der Pandemie vielfach geschehen – noch dazu von ihren Arbeitgebern in Kurzarbeit geschickt werden oder ihren Job hintanstellen müssen, weil sie aufgrund von Schulschließungen die Kinderbetreuung übernehmen müssen, reicht das Geld teilweise schon nicht mehr für eine warme Mahlzeit am Tag.

Allen ist gemeinsam, dass ihr Geldbeutel es nicht hergibt, bei aufgerufenen Marktpreisen von zwei bis fünf Euro pro FFP2-Maske eigenständig für ihren Gesundheitsschutz sorgen zu können. Selbst bei Empfängern von Arbeitslosengeld II hat sich die Bundesregierung irgendwann dazu entschieden, dass sie ihnen den Anspruch auf zehn FFP2-Schutzmasken zugesteht. Doch es gibt viele andere, die durch jedes Raster an Unterstützung fallen.

Dass man nicht für jede Konstellation die richtige Lösung finden wird, ist mir bewusst. Dennoch bin ich wie schon zu Beginn der Pandemie erschrocken darüber, dass ausgerechnet die Schwächsten in unserer Gesellschaft vergessen werden. Es fehlt nicht nur in Berlin das Bewusstsein für die Nöte und Sorgen der Schwachen. Gemeinsam beschließen mein Bruder Julius und ich, dass wir zumindest im Kleinen, hier vor Ort, ein Zeichen setzen und für ein wenig Gleichberechtigung sorgen möchten.

Zu Jahresbeginn 2021 können wir durch einen puren Zufall einen Restposten von knapp 20 000 FFP2-Masken bei einem Händler erwerben, der sich nach fast einem Jahr Pandemiegeschehen aus dem Maskengeschäft verabschieden will und uns seine restlichen Masken zu einem Spottpreis überlässt. Haben wir auch sonst versucht, den Maskenpreis moderat zu halten, haben wir das Instrument in der Hand, die Masken zu einem Preis abzugeben, der für jeden erschwinglich sein sollte.

Gleichzeitig wollen wir die Erträge dieser Aktion nicht einbehalten, sondern verschiedenen karitativen und sozialen Einrichtungen in der Region zukommen lassen. Als Preis setzen wir einen Euro pro Maske an. Wer mehr geben will, ist herzlich eingeladen, das zu tun. Nach Abzug des Einkaufspreises bleibt damit ein Ertrag von mindestens 25 Cent pro Maske, den wir spenden wollen. Alle weiteren mit der Aktion verbundenen Kosten tragen wir mit unseren gemeinsam vier Apotheken.

Und da wir mit der Aktion so viele Menschen wie möglich erreichen und unterstützen wollen, nutzen wir nicht nur die lokale Presse und die sozialen Medien, sondern holen uns zur Bewerbung auch prominente Unterstützung ins Boot. Darunter lokale Größen wie den Bürgermeister der Stadt Moers, der spontan zusagt, uns an einem Vormittag persönlich als Praktikant bei der Maskenausgabe in der Apotheke zu unterstützen. Er ist sich dabei auch nicht zu schade, in der Apotheke Kisten zu schleppen und damit für einen regelmäßigen Nachschub an Ware zu sorgen. Und auch die Bundesliga-Volleyballmannschaft des früheren Deutschen Meisters und Europacup-Siegers Moerser SC ist ebenso dabei wie die Drittliga-Handballer der HSG Krefeld Niederrhein. Für weitere überregionale Aufmerksamkeit sorgen Vox-Hundeprofi Martin Rütter, der aus verschiedenen TV-Formaten bekannte Moerser Detlef »Deffi« Steves sowie die Unterstützung des sogenannten Deutschlandachters. Das legendäre Flaggschiff des Deutschen Ruderverbandes ist eine der großen Medaillenhoffnung Deutschlands bei den kommenden Olympischen Spielen im Sommer 2021 in Tokio. Sie kaufen nicht nur Masken für ihren eigenen Trainingsbetrieb, sondern statten damit das ganze Ruderleistungszentrum in Dortmund aus.

Den Aktionszeitraum bemessen wir auf drei Wochen. Vom 18. Januar bis 5. Februar 2021 werden wir die FFP2-Masken anbieten. Und gibt ein Kunde mehr als einen Euro, wird der überschießende Betrag vollständig in den Spendentopf geworfen. Und die Aktion kommt an. Sind es am ersten Tag vor allem Moerser Bürger, die bei uns anstehen, um Masken zu erwerben, sorgen am 19. Januar am Morgen ein Bericht in der »Bild-Zeitung« und am Abend ein TV-Beitrag über unsere Aktion im Nachrichtenprogramm des WDR dafür, dass wir am nächsten Tag einen

Andrang haben, der selbst unsere Erfahrung aus der Maskenverteilaktion im Dezember um Längen überbietet. Schon weit vor der Öffnung hat sich eine fast 100 Meter lange Warteschlange vor unserer Apotheke und quer über den Marktplatz gebildet. Sie wächst über den Tag stetig an und zieht sich in der Spitze bis hinauf in die große Einkaufsstraße der Stadt, die Steinstraße. Bildaufnahmen dieses Tages, aufgenommen sowohl auf dem Platz als auch aus den Obergeschossen der Nachbargebäude, dokumentieren dabei eindrucksvoll, dass sich die Menschen in der langen Warteschlange, einer Perlenschnur gleich, vorbildlich und wie selbstverständlich an die geltenden Abstandsregeln halten. Das wird uns in diesen Tagen auch vom Ordnungsamt der Stadt wie auch von den immer wieder vorbeifahrenden Polizeistreifen bestätigt.

In der Apotheke sind wir an diesem Tag mit allen Mitarbeitern im Einsatz und bemühen uns nach Kräften, den Ansturm zu bewältigen. Dennoch können wir nicht verhindern, dass sich die Wartezeit immer weiter verlängert. Teilweise müssen die Kunden mehr als eine Stunde an diesem Gott sei Dank trockenen, aber doch sehr kalten Wintertag ausharren, um die FFP2-Masken erwerben zu können.

Der fröhlichen Stimmung tut das keinen Abbruch. Nicht ein einziges Mal müssen wir uns ob der langen Wartezeit böse Worte anhören. Stattdessen erhalten wir Lob für die Idee und in vielen Fällen runden die Kunden beim Bezahlen großzügig auf. Nicht wenige Kunden haben teilweise große Strapazen auf sich genommen, um zu uns zu kommen und die Aktion zu unterstützen. Angelockt von der Berichterstattung kommen sie aus dem Ruhrgebiet, aus Essen, Bochum und Oberhausen, aber auch aus dem fast eine Autostunde entfernten Münster oder den Städten am Rhein, Düsseldorf, Köln oder Bonn. Viele sind das erste Mal in Moers, die Spendenaktion macht es möglich.

Schon am Vormittag des ersten Tages trifft mich die Erkenntnis, dass unsere Maskenvorräte niemals bis zum Aktionsende am 5. Februar ausreichen werden. Man kann förmlich dabei zusehen, wie der Keller sich immer weiter leert. Und so verziehe ich mich sehr schnell wieder, um den benötigten Nachschub zu organisieren. Und das ist gar nicht so einfach. Zwar gibt es zahlreiche Angebote, die täglich das E-Mail-Postfach der Apotheke überschwemmen. Aber keines kann preislich überzeugen, sind sie doch alle deutlich teurer als der von uns aufgerufene Verkehrspreis. Erst am frühen Abend, mittlerweile habe ich zig Telefonate geführt, stellt sich endlich Erfolg ein. Ein Duisburger Händler hat noch eine größere Menge an Lager und ist bereit, sie uns zu einem annehmbaren Preis zu verkaufen. Und wie es der Zufall will, sitzt er nicht in Hamburg, München oder Berlin, sondern nur wenige Kilometer entfernt, noch dazu auf der gleichen Rheinseite.

Gemeinsam mit Florian Böttcher, mein schon bekannter Datenschutzbeauftragter, alle anderen Apothekenmitarbeiter sind schließlich weiterhin damit beschäftigt, die Warteschlangen abzuarbeiten, mache ich mich schleunigst auf den Weg zu der mir am Telefon genannten Adresse im Duisburger Gewerbegebiet. Dort angekommen, sind wir beide erst einmal ratlos. Eine wirkliche Firmenadresse gibt es nicht. Keine Klingel, kein sichtbarer Firmenname weist auf die Existenz des Händlers hin. Dass es mittlerweile stockdunkel geworden ist, kommt noch erschwerend hinzu. Ein paar Telefonate sorgen aber dafür, dass uns geholfen wird. Der Händler residiert in wenigen, temporär angemieteten Räumen eines großen Bürokomplexes ein paar Schritte weiter. In dem ersten Besprechungsraum, an dem wir vorbeilaufen, lungern zwei junge Kerle, keine 20 Jahre alt, herum. »Das da drüben sind ein paar Jungunternehmer, die ein Online-Business mit Masken aufmachen wollen«, lässt uns der Händler im Flur mit einem lässigen Wink zur Tür wissen. »Um die kümmere ich mich später. Heutzutage meint jeder, der halbwegs geradeaus laufen und ein Telefon bedienen kann, er sei dazu bestimmt, Masken zu verkaufen.« Meine eigene Meinung behalte ich vorsorglich für mich und auch Florian Böttcher hält in diesem Moment lieber seinen Mund. Sicher ist sicher. Wir wollen schließlich nur Masken kaufen und keine Grundsatzdiskussion über das heutige Unternehmertum an sich führen.

Die Masken lagern aber woanders, sein Lager hat der Händler ein paar Straßen weiter aufgebaut. Wir fahren gemeinsam hinüber. Als Lagerstätte dient ihm die angemietete Garage eines Self-Storage-Parks. Eine vor allem in den USA beliebte und verbreitete Art, seine persönlichen Habseligkeiten zu lagern, die heutzutage aber auch in immer mehr deutschen Städten zu finden ist. Nach einer kurzen Überprüfung der Ware machen wir die ganze Garage leer. Die noch wartenden Jungunternehmer werden zumindest heute keine Masken mehr bekommen.

Da sich bis zum Ende der ersten Aktionswoche immer noch nicht abzuzeichnen beginnt, dass sich der reißende Maskenabsatz in unseren Apotheken auf absehbare Zeit reduzieren wird, sind wir noch mehrmals gezwungen, weiteres Material herbeizuschaffen. Bei unserer Suche nach einer ausreichenden Zahl an Masken werden wir an den ungewöhnlichsten Orten fündig.

Der mit Abstand skurrilste Ort liegt mitten im Moerser Bahnhofsviertel. Zielsicher fahre ich mit meinen Fahrern zu der angegebenen Adresse, nur um verwundert feststellen zu müssen, dass wir vor einer abgeschlossenen Spielhalle stehen. Haben wir etwa die falsche Adresse notiert? Das ist doch die richtige Hausnummer, oder? Es hat alles seine Richtigkeit. Nach einem kurzen Telefonat wird eine Seitentür geöffnet. Nach zwei prüfenden Blicken nach links und rechts schlägt der Händler sie nach unserem Eintreten auch direkt wieder knallend zu.

In dem schummrigen Dämmerlicht offenbaren sich uns, nachdem sich unsere Augen an die Dunkelheit gewöhnt haben, Hunderte, nein Tausende an Kartonagen. Alle fein säuberlich auf Paletten gestapelt. »Nachdem die Spielhallen wegen Corona geschlossen worden sind, haben wir ein anderes Geschäftsfeld gesucht«, erklärt mir der Inhaber des Ladens. »Um genügend Flächen für die Masken zu haben, sind alle Spielautomaten abgebaut und ausrangiert worden.« Stolz verkündet er, dass derzeit zwei Millionen FFP2-Masken in diesem und einem weiteren Außenlager zur Verfügung stehen. Wöchentlich trifft weitere Ware ein. Er liefere mittlerweile auch bundesweit. Pflegeeinrichtungen, aber auch Behörden auf Landes- und kommunaler Ebene würden auf seine in der Türkei gefertigten Masken zurückgreifen. Unsere Aktion läuft zwar gut, aber die Millionengrenze werden wir nicht erreichen. Uns reichen daher schon mehrere Zehntausend FFP2-Masken. Ich möchte auch nicht riskieren, dass wir nach dem Ende des Hypes auf riesigen Mengen unverkaufter Ware sitzen bleiben. Schließlich wollen wir einen möglichst großen Ertrag aus der Aktion spenden. Wenn es in der Apotheke wieder knapp werden sollte, komme ich aber gern noch einmal wieder.

Am Ende der ersten Woche haben wir allein in der Adler-Apotheke knapp 70 000 FFP2-Masken abgegeben. Nach zwei Wochen sind es schon mehr als 135 000 Stück. Mitte der dritten und letzten Aktionswoche knacken wir die 200 000er-Marke. Und zwar deutlich. Am 5. Februar machen wir Kassensturz. Die Ausbeute ist gigantisch. In unseren vier Apotheken haben wir innerhalb von drei Wochen die unglaubliche Anzahl von fast einer Viertelmillion FFP2-Masken abgegeben und neben dem normalen Apothekenalltag weit mehr als zehntausend zusätzliche Kunden bedient. Der Stolz über diese Leistung ist allen anzusehen. Was waren das für aufregende Wochen! Wir haben hier etwas Einmaliges geschafft. Noch größer ist der Jubel allerdings, als wir nach stundenlangem Geldzählen und dem Abzug der Einkaufsrechnungen das Ergebnis verkünden können. Von meinem Bruder Julius und mir großzügig aufgerundet, steht die unglaubliche Spendensumme von 75 000 Euro fest. Bei manch einem Mitarbeiter sehe ich Tränen der Rührung und auch ich muss mehr als einmal schlucken. Mit einer solch großen Summe konnte niemand rechnen.

Natürlich habe ich schon nach den ersten Tagen gemerkt, dass wir die zu Beginn gesetzte Wunschmarke um ein Vielfaches übertreffen werden. Nicht zuletzt aufgrund der Tatsache, dass wir beim abendlichen Kassenabschluss unsere Tageseinnahmen nicht mehr in den sonst üblichen Mappen verstauen können, sondern pro Tag fast einen Schuhkarton benötigen. Die Lawine lässt sich nicht mehr aufhalten. Für unseren Apothekenbetrieb völlig atypisch hat die überwiegende Anzahl der Kunden aufgrund des geringen Artikelpreises bar gezahlt, noch dazu vor allem in kleinen Scheinen und Münzen. Da ich das viele Geld über Nacht nicht in der Apotheke lassen will, nehme ich die Bareinnahmen in diesen drei Wochen jeden Tag nach Ladenschluss mit nach Hause. Am Küchentisch sortiere und zähle ich Abend für Abend das Bargeld und bringe es am nächsten Morgen in geordneten Bündeln zurück in die Apotheke, von wo es dann den direkten Weg zur Bank nimmt.

Die schönste, aber auch schwerste Aufgabe liegt jedoch noch vor uns. Wir müssen die Auswahl treffen, welche Organisationen und Einrichtungen wir mit einem Geldsegen bedenken. Natürlich haben wir schon vor der Aktion ein paar bestimmte Initiativen im Auge gehabt. Mit der großen Summe von 75 000 Euro können wir aber noch deutlich mehr helfen. Insgesamt mehr als 20 Organisationen werden einen Beitrag für ihre wertvolle und unterstützenswerte Arbeit erhalten. Fast ein Drittel der Spendensumme geht direkt an die in Moers und der Region bekannte Charity-Aktion »Bewegen hilft«, deren Vorstand sich schon früh bereit erklärt hat, mit dem Geld viele kleine Initiativen zu unterstützen, die nicht so im Fokus der Öffentlichkeit stehen und den meisten daher unbekannt sind. Da auch dort, oft verborgen, wichtige ehrenamtliche Arbeit geleistet wird, ist es mir ein besonderes Anliegen, das mit dieser Geste zu würdigen.

Und natürlich wollen wir auch all denen Danke sagen, die zum Teil weite Wege auf sich genommen haben, um ihre Masken bei uns zu erwerben. Die immer wieder an den Tag gelegte Großzügigkeit unserer Kunden werden mein Team und ich nicht vergessen. Doch wie kann man sich bei fast zehntausend Kunden bedanken? Nach langen Tagen des Grübelns fasse ich den Entschluss, dass wir Danke sagen, indem wir etwas für unser Umfeld, die Stadtgemeinschaft tun werden. In den vergangenen Tagen und Wochen hat es in Moers zahlreiche Gesprächsgipfel zwischen der Stadtverwaltung, den politischen Parteien sowie Institutionen wie dem Einzelhandelsverband Niederrhein, der Immobilien- und Standortgemeinschaft Moers sowie den zahlreichen Moerser Einzelhändlern gegeben. Ziel der Gespräche war, Lösungsansätze für die Moerser Innenstadt und die durch die Pandemie wirtschaftlich schwer getroffene Geschäftswelt zu finden.

Also ist unser Dankeschön eine weitere Spende von 10 000 Euro an die Immobilien- und Standortgemeinschaft (ISG) Moers, um die Aufenthaltsqualität in der Innenstadt nach dem Ende der Pandemie wieder zu erhöhen. Gemeinsam mit dem ISG-Vorsitzenden beschließen wir, mit dem Geld nicht nur weitere Bäume in der Moerser Innenstadt zu illuminieren, sondern gezielt einzelne Aktionen zur Belebung der Moerser Innenstadt zu unterstützen. Gelebte Nachbarschaftshilfe, die hoffentlich allen ein klein wenig zugutekommt.

# Kapitel 13

## Impfstandort Moers –
## Wenn ein Impfzentrum nicht
## Impfzentrum heißen darf

*»Der Kreis Wesel zeichnet sich durch seine regionalen
Besonderheiten, unter anderem mit seiner Teilung durch
den Rhein, aus, auf die eingegangen werden muss.
Wir haben eine große Verantwortung gegenüber den
Menschen im Kreis Wesel und dieser gilt es,
gerecht zu werden.«*

Ingo Brohl,
Landrat des Kreises Wesel,
3. Februar 2021

Beginnend mit den Überlegungen, die Impfungen gegen Corona deutschlandweit gebündelt in sogenannten Impfzentren durchzuführen, habe ich schon sehr früh für einen zweiten linksrheinischen Standort neben der Kreisstadt Wesel geworben. Immer wieder habe ich mündlich und schriftlich informell darauf hingewiesen, dass ich einen zentralen Standort in Moers, am besten noch in fußläufiger Umgebung zu meinem Sterillabor, favorisieren würde.

Aus verschiedenen Gründen. Zunächst war die Überlegung, dass die Stadt Moers mit ihren allein mehr als 100 000 Einwohnern als größte Stadt des Landkreises fast ein Viertel der Gesamteinwohnerzahl des Kreises stellt. Wenn es neben der Kreisstadt Wesel, selbst nur rund 60 000 Einwohner groß, einen zweiten Standort an der linken Rheinseite geben soll, dann bitte dort, wo die meisten Menschen leben. Hinzu kommt, dass das Land Nordrhein-Westfalen zumindest in seinen ersten Überlegungen ausschließlich diejenigen Apotheken bei der Rekonstitution der Impfstoffe einbinden will, die Erfahrung in der Herstellung von sterilen Zubereitungen besitzen und über geeignete Laboratorien verfügen. Wie schon zuvor beschrieben, wird diese Idee aufgrund der Haltbarkeits- und Transportprobleme des BioNTech-Impfstoffes schnell wieder verworfen. Seinen Charme hat diese Option aber noch aus einem weiteren Grund besessen: Wird in den Impfzentren lediglich versucht, weitgehend aseptisch zu arbeiten, kann die Verwendungsfrist der aufgezogenen Spritzen durch den Herstellungsprozess in einem Sterillabor von zwei auf sechs Stunden und im Fall des Impfstoffes des US-amerikanischen Unternehmens Moderna sogar auf 19 Stunden erhöht werden.

Trotz der regelmäßigen Intervention des Landratsamtes und der gemeinsamen Protestinitiative der Bürgermeister der Städte und Gemeinden des Kreises lehnt die Landesregierung ein zweites Impfzentrum über viele Monate hinweg ab. Noch am 10. Februar 2021 heißt es aus der Düsseldorfer Staatskanzlei: »Beratungen zu möglichen weiteren Impfzentren finden derzeit nicht statt. Ein Impfzentrum pro Kreis und kreisfreier Stadt sei sinnvoll und effizient, insbesondere vor dem Hintergrund der freien Kapazitäten der Impfzentren angesichts des derzeit nur begrenzt verfügbaren Impfstoffs.«

Die Reaktion auf diese strikte Ablehnung der Landesregierung fällt erwartungsgemäß in den linksrheinischen Städten Moers, Kamp-Lintfort, Neukirchen-Vluyn und Rheinberg auf nicht viel Gegenliebe. Besonders der Bürgermeister von Kamp-Lintfort tut seinen Unmut kund: »Ich kann mich des Eindrucks nicht erwehren, dass sich das katastrophale Krisenmanagement auf Europa- und Bundesebene (zu wenig und zu spät bestellter Impfstoff) jetzt auf Landesebene fortzusetzen droht.« Alle Beteiligten gingen davon aus, dass ab dem Frühjahr deutlich mehr Impfstoff verfügbar sei. »Wollen wir allen Ernstes erst dann anfangen, in dem riesigen Flächenkreis Wesel über ein zweites Impfzentrum nachzudenken? Soll erst dann die erforderliche Logistik geschaffen werden?«

Ich bin komplett bei ihm. Denn täglich spreche ich mittlerweile mit älteren Kunden meiner Apotheke, die ein wohnortnahes Impfangebot dringend benötigen. Sei es, weil sie selbst nur noch eingeschränkt mobil sind oder keine Angehörigen mehr vorhanden sind, die sie nach Wesel fahren können. Nicht wenige scheuen die weiten Strecken und haben Furcht davor, sich auf dem langen Weg nach Wesel und zurück in den öffentlichen Verkehrsmitteln mit dem Coronavirus zu infizieren.

Keine vier Wochen später hat sich der Wind gedreht. Und zwar deutlich. Das Land Nordrhein-Westfalen gibt nun doch grünes Licht für einen zweiten Impfstandort im Kreis Wesel. Der lautstarke Protest auf allen Ebenen hat endlich Wirkung gezeigt. Für den Chefredakteur der »Neuen Ruhr Zeitung« ist die Sache klar: »Dass es einen zweiten Impfstandort im Kreis geben wird, ist [...] vielmehr der normativen Kraft des Faktischen geschuldet als der politischen Einsicht.«

Mir persönlich ist es egal, aus welchen Gründen der zweite Standort bewilligt wurde. Dass man darauf besteht, dass es nur Impfstandort und nicht Impfzentrum heißen darf, ist mir ebenso einerlei wie die Tatsache, dass der Moerser Standort dem Impfzentrum Wesel nachrangig zugeordnet ist. So kann man seitens der Landesregierung das Gesicht wahren und hat keinen Präzedenzfall geschaffen. Mit Fug und Recht kann weiter die Mär aufrechterhalten werden, dass es pro Landkreis oder kreisfreier Stadt nur ein Impfzentrum gibt.

Auch meine ganz persönlichen Interventionen haben Früchte getragen. Denn der Impfstandort wird direkt vor meiner Haustür aufgebaut. Auf dem Gelände des Krankenhauses St. Josef in Moers, quasi an meinen Labortrakt angebaut. Es freut mich, dass der Kreis unumwunden zugibt, die Wahl für den Standort sei neben weiteren fachlichen Erwägungen auch deshalb gefallen, weil dort ein privates, hochwertiges pharmazeutisches Labor für die erforderliche Aufbereitung des BioN-Tech-Impfstoffes bereits vorhanden ist. Denn ich habe meine ursprüngliche Zusage erneuert, dem Kreis, sollte ein Standort in Moers kommen, meine personellen und räumlichen Ressourcen zur Verfügung zu stellen und die Impfstoffherstellung zu übernehmen. Weil die Einrichtung und der Unterhalt eines Labors für den Impfstandort damit entfallen, spart das Land sogar einen sechsstelligen Betrag.

Und auch sonst ist der Standort auf dem Krankenhausparkplatz ideal. Mit einer Bushaltestelle vor der Tür sowie einem Parkhaus um die Ecke wird es keine Schwierigkeiten für die Bürger geben, den Standort zu erreichen. Ein ebenso großer Vorteil ist die Nähe zum Krankenhaus mit seiner zentralen Notaufnahme sowie den zahlreichen niedergelassenen Praxen in den zwei Ärztehäusern auf dem Gelände. Als ich erfahren darf, dass mit Hennes Wagner der Chef des Moerser Ordnungsamtes die Leitung des Impfstandortes soll, bin ich vollends von dem Gelingen überzeugt. Da ich ihn schon länger kenne, weiß ich, dass wir hier – ähnlich wie im Impfzentrum in Wesel – einen Mann der Tat haben, der sachorientiert und vor allem pragmatisch an die Sache herangehen wird.

Bei aller Freude holt mich ein Anruf aus Düsseldorf wieder auf den Boden der Tatsachen zurück. Es ist die Apothekerkammer Nordrhein, deren Geschäftsführung an diesem 2. März 2021 wohl auch die Zeitung gelesen hat. »Herr Krivec, können Sie uns bitte verraten, wie es sein kann, dass Sie exklusiv für den Impfstandort in Moers arbeiten? Davon wissen wir gar nichts. Sie sollten doch wissen, dass die Personalplanung im pharmazeutischen Bereich gemäß den mit dem Land geschlossenen Verträgen allein bei der Apothekerkammer liegt.« Verwundert gucke ich mich in meinem menschenleeren Büro um. Hat man die Kammer wirklich nicht informiert? Da ich das nicht ausschließen kann, ist meine Antwort so kurz wie ehrlich: »Weil der Kreis Wesel mich gefragt hat und ich ›Ja‹ gesagt habe.« Doch dieses Eingeständnis stellt die Kammer ebenso wenig zufrieden wie mein Einwand verfängt, dass es – wie ich aus eigener Erfahrung weiß – doch schon für das Impfzentrum in Wesel nicht ganz einfach gewesen sei, Personal zu finden. Diese Sorgen kann ich ihnen nun vollständig nehmen. Ich habe das Gefühl, dass sie bei der Kammer, der auch ich angehöre, viel mehr enttäuscht und wütend darüber sind, bei der Entscheidungsfindung übergangen worden zu sein, als dass ich hier eine Exklusivität erfahre, die es sonst nirgendwo gibt. Durch die Kommunikationspanne unsererseits wurde wohl der Eindruck erweckt, die der Apothekerkammer zugedachte Aufgabe sei obsolet.

Mit tut es aufrichtig leid, dass es so unrund gelaufen ist. Das sage ich ihnen auch sofort. Doch ich war in die Beschlussfassung auf Kreis- und Landesebene ebenso wenig eingebunden wie in die endgültige Auswahl des Standortes. Schließlich waren zahlreiche mögliche Standorte im Rennen. Als mich die Anfrage vom Kreis erreicht, ob ich die fast ein halbes Jahr zurückliegende Zusage zur Impfstoffherstellung aufrechterhalten kann, bin ich der festen Meinung gewesen, dass das mit Wissen der Apothekerkammer und des Landes geschehen ist. Ein Irrtum, wie sich spätestens jetzt herausgestellt hat. In der Zwischenzeit hat auch das Landesministerium, sicher von der Apothekerkammer auf die Vorkommnisse angesprochen, beim Landkreis nachgefragt, warum solche Entscheidungen gefällt werden.

Ich entschuldige mich mehrmals für diesen Affront bei der Apothekerkammer und versuche, die Wogen zu glätten, so gut es geht. Damit alle ihr Gesicht wahren und auch die in ganz Nordrhein-Westfalen eingeschlagenen Pfade weiter einheitlich begangen werden können, akzeptiere ich daher auch, dass ich in meinen eigenen vier Wänden nicht als pharmazeutische Leitung tätig sein darf, sondern mir ein Kollege als Aufpasser vor die Nase gesetzt wird. Es ist Hendrik Lissen, nunmehr der fünfte Pharmazeutische Leiter für den Kreis Wesel, der in den nächsten Monaten für den Standort Moers verantwortlich sein wird.

Ich mache drei Kreuze. Damit kann ich gut leben, denn bei unseren bisherigen Begegnungen habe ich ihn als ebenso pragmatisch denkenden wie unprätentiös handelnden Kollegen erlebt. Nicht zuletzt war er noch wenige Wochen zuvor einer derjenigen, die mir Rückendeckung in Impfzentrum in Wesel gegeben haben. Hätte man mir das weibliche ABC-Triumvirat aus Wesel wieder vor die Nase gesetzt, meine Reaktion wäre sicher ganz anders ausgefallen. Und der bisher von Hendrik Lissen gewonnene und zuvor beschriebene Eindruck täuscht mich nicht, als ich ihn anrufe, um ihn zu seiner neuen Aufgabe zu beglückwünschen.

»Simon, du kennst dein Labor viel besser als ich. Du musst keine Sorge davor haben, dass ich mich in eure betriebsinternen Arbeitsabläufe einmischen werde. Ich bin mit der Arbeit im Impfzentrum in Wesel und in meinen Apotheken auch schon mehr als genug ausgelastet. Lass uns regelmäßig telefonieren. Wenn Probleme da sind, versuche ich, euch zu helfen. Ansonsten habt ihr vor mir Ruhe.«

Ein Mann, ein Wort. Und in der Nachschau kann ich sagen, er hat Wort gehalten. Nur ein einziges Mal ist er bei uns vor Ort gewesen. Das ist der Tag, an dem der Geschäftsführer der Apothekerkammer Nordrhein sowohl dem Impfzentrum in Wesel als auch unserem Sterillabor einen Besuch abstattet und den neuen Standort in Moers in Augenschein nehmen möchte. Ich selbst bin nicht dabei, aber laut den Aussagen meiner Laborleiterin Sandra Greiss war er sehr zufrieden über den technischen Zustand des Labors und die kurzen Wege vor Ort. Ich nehme mir vor, die Mitarbeiter der Apothekerkammer ab sofort mehr einzubinden. Wenn man sich abgeholt fühlt, ist das Miteinander viel leichter. Und so ist es dann auch. Nach den anfänglichen Schwierigkeiten gibt es absolut keine Nebengeräusche mehr.

Nur am 6. Mai 2021 ist plötzlich alles anders. Dass etwas nicht stimmt, merke ich schon in dem Moment, als ich an diesem Tag mein Sterillabor betrete. Für den Außenstehenden nicht zu sehen, spüre ich eine Anspannung, die über der Szenerie liegt.

Und so dauert es auch nicht lange, bis eine offenkundig vor dem Platzen stehende Sandra Greiss mich abfängt und bittet, kurz unter vier Augen mit mir sprechen zu dürfen. Noch bevor die Tür zu ihrem Büro vollständig geschlossen ist, sprudelt es aus ihr heraus: »Ich mache ja wirklich alles mit, aber irgendwann reicht es. Die haben doch einen Knall. Hier kann jeder lesen und schreiben.« Ich schaue sie verdutzt an, denn mit diesen Halbinformationen kann ich nun wirklich gar nichts anfangen. Froh, ihren Frust loswerden zu können, wird sie aber zunehmend präziser.

Es gibt seit heute eine neue Anordnung aus dem Impfzentrum in Wesel, der zwingend Folge zu leisten ist, da der Moerser Impfstandort dem Impfzentrum in Wesel schließlich untergeordnet sei. Ein Appendix ohne eigene Entscheidungsgewalt. So wird es unterschwellig von Frau B., die ich ebenso wie ihre Kolleginnen aus dem pharmazeutischen Leitungsteam fast schon vergessen hatte, befohlen. Auf dem Mist dieses ABC-Triumvirates ist daher auch die folgende Anweisung gewachsen, die an diesem Tag eher einem ABC-Alarm im Labor gleichkommt.

Zwar haben wir nicht mit einem Angriff von atomaren, biologischen oder chemischen Kampfstoffen zu rechnen, nach dem Gesichtsausdruck meiner Laborleiterin zu urteilen sind wir davon jedoch nicht weit entfernt.

In einer eiligst einberufenen Videokonferenz sei von den Pharmazeutischen Leiterinnen entschieden worden, dass für die im Labor stattfindenden Dokumentationsprozesse der nun vier verschiedenen Impfstoffe ab sofort auch unterschiedliche Papierfarben zu verwenden seien. Ernsthaft? Während ich sie mehr als perplex anschaue, fährt meine Laborleiterin ungerührt fort: Die Farbe Rot sei ausschließlich für den Moderna-Impfstoff zu verwenden. Grünes Papier sei AstraZeneca vorbehalten, Gelb dem Janssen-Vakzin. Nur bei dem BioNTech-Impfstoff ändert sich nichts. Hier ist weiterhin weiß die Farbe der Wahl.

»Wenn ich das hier bei uns im Labor anordne, denken die Mitarbeiter doch, wir haben sie jetzt endgültig nicht mehr alle. Damit machen wir uns doch nur lächerlich. Wir stellen hier seit Jahrzehnten täglich Hunderte individuelle Rezepturen her. Und jetzt sollen wir buntes Papier kaufen und x-mal am Tag das Druckerpapier wechseln?«

Ich kann sie verstehen. Für unsere eingespielten Betriebsabläufe ist das absolut übertrieben. Dass unsere Labormitarbeiter, die bisher jede

Wendung klaglos mitgetragen haben und nun seit fast sechs Monaten wöchentlich Überstunden produzieren, irgendwann den Kaffee haben, kann ich nachvollziehen.

Dennoch beschleicht mich in diesem Moment das ungute Gefühl, dass im Labor des Weseler Impfzentrums deutlich mehr schiefläuft, als man zugeben will. Ansonsten ist eine solch hanebüchene Entscheidung schließlich purer Aktionismus. Es trifft sich daher gut, dass an diesem Morgen zufällig Joachim Kramm mit seinem umgerüsteten Notarztwagen bei uns vorbeikommt, um Impfstoffe abzuholen, die wir neben unserer Tätigkeit für den Moerser Impfstandort auch teilweise für das Impfzentrum Wesel herstellen. Warum die das nicht selbst in ihrem Labor können? Es liegt an der Haltbarkeit. Hergestellt in unseren zertifizierten und ständig überwachten Reinräumen sind die Spritzen deutlich länger haltbar als beim bloßen Aufziehen in dem provisorischen Labor in Wesel.

Und so nehme ich Joachim Kramm an diesem Vormittag kurz beiseite, um ihm mitzuteilen, dass wir uns der morgendlichen Anordnung aus Wesel verweigern werden. Sie passt schlichtweg nicht in unsere eingespielten Betriebsabläufe. Anders als in Wesel sind wir hier schließlich nicht exklusiv nur für die Corona-Impfungen zuständig, sondern müssen ebenfalls andere Belange im Blick behalten. Auch die Dokumentation der Herstellungen verbleibt grundsätzlich in unserem Besitz. Sollte jemand Fragen haben, sehen wir uns in der Lage, die gewünschten Informationen jederzeit bereitzustellen, unabhängig davon, auf welcher Papierfarbe sie gedruckt sind.

Er teilt mir unumwunden mit, dass er von einer solchen Entscheidung noch nichts gehört hätte. Nach mehrminütigem Schweigen entlädt sich die ganze Absurdität dieses Morgens in einem herzhaften Lachen. Ohne uns weiter auszutauschen, wird in diesem Moment die stillschweigende Übereinkunft getroffen, dass wir die Anordnung ignorieren.

An anderer Stelle versuche ich allerdings nach Kräften, den beiden für mich zuständigen Kammermitarbeiterinnen das Leben so angenehm wie möglich zu machen. Sie beide sind für die Einsatzplanung in mehreren Impfzentren des Landes zuständig und um ihren Job nicht zu beneiden. Ständig müssen neue Dienstpläne entworfen werden, wenn Mitarbeiter kurzfristig verhindert sind, sich wieder Änderungen bei den Öffnungszeiten ergeben haben oder ihnen im Zweifel auch mitgeteilt wird, dass Person XY für den ihr zugedachten Job im Labor absolut ungeeignet war. Ich selbst habe noch zu meiner Zeit im Impfzentrum in Wesel nur ein einziges Mal vehement darauf gedrängt, zwei Personen, eine Apothekerin und eine pharmazeutisch-technische Assistentin, in Zukunft nicht mehr einzuteilen. Zumindest nicht dann, wenn wir in der gleichen Schicht arbeiten sollen. Erstere scheint zu meinen, arbeiten sei die Aufgabe der anderen und sah ihre Aufgabe vornehmlich darin, die Mitarbeiter herumzukommandieren oder Kaffee zu trinken, während die von mir angesprochene pharmazeutisch-technische Assistentin an einem Vormittag zwei BioNTech-Fläschchen im wahrsten Sinne des Wortes in die Luft jagt. Diese stehen während des Rekonstitutionsprozesses unter einem so großen Überdruck, dass sie richtig entlüftet werden müssen, bevor man beginnt, die Spritzen aufzuziehen. Das steht in allen Verfahrungsanleitungen. Vergisst man es, schießt einem der gesamte Inhalt des Vials, einer Fontäne gleich, entgegen. Im Eifer des Gefechtes kann das jedem einmal passieren. Zweimal innerhalb weniger Stunden ist das allerdings grenzwertig. Ein absolutes No-Go ist aber die im Anschluss an das Malheur gestellte Frage, ob man den restlichen Inhalt, der wundersamer Weise noch im Vial verblieben ist, nicht doch noch weiterverwenden darf. Mit all diesen und vielen weiteren Problemen haben sich Frau Akdemir und Frau Kosta seit Jahresbeginn herumzuplagen. Da sollen sie es bei uns einfacher haben.

Ich teile ihnen daher schon weit im Voraus sowohl die immer neuen und wechselnden Öffnungszeiten des Moerser Standortes mit als auch den dafür voraussichtlich von mir benötigten Personalschlüssel. Ihre einzige Aufgabe besteht dann darin, die benötigten Slots freizugeben, die ich dann wieder selbstständig mit den Arbeitszeiten meiner Mitarbeiter fülle. Endgültig gewonnen habe ich, als ich ihnen mitteile, dass die Kammer die angefallenen Arbeitszeiten ausschließlich mit mir abrechnen muss. Betriebsintern haben wir uns zuvor geeinigt, nach welchem Verteilungsschlüssel die erwirtschafteten Gelder aus der Impftätigkeit ausgezahlt werden sollen. Normalerweise rechnet jeder Mitarbeiter seine Einsätze einzeln mit der Apothekerkammer ab. Je nach Impfzentrum können das mehrere Dutzend, manchmal auch mehr als 100 Gehaltsabrechnungen im Monat sein. In einem der wenigen persönlichen Telefonate bedankt sich die zuständige Kammermitarbeiterin Frau Kosta bei mir:»Bei Ihnen läuft das immer so entspannt. Wir müssen hier ja gar nichts tun.« Recht hat sie.

Anders als noch im Weseler Impfzentrum habe ich bei meiner Tätigkeit in Moers ein Heimspiel. Nicht, weil ich mich größtenteils in meinen eigenen Räumlichkeiten bewege, sondern weil ich die handelnden Menschen und das Umfeld seit Jahren, teilweise Jahrzehnten, kenne und einschätzen kann. Zudem sind die gesamten Dimensionen deutlich kleiner als in Wesel, räumlich und personell. Das fängt schon damit an, dass wir eine provisorisch auf dem Parkplatz des St.-Josef-Krankenhauses errichtete Zeltstadt sind und keine, wenn auch kurz vor dem Abriss stehende, Veranstaltungshalle mit zig Nebenräumen und allerlei technischem Schnickschnack. Wir haben keine eigene Küche, die uns versorgen kann, sondern leben in Containern, die bei kaltem Wetter kalt und bei heißem Wetter heiß sind. Den einzigen massiv gebauten Teil stellt mein Laborgebäude dar. Das war schließlich schon vorhanden.

Apropos Container: Als diese aufgestellt werden, bekomme ich es doch kurz mit der Angst zu tun. Um möglichst viel Licht zu erhalten, besitzt ein langer Verbindungsgang unseres Labortraktes statt eines normalen Daches eine spitz zulaufende Glaskuppel. Dieses vom Architekten des Krankenhauses ersonnene optische Highlight wird von den Kranfahrern, welche die Container über unseren Labortrakt hinweg auf ihren angestammten Platz stellen, entweder geflissentlich ignoriert oder komplett übersehen. Haarscharf verfehlt der tonnenschwere und sich frei in der Luft drehende Container diese Glaskonstruktion. Und ich bin nicht der Einzige, dem in diesem Moment die Spucke wegbleibt. Denn auch auf der anderen Seite des Gebäudes stehen zahlreiche Personen und beobachten das gerade noch gut gegangene Schauspiel. Darunter auch der frisch ernannte Leiter des Standortes, Hennes Wagner.

Gemeinsam mit seiner Stellvertreterin Renate Fluss sorgt er in der Zeit des Aufbaus und in den ersten Wochen der Impfungen für einen reibungslosen Betriebsablauf. Wenn es an manchen Stellen einmal hakt und wir einen Verbesserungsvorschlag machen wollen, finde ich bei ihnen dafür ebenso ein offenes Ohr wie für meine Klagen, wenn wieder alle Zuwegungen mit Falschparkern verstopft sind und eine Impfstoffanlieferung zu unserem Labor unmöglich gemacht wird. Und auch wenn man eine kurze Verschnaufpause nötig hat, ist ihr Büro die richtige Anlaufstelle. Gegen eine Zigarette, einen Kaffee oder in meinem Fall eine Cola haben sie nie etwas einzuwenden. Sonntags bedanke ich mich für das Vertrauen und die gute Zusammenarbeit ab und an mit einer Gratispizzalieferung, die wir gemeinsam essen. Die Bagatellgrenze für eine vermeintliche Beamtenbestechung wird ordnungsgemäß nicht überschritten.

Während Hennes Wagner uns nach einigen Wochen wieder verlassen muss, um wieder seiner eigentlichen Aufgabe nachzugehen, bleibt Renate Fluss dem Impfstandort bis zum Ende treu. Als Nachfolger für ihren abtrünnigen Kollegen kommt folgerichtig Johann Nottmann, der zuvor schon für die zahlreichen Einsatzkräfte der Johanniter-Unfall-Hilfe verantwortlich zeichnet, die rund um die Uhr die Betreuung der Impflinge übernehmen und überall da helfen, wo Not am Mann ist. Ganz besonders freue ich mich über die zufällige Parallele zwischen Johanns Namen und seinem Arbeitgeber. Besser geht es nicht.

Eine kompetentere Wahl als die drei hätte man für diese Aufgabe nicht treffen können. Sie alle haben das Herz am rechten Fleck und wissen mit der ihnen übertragenen Verantwortung umzugehen. Insgesamt ist der Impfstandort in Moers fast ein halbes Jahr, vom 19. April bis zum 30. September 2021, geöffnet. Dass es von allen Beteiligten richtig war, auf diesen zweiten Standort im Kreis zu pochen, zeigt allein die Tatsache, dass in diesen etwas weniger als sechs Monaten mehr als 30 000 Impfungen durchgeführt worden sind. Der Impfstandort ist ein Glücksfall für die Bürger der Stadt, nicht zuletzt für den älteren Herrn, der eines Abends ganz verstohlen unser Impfzelt betritt. Er möchte sich schnell impfen lassen. Einen Termin hat er nicht. Es muss aber wirklich schnell gehen. Er habe sich nämlich aus dem Haus schleichen müssen, weil sie Frau eine entschiedene Gegnerin der Corona-Impfungen sei. Da er sich aber schützen wolle, habe er jetzt den richtigen Moment abpassen können, um unbemerkt hierher zu kommen. Um keine Ehekrise zu riskieren, wird er selbstverständlich bevorzugt behandelt. Es ist für mich eine der liebsten Geschichten aus dem Impfgeschehen. Zeigt diese Anekdote doch erst recht die Ambivalenz, die täglich auftretenden Spannungen zwischen Impfbefürwortern und Impfgegnern. Mitten durch die Gesellschaft, im Zweifel auch durch die eigene Familie.

Dass es ein großer Fehler war, die Impfzentren trotz mahnender Worte von Experten bundesweit schon Ende September 2011 zu schließen, zeigt sich wenige Wochen später. Für meine Mitarbeiter ist die Schließung allerdings ein Segen. Bedeutet es nach mehr als neun Monaten Dauerstress, dass für einen kurzen Moment wieder ein Stück Normalität in unserem Alltag möglich ist. Man darf nicht vergessen: Egal, ob werktags, am Wochenende oder an den Feiertagen, wir sind immer gemeinsam im Einsatz, wenn es darum geht, die Impfkampagne am Leben zu erhalten. Wir sind im gesamten Kreisgebiet unterwegs, um die mobilen Impfteams zu unterstützen. Wir haben den Aufbau des Impfzentrums in Wesel begleitet und in den ersten acht Wochen einen Großteil der benötigten Zeiten mit unserem Personal abgedeckt. Fast sechs lange Monate haben wir den Impfstandort in Moers mitbetreut. An sieben Tagen in der Woche, wann immer nötig, sind wir da gewesen. Auch die Krankenhäuser und die ab dem Frühsommer in die Impfkampagne eintretenden Haus- und Facharztpraxen, die immer wieder auf unser Know-how zurückgreifen wollen, lassen wir nicht im Stich. Über Monate wird es allen voran Hannah Zwicker sein, die den Überblick behält und täglich, auch außerhalb der regulären Bürozeiten, alle Fragen der niedergelassenen Mediziner beantwortet. Weil sie oft das Unmögliche möglich macht, wird sie für viele Ärzte und Arztpraxen fester Bestandteil des Corona-Alltages. Sie mutiert dabei über die Zeit von der reinen Impfstoffmanagerin zum Kummerkasten, zur Seelsorgerin und im Endeffekt zur unverzichtbaren Helferin in der Not. Ich freue mich über die Anerkennung, die sie durch ihre Arbeit, allzu oft verborgen im Hintergrund, nun auch von Dritten erfährt.

Es ist der Abend des 30. September 2021 an dem wir die Türen des Moerser Impfstandortes endgültig zusperren. Ein emotionaler Moment für uns alle, unabhängig davon, welche Aufgabe wir gespielt haben. Es war eine schöne Zeit, da sind sich alle einig. Noch gehen wir ohne das Wissen auseinander, dass sich viele von uns, das Ärzteteam, die Apothekenmitarbeiter und die Hilfskräfte der Johanniter, schon sehr bald an anderer Stelle wieder zusammenfinden werden. Fürs Erste sind wir alle froh, unseren Beitrag im Kampf gegen das Coronavirus geleistet zu haben.

# Kapitel 14

## Impfstoffproblematik – Omen est nomen

*»Alle Mitgliedstaaten bekommen zur selben Zeit Zugang zu einem sicheren, wirksamen und erschwinglichen Impfstoff. Heute sehen wir, was wir gemeinsam erreichen können, wenn wir in einer starken europäischen Gesundheitsunion zusammenarbeiten.«*

Stella Kyriakides,
EU-Kommissarin für Gesundheit und Lebensmittelsicherheit,
21. Dezember 2020

Ab dem ersten Tag der Impfkampagne haben wir neben vielen anderen ungelösten Problemen auch immer wieder mit Schwierigkeiten bei den verschiedenen Impfstoffen gegen das SARS-CoV-2-Virus zu kämpfen. In den ersten Monaten des Jahres 2021 führt vor allem die noch vorherrschende Impfstoffknappheit regelmäßig zu hitzigen Diskussionen, nicht nur auf dem politischen Parkett und zur besten Sendezeit in den TV-Talkshows, sondern quer durch die Republik wird jetzt über die unterschiedlichen Qualitätsmerkmale der Impfstoffe zuweilen erbittert gestritten.

Urplötzlich hat Deutschland nicht mehr nur 80 Millionen Fußball-bundestrainer, sondern ebenso viele selbst ernannte Impfstoffexperten. Jeder weiß etwas Neues, das der Gegenüber noch nicht gehört hat. Ob in der Kneipe, auf dem Sportplatz oder im Supermarkt. Noch nie habe ich Menschen erlebt, wohlgemerkt medizinische Laien, die so leidenschaftlich über die aktuelle Studienlage, die Vor- und Nachteile der unterschiedlichen Wirkprinzipien und die postulierten Wirksamkeitsnachweise debattieren. Und die Medien geben ihr Übriges.

Vor allem ein Impfstoff hat es in der öffentlichen Wahrnehmung alles andere als leicht. Es ist das Covid-19-Vakzin des britisch-schwedischen Herstellers AstraZeneca, das von Beginn an mit einem Imageproblem in der Bevölkerung zu kämpfen hat. Zwar wird der Vektorimpfstoff schon seit Dezember 2020 in Großbritannien in großem Stil und ohne große Komplikationen eingesetzt, aber die immer wieder in den Medien hochgespielten Berichte über die geringere Wirksamkeit gegenüber seinen Pendants auf mRNA-Basis sorgen dafür, dass trotz der erteilten Zulassung durch die Europäische Arzneimittelbehörde die Skepsis der deutschen Bürger überwiegt.

Was viele Menschen zu diesem Zeitpunkt aber nicht verstehen oder verstehen wollen: Die Wirksamkeit bezieht sich nicht auf die Tatsache, sich nicht mit dem Virus zu infizieren, sondern darauf, bei einer Infektion keinen schweren Krankheitsverlauf durchzumachen. Eine Impfung sorgt schließlich nicht dafür, dass man anschließend einen imaginären Schutzschild mit sich trägt, der das Virus schon vor dem Eindringen in den Körper abfängt.

Erschwerend kommt hinzu, dass die Ständige Impfkommission (STI-KO) aufgrund von fehlendem Studienmaterial in den älteren Personengruppen eine Empfehlung ausschließlich zur Verwendung für Erwachsene bis zum 64. Lebensjahr ausspricht. Da hilft es auch nicht, dass führende Wissenschaftler, allen voran Thomas Mertens, der Chef der STIKO, extra öffentlich betonen, dass die eingeschränkte Empfehlung mitnichten ein Urteil über die Qualität des Impfstoffes darstellen würde.

Der subjektiven Wahrnehmung, dass es sich bei dem AstraZeneca-Impfstoff um ein Vakzin zweiter Klasse handelt, versucht man auf breiter Front entschieden entgegenzutreten. Das Präparat sei vielmehr massentauglich und aufgrund seiner einfachen Lagerung und Handhabung auch für die niedergelassenen Ärzte in den Praxen bestens geeignet. Aber der Schaden ist schon angerichtet.

Wäre das nicht genug, kommt es im März 2021 deutlich schlimmer. Schon zu Monatsanfang gibt es erste Berichte aus Großbritannien über einen möglichen Zusammenhang zwischen der Impfung mit dem Impfstoff des Unternehmens AstraZeneca und zeitnah auftretenden Sinusvenenthrombosen bei den Impflingen. Auch in Deutschland hat man die ersten Fälle beobachtet. Daraufhin setzt ein Staat nach dem anderen die Impfung mit dem Vakzin aus. Man will der Ursache dieser Fallberichte auf den Grund gehen und dann entscheiden, wie man weiter verfährt. Die Bundesrepublik Deutschland zieht am Montag, den 15. März 2021, die Notbremse. Bisher sind in Deutschland sieben Fälle bei 1,6 Millionen durchgeführten Impfungen aktenkundig.

Ich erfahre es auf dem Weg zu einem Geschäftstermin durch einen aufgeregten Anruf von Sandra Greiss. »Wissen Sie es schon, dass die Impfungen mit AstraZeneca gestoppt sind? Das läuft gerade als Eilmeldung über den Newsticker der ›Bild-Zeitung‹«, höre ich meine Laborleiterin über die Lautsprecher meines Autos sagen. Nein, wusste ich noch nicht. Hektisch versuche ich, Joachim Kramm aus dem Auto heraus im Weseler Impfzentrum zu erreichen. Ich weiß, dass an diesem Tag wieder Sonderimpfungen für Rettungskräfte, Feuerwehren, Lehrer und Pflegepersonal mit dem Impfstoff durchgeführt werden und er sicher während seiner Arbeit nicht die Zeit findet, regelmäßig die Nachrichtenlage zu checken. Als ich ihn an der Strippe habe, reagiert er im Stil eines in langen Jahren bei der Bundeswehr eingenordeten Soldaten: »Bevor ich hier nicht irgendwas Offizielles vom Land auf dem Schreibtisch liegen habe, wird hier gar nichts gestoppt.« Na gut, denke ich mir, ich habe mein Bestes versucht.

Meine beiden Mitarbeiterinnen, die an diesem Tag vor Ort waren, berichten mir am späten Abend, was sich an diesem Tag noch im Impfzentrum abgespielt hat. Es ist dabei der Fluch unserer Zeit, dass jede und jeder sofort und überall Zugriff auf die neuesten Informationen hat. So ist es auch dieses Mal. Bevor ein Mitarbeiter des Impfzentrums von der neuesten Entwicklung erfahren kann, ist die aktuelle Meldung schon wie ein Lauffeuer durch die vor der Niederrheinhalle auf ihre Impfung Wartenden gegangen. Als Pushnachricht auf dem Mobiltelefon, durch die Anrufe besorgter Angehöriger oder als Breaking News auf den Onlinenachrichtenseiten.

An den Anmeldeschaltern am Empfang müssen sich in diesem Moment, so wird mir weiter berichtet, abenteuerliche Szenen abgespielt haben: »Womit werde ich geimpft?« »Natürlich mit AstraZeneca.« »Auf keinen Fall. Das ist seit Neuestem verboten.« Der zur Klärung hinzugerufene Arzt, der den ganzen Vormittag auf den Impfstraßen tätig war und nicht auf dem neuesten Stand ist, heizt die Stimmung ungewollt weiter an: »Sie haben hier und heute die Möglichkeit, AstraZeneca zu bekommen oder zu gehen. Es zwingt Sie keiner. Dort ist die Tür.« Ich weiß, dass es jeden Tag Diskussionen über die verschiedenen Impfstoffe gibt und daher seitens des Impfpersonals nicht lange gefackelt wird, wenn jemand meint, über den für ihn bestimmten Impfstoff diskutieren zu müssen. Auf jeden Impfling, der den für ihn wartenden Impfstoff verweigert, kommen schließlich Tausende, die sich freuen würden, wären sie überhaupt schon dran. Sogenannter Impfneid macht sich breit. Der Vergleich mit anderen gehört zu unserem Menschsein, ist Teil des Evolutionsprozesses.

Der Arzt an diesem Tag wird durch die Apple-Watch eines Impflings, auf der er die neueste Meldung lesen kann, aufgeklärt. Parallel dazu scheint in diesen Minuten dann der offizielle Beschluss des Landes eingetroffen zu sein, denn nur Sekunden später reißt Joachim Kramm, außer Atem und wild gestikulierend, die Labortür auf: »Stopp, stopp, stopp! Kein Astra mehr aufziehen.« Abends können meine Mitarbeiterinnen über diese merkwürdige Situation herzlich lachen. In diesem Moment haben sie, Augenblicke zuvor noch tief in ihre Arbeit versunken, große Augen gemacht.

Ich mache niemandem einen Vorwurf für dieses Durcheinander. Außer einem: Bundesgesundheitsminister Jens Spahn. Wie kann man ohne Rücksprache mit den Ländern und der Vorabinformation der Impfzentren eine solche Entscheidung öffentlich kommunizieren? Das frage ich mich an diesem Tag mehr als einmal. Noch dazu, wenn man ganz genau weiß, dass alle Einsatzkräfte in den Impfzentren seit dem frühen Morgen Besseres zu tun haben, als ständig auf ihr Mobiltelefon oder auf die TV-Bildschirme zu schauen, um die neuesten Entwicklungen mitzubekommen. Wenn man eine Entscheidung dieser Tragweite veröffentlichen muss, dann doch bitte, bevor der Impftag startet oder nachdem er beendet ist. Nicht genug, dass man durch dieses Kommunikationsdesaster der Impfkampagne einen Bärendienst erweist und die Nachricht das Vertrauen der Bevölkerung in die Corona-Impfung weiter untergraben wird. Nein, viel schlimmer ist, man lässt durch diese völlig unnötige Harakiri-Aktion all diejenigen auflaufen, die sich Tag für Tag in den Impfzentren aufopfern, um den Laden am Laufen zu halten. Vor Ort sind es die zahlreichen Einsatzsatzkräfte, die sich völlig grundlos für das Durcheinander erklären müssen. Unberechtigterweise gelten sie vielen Impfzentrumsbesuchern jetzt als Deppen der Nation. Das haben sie nicht verdient.

Aber das ist leider noch nicht der Schlussstrich unter das Thema »AstraZeneca«. Zwei Wochen sind die Impfungen ausgesetzt, bis die STIKO am 30. März 2021 eine neue Empfehlung herausgibt: »Nach mehreren Beratungen hat die STIKO auch unter Hinzuziehung externer Expert:innen mehrheitlich entschieden, auf Basis der derzeit verfügbaren Daten zum Auftreten seltener, aber sehr schwerer thromboembolischer Nebenwirkungen die Covid-19-Vaccine AstraZeneca nur noch für Personen im Alter ab 60 Jahren zu empfehlen, da diese Nebenwirkung 4 bis

16 Tage nach der Impfung ganz überwiegend bei Personen im Alter <60 Jahren auftrat.«

Jetzt sind die Impfungen wieder erlaubt, wenn auch anders, quasi umgekehrt. Sind es vorher die Personen ab 65 Jahren, die keine Impfung mit dem Impfstoff erhalten sollen, werden es jetzt genau diese Personen sein, denen eine Impfung mit dem Präparat empfohlen wird. Ein weiteres kommunikatives Fiasko der Regierung. Das merken wir in den nächsten Tagen und Wochen sowohl im Impfzentrum als auch in der Apotheke. Die Verunsicherung in der Bevölkerung ist immens. Mehrmals täglich müssen wir Überzeugungsarbeit für die Impfung leisten und die Geschehnisse in den richtigen Blickwinkel rücken. An den ängstlichen Blicken und vielen gestellten Fragen merke ich ganz deutlich, dass wir in unserem Bemühen auf verlorenem Posten stehen.

Den nachhaltigen und aller Voraussicht nach irreparablen Imageschaden merken wir auch durch die mittlerweile in die Impfkampagne eingetretenen Hausarztpraxen. Hier lassen Patienten reihenweise Impftermine platzen, wenn sie erfahren, dass sie mit dem Impfstoff von AstraZeneca geimpft werden sollen. Fast täglich rufen uns die Arztpraxen aus der Nachbarschaft an und fragen an, ob wir noch Patienten kennen, die kurzfristig eine Impfung erhalten möchten. Es sei wieder ein Patient nicht zum vereinbarten Termin erschienen. Im Einzelfall können wir noch einen Kunden vermitteln, häufig müssen die Impfdosen in die Tonne wandern.

In der Öffentlichkeit kommt es erstmals zu größeren Verwerfungen. Vor allem viele junge Menschen empfinden das Verhalten der älteren Generation als unsolidarisch. Schließlich würden in dieser Altersgruppe die Vorteile einer Impfung mit AstraZeneca die möglichen Risiken deutlich überwiegen. Dennoch bleibt es dabei. Unsere Kühlschränke sind voll, der AstraZeneca-Impfstoff ist im Überfluss vorhanden. Doch Abnehmer dafür gibt es im Frühling 2021 kaum.

Das ändert sich erst Anfang Mai, als die Bundesregierung mitteilt, die Priorisierungsregeln und die Abstände zwischen Erst- und Zweitimpfung ab sofort flexibler zu handhaben. War beim Impfstoff von AstraZeneca ein Abstand von zwölf Wochen zwischen beiden Impfungen notwendig, ist es den Ärzten nun auch bei AstraZeneca gestattet, ab der vierten Woche, analog zu den mRNA-Impfstoffen, die Zweitimpfung vorzunehmen.

Die Maßnahme hat durchschlagenden Erfolg. Es sind die Jüngeren, die durch die Verkürzung des Impfabstandes und den gleichzeitigen Wegfall der Priorisierung vor dem Sommer noch schnell den Status »vollständig geimpft« erlangen wollen. Die möglichen Nebenwirkungen, einer der zuvor meistgenannten Gründe für die Ablehnung des Impfstoffes, scheint in diesem Moment keine Rolle mehr zu spielen. Trotz einer nicht vorhandenen STIKO-Empfehlung besteht für jüngere Menschen weiterhin die Möglichkeit, nach Abwägung der Risiken und Rücksprache mit den Ärzten, sich mit dem Impfstoff impfen zu lassen. Die EU-Zulassung gilt unverändert ab dem 18. Lebensjahr.

Ähnliches muss auch der Vektorimpfstoff von Janssen, oft auch nach dem Mutterkonzern als Johnson & Johnson bezeichnet, durchmachen. Als einziger Impfstoff hat er die Besonderheit, dass eine Impfung ausreicht, um den Status »vollständig geimpft« zu erhalten. Wirksamkeitsstudien sagen ihm jedoch die vermeintlich geringste Wirksamkeit nach. Er wird von den Behörden häufig für Personenkreise vorgeschlagen, bei denen die größten Unsicherheiten bestehen, dass auch spätere Zweitimpfungen sichergestellt sind. Und so kommt er meist bei Impfungen in Obdachlosenunterkünften, bei Drogenhilfe-Anlaufstellen und im Sommer in Betrieben mit besonders vielen ausländischen Saisonarbeitskräften zum Einsatz. Ansonsten ist er selten bis gar nicht gefragt. Das ändert sich schlagartig – wie kann es anders sein – vor dem Beginn der Sommerferien.

Da viele Länder nur noch für vollständig Geimpfte oder Genesene ihre Grenzen öffnen, versuchen viele noch rechtzeitig, diesen Status zu erlangen. Der einfachste Weg dahin führt über eine Impfung mit dem Janssen-Vakzin. Schon zwei Wochen danach hat man den Status als vollständig Geimpfter erreicht. Dass auch viele Bundesländer für diese Art der Impfung Werbung machen, tut ihr Übriges. So wirbt das bayerische Staatsministerium für Gesundheit und Pflege im Frühsommer auf seiner Webseite mit dem Slogan »Johnson & Johnson – Einmal gepikst, bevor du fliegst«.

Dass dieses Vorgehen Methode ist, können wir ab Mitte Juni 2021 hautnah in der Apotheke erleben. Denn statt den gelben Impfpass der WHO ständig mit sich tragen zu müssen, gibt es nun die Möglichkeit, sich einen europaweit auslesbaren QR-Code über seine Impfung erstellen zu lassen, der, auf dem Mobiltelefon gespeichert, als Nachweis genügt. Und da dieser Digitalisierungsvorgang wegen fehlender Schnittstellen der Arztpraxen und Impfzentren vorerst ausschließlich in den Apotheken möglich ist, bilden sich vor den Apotheken erneut lange Schlangen. Unter diesem Ansturm bricht der Server des vom Gesundheitsministerium beauftragten Dienstleisters IBM in den ersten Tagen komplett zusammen. IBM behauptet standhaft, dass das Problem nicht bei ihnen liege. Wer am Ende der Schuldige ist, kann nicht ermittelt werden. IBM, RKI und der Deutsche Apothekerverband spielen Pingpong bei der Frage, wer das Drama zu verantworten hat.

Natürlich haben wir auch schwarze Schafe unter den Kunden, die versuchen, ihre auf dem blühenden Schwarzmarkt erworbenen und teilweise sehr unprofessionell gefälschten Impfnachweise in der Apotheke vor Ort überspielen und damit legalisieren zu lassen. Viele davon können wir identifizieren. Mit Sicherheit werden aber einige mit dieser Masche durchgekommen sein. Bei so großer Nachfrage und der nötigen kriminellen Energie werden auch Profifälscher darunter gewesen sein, die ihr Handwerk verstehen. Am Ende muss das auch jeder für sich selbst verantworten. Eine Impfung schützt einen davor, schwer zu erkranken. Ein gefälschtes Gesundheitszeugnis ist keine Garantie dafür, ungeschoren und gesund durch die Pandemie zu kommen. Am Ende legt man sich auf diese Art und Weise erst recht in Gottes Hände. Ausgang ungewiss.

Genauso ungewiss war lange Zeit, ob zwei Impfungen für einen permanenten Impfschutz ausreichen würden. Schon im Sommer kamen die ersten mahnenden Stimmen auf, dass eine dritte Impfung, ein sogenannter Booster, aller Voraussicht nach nötig sein wird, um auch dem kommenden Winter mit möglichst geringen Corona-Fallzahlen zu begegnen. Grund war auch die sich seit April 2021 immer weiter ausbreitende Virusvariante Delta. Warum Delta? Es ist seit jeher so, dass die

Weltgesundheitsorganisation neu auftretende Virusvarianten entsprechend dem griechischen Alphabet benennt. Damit sollte ursprünglich verhindert werden, dass Orte, an denen ein Virus oder eine Virusvariante erstmals auftreten, öffentlich an den Pranger gestellt werden. Welche Auswirkungen so etwas haben kann, zeigen schließlich auch die Äußerungen von US-Präsident Donald Trump, der immer wieder statt vom neuen Coronavirus ganz bewusst vom »China-Virus« sprach.

Doch zurück zur Booster-Impfung. Neun Monate, so wurde im Sommer publik gemacht, sollten jedoch mindestens vergehen, bis ein erneuter Booster nötig sei. Für mich bedeutet das, dass ich, noch während die Impfzentren geöffnet sind, Mitte September 2021 meine dritte Impfung, die Booster-Impfung, erhalte.

Ich bin aber schon da skeptisch, wie eine Booster-Impfung allein bei den niedergelassenen Arztpraxen gestemmt werden kann. Nicht wenige Praxen klagen seit Monaten über eine permanente Überlastung durch die zusätzlichen Corona-Impfungen. Hinzu kommt immer noch eine große Anzahl derjenigen, die sich bislang nicht geimpft haben. Nie hätte ich es für möglich gehalten, dass am 30. September bei der Schließung der Impfzentren erst 68 Prozent der Bevölkerung eine Erstimpfung erhalten haben. Dass wir bei den Zweitimpfungen mit 64 Prozent nur marginal schlechter dastehen, bedeutet für mich, dass es neben denen, die aus gesundheitlichen Gründen nicht geimpft werden können, einen großen Anteil in der Bevölkerung gibt, der eine Impfung aus persönlichen oder ideologischen Gründen ablehnt. Will man diese Menschen erreichen, muss man das Impfangebot doch so niederschwellig wie möglich gestalten. Eine Schließung der Impfzentren ist dabei in meinen Augen das völlig falsche Signal.

Während die Impfkampagne nun also vor allem in den Arztpraxen des Landes und dezentral von den Kommunen fortgeführt werden soll, steigen die Inzidenzzahlen mit dem Beginn des Herbstes unaufhörlich an. Anscheinend hat die Schließung der Impfzentren, gepaart mit der doppelten Impfung, bei vielen das trügerische Signal ausgesendet, die Pandemie sei vorbei und Regeln müssten nicht mehr so streng befolgt werden. Da hilft es auch nicht, dass vonseiten des Gesundheitsministers empfohlen wird, die »Epidemische Lage von nationaler Tragweite« für beendet zu erklären. Sie war die Grundlage aller Einschränkungen und Maßnahmen in der Pandemie und wurde erstmalig im März 2020 beschlossen. Würde sie nicht erneut verlängert, würde sie am 30. November 2021 von sich aus auslaufen.

Ich stimme da eher Karl Lauterbach zu, der diese Maßnahme als falsches Signal bezeichnet: »Es klingt nach ›Freedom Day‹ durch den Minister.« Der Winter werde als Problem unterschätzt. Es brauche zunächst mehr Erfolg beim Impfen, eine sinkende Inzidenz und einen Schutz der Kinder.

Grundlegend falsch halte ich auch die Maßnahme, die Kostenübernahme der sogenannten Bürgertests zum 10. Oktober 2021 zurückzunehmen. Seit Mitte März 2021 hatten die Bürger laut Verordnung Anspruch darauf, sich mindestens einmal die Woche in einem Testzentrum, welches von der Gesundheitsbehörde genehmigt wurde, mit einem Antigenschnelltest auf eine mögliche Corona-Infektion hin testen zu lassen.

Betriebsintern führen wir diese Testungen schon seit dem Herbst 2020 regelmäßig durch. Um die Weihnachtstage 2020 haben wir diese dann auch erstmals unseren Kunden auf Selbstzahlerbasis angeboten. Nach dem Inkrafttreten der Verordnung bieten wir seit März 2021 auch die für den Bürger kostenfreien Schnelltests in einem extra eingerichteten Testzentrum an. Daher weiß ich, wie wichtig diese Schnelltests sind, um auch diejenigen zu identifizieren, die oft trotz vollständiger Impfreihe mit dem Virus infiziert sind. Denn fast ausschließlich sind es Menschen, die trotz Infektion keine Krankheitssymptome zeigen und das Virus unbemerkt, einem Superspreader gleich, weiterverbreiten.

# Kapitel 15

## Corona-Test I –
## Wenn eine Idee aus dem Ruder läuft

*»Egal, ob bei Masken oder beim Testen –
jeder, der die Pandemie nutzt,
um sich kriminell zu bereichern,
sollte sich schämen.«*

Jens Spahn,
Bundesminister der Gesundheit,
29. Mai 2021

Es ist irgendwann Ende Januar 2021, als mich Werner Benning während einer kurzen Pause im Impfzentrum beiseitenimmt. »Sag mal, ich habe im Urlaub einen Chinesen getroffen. Er besitzt die Vertriebsrechte für einen Antigenschnelltest zur professionellen Anwendung und hat mich gefragt, ob ich ihm nicht die Rechte für Deutschland abkaufen will. Ich wollte einfach nachfragen, ob das nicht etwas für dich wäre. Das könnte ein lohnendes Geschäft werden.«

Normalerweise bin ich neuen Ideen gegenüber aufgeschlossen. Allerdings ist mir der Markt an Corona-Schnelltests absolut unbekannt. Meine bisherigen Erfahrungen stützen sich auf die Verwendung der Testkits von zwei namhaften Pharmaherstellern, die ich selbst für die Testungen bei meinen Mitarbeitern verwende. Bei einem Kaffee analysieren wir das Für und Wider der Schnelltests. Grundsätzlich sehe ich den Bedarf an solchen Antigentests. Bisher sind die Testkassetten aber nur für den Gebrauch von professionellen Anwendern aus dem medizinischen Bereich zugelassen.

Bei uns in der Apotheke ist die bisherige Nachfrage von Kundenseite, die Weihnachtstage ausgenommen, auch sehr dürftig. Und wenn der Stückpreis von acht Euro für ein einzelnes Testkit auf lange Sicht Bestand hat, wird es auch zu keiner nennenswerten Nachfrage in der Zukunft kommen. Bisher sind diese in größerem Maßstab nur an neuralgischen Stellen, zum Beispiel in Altenheimen und Krankenhäusern, zum Einsatz gekommen. Die breite Bevölkerung hat ihren Nutzen noch nicht erkannt. Hinzu kommt, dass schon jetzt durchgesickert ist, dass sehr bald die ersten sogenannten Laientests zugelassen werden. Die sind frei verkäuflich und mit ihnen kann sich jeder in Eigenregie zu Hause auf eine mögliche Corona-Infektion hin testen. Außerdem glaube ich an den Nutzen der Impfkampagne. Warum stehen wir beide gerade im Impfzentrum und nicht woanders? Weil wir glauben, dass genau das der richtige Weg aus der Pandemie heraus ist. Spätestens, wenn alle doppelt geimpft sind, ist der Spuk vorüber und der Markt für Antigenschnelltests tot.

In diesem Moment fehlt mir schlicht die Fantasie, wohin sich die Pandemie in den nächsten Monaten noch entwickeln wird. Aber auch generell ist das einfach eine Nummer zu groß für mich. Allein schon finanziell. In meinen Augen werden die großen Pharmahersteller den Markt auch bei diesem Nischenprodukt sehr schnell dominieren. Und wenn die Zulassung für die angekündigten Laientests da ist, wird das Testmaterial in den Drogerien und Supermärkten zum Spottpreis verscherbelt.

Da hat dann wirklich niemand auf einen kleinen Apotheker aus Moers gewartet, der meint, im Konzert der Großen mitmischen zu müssen. Wäre es ein so lukratives Geschäft, krisensicher obendrein, würde der chinesische Händler sicher nicht versuchen, seine Vertriebsrechte zu verkaufen. Er hat vorab sicher seine eigenen Rechnungen aufgestellt.

Zudem plagen mich andere Sorgen. Ich muss mein Team sicher durch die Pandemie leiten und hoffen, dass wir während der nächsten Monate betriebsintern keine großen Ausfälle zu beklagen haben. Schon jetzt ist unser Personaltableau arg auf Kante genäht. Da ist meine ganze Kraft gefordert. Eine neue Baustelle kann ich mir nicht erlauben. Und da Werner Benning die Vertriebsrechte auch nicht allein erwerben möchte, sagen wir am nächsten Tag ab.

Es ist der 16. Februar 2021, keine drei Wochen ist das Gespräch her, als sich unsere aufgestellten Hypothesen wieder einmal als falsch erweisen. An diesem Tag tritt Bundesgesundheitsminister Jens Spahn vor die Presse und kündigt für den kommenden Monat den flächendeckenden Einsatz von Antigenschnelltests an: »Ab 1. März sollen alle Bürger kostenlos von geschultem Personal mit Antigenschnelltests getestet werden können.« Die Kommunen vor Ort können Testzentren, Apotheken oder Arztpraxen damit beauftragen, die Testungen durchzuführen. Zwar muss ein positives Schnelltestergebnis weiterhin im Labor durch einen PCR-Test bestätigt werden. Dennoch erhoffe man sich dadurch, die mögliche Dunkelziffer an unerkannt Positiven zu verringern.

Werner Benning und ich können es nicht fassen. Natürlich hat der chinesische Händler, den wir umgehend anrufen, keinerlei Interesse mehr daran, uns seine Vertriebslizenz abzugeben. Wir können aber gern unsere Tests bei ihm beziehen, wenn wir Bedarf haben sollten. Mit der Gewissheit, dass ab jetzt täglich zig Millionen Antigenschnelltests benötigt werden, sitzt er eindeutig auf der Poleposition.

Wie hat ein deutscher Fußballer es einmal treffend und doch sehr einfach formuliert: »Mal bist du der Hund, mal bist du der Baum.« Der Ärger über unsere große Vorsicht verfliegt schnell. Das Leben geht weiter. Und wer weiß, was es noch für sich hat, dass wir diesen Zug verpasst haben.

Bevor es losgehen kann, benötigt Jens Spahn für die Finanzierung seines neuerlichen und anscheinend wieder unabgestimmten Vorstoßes die Unterstützung seines Kabinettskollegen und SPD-Kanzlerkandidaten, Bundesfinanzminister Olaf Scholz. Schließlich wird die Testoffensive viele Milliarden an Kosten produzieren. Nach mehrtägigen Verhandlungen und der Zustimmung in der Ministerpräsidentenkonferenz verschickt das Bundesgesundheitsministerium am Sonntag, den 7. März 2021 die neugefasste Coronavirus-Testverordnung und schafft damit die Grundlage für die kostenlosen Bürgertestungen. Losgehen soll es eine Woche später, am 15. März.

In Nordrhein-Westfalen aber will man nicht mehr abwarten. Und das ist auch gut so. Seit der Ankündigung von Jens Spahn im Februar werden wir mit Anrufen und Anfragen geradezu bombardiert. Täglich werden es mehr. Alle wollen wissen, wann es denn endlich losgehen wird. Daher freue ich mich darüber, dass die Landesregierung noch am gleichen Tag als Reaktion auf die in Berlin verkündete Testverordnung umgehend eine Allgemeinverfügung erlässt, die regelt, dass unter anderem Apotheken, private Testzentren und andere Leistungsanbieter, die schon bisher Schnelltests auf Corona durchgeführt haben, ab sofort kostenlose Schnelltests anbieten und abrechnen können.

Der nordrhein-westfälische Gesundheitsminister Karl-Josef Laumann wird in der Pressemitteilung wie folgt zitiert: »Wir können jetzt sofort starten. […] Da ich weiß, dass viele Kommunen, Apotheken und andere Anbieter schon in den Startlöchern stehen und nur auf die Rechtssicherheit aus Berlin gewartet haben, bin ich zuversichtlich, dass wir das in Nordrhein-Westfalen schnell sicherstellen können.«

Damit hat er recht. Seit Tagen schon arbeite ich mit meinem Team daran, unsere Testkapazitäten auszubauen, um dem erwarteten Bedarf gerecht werden zu können. Da unsere Apothekenräume für das prognostizierte Kundenaufkommen nicht ausgelegt sind, wollen wir die Räume unseres seit mehr als einem Jahr ungenutzten Patientencafés in der Passage des Ärztehauses nebenan zu einem Testzentrum umwidmen. Bevor wir starten können, ist aber noch viel zu tun. Material haben wir noch genügend. Da wir seit Monaten betriebsintern testen, liegen noch einige Tausend an Testkits im Keller. An Schutzausrüstung für das Personal mangelt es ebenfalls nicht.

Mehr zu tun hat allerdings unsere IT-Abteilung. Sie hat den Auftrag bekommen, ein Onlinebuchungsportal ausfindig zu machen, über das wir Terminbuchungen annehmen können. Ebenso benötigen wir die technische Infrastruktur, um unseren Kunden das Ergebnis übermitteln zu können. Nach der Testverordnung kann das in Papierform oder elektronisch geschehen. Um die Verweildauer der Kunden vor und im Testzentrum auf ein Minimum zu reduzieren, soll die Ergebnismitteilung bei uns nach Möglichkeit auf elektronischem Wege erfolgen. Die Papierform soll, soweit möglich, der Einzelfall bleiben. Vorgesehen nur für unsere ältere Kundschaft und diejenigen, die mit der modernen Technik auf Kriegsfuß stehen. Da wir im Vorfeld nicht wissen können, wie viele positive Fälle wir herausfischen werden, möchte ich so verhindern, dass unser Testzentrum zu einem Superspreader-Event verkommt.

Noch am Sonntagnachmittag bauen wir das Mobiliar des Cafés aus. Nur die Theke bleibt stehen. Sie soll uns als Anmeldung dienen. Und auch die Tischlerei Davids + Schneider, die uns schon lange begleitet und ein Jahr zuvor auch unsere Plexiglas-Schutzscheiben in einer Nacht-und-Nebel-Aktion gefertigt und angebracht hat, steht wieder bereit. Damit wir am Montag pünktlich starten können, legen sie noch einmal eine Nachtschicht ein, um uns unsere Testkabinen zu zimmern. Um 7.30 Uhr am nächsten Morgen, kurz vor der geplanten Öffnung, sind sie fertig. Eine Punktlandung. Besser geht es nicht.

Bis zu diesem Zeitpunkt sind alle unsere Maßnahmen auf der Grundlage geschehen, dass wir eine Beauftragung durch das örtliche Gesundheitsamt erhalten. Da die Allgemeinverfügung erst am Vortag, noch dazu einem Sonntag, erlassen wurde, warte ich zunächst die Entwicklungen an diesem Montag ab, bevor ich die Mitarbeiter des örtlichen Gesundheitsamtes mit meinen Fragen überfalle. Sie werden heute sicher genug Anfragen bekommen. Außerdem heißt es eindeutig in der Verfügung, dass wir als Apotheke berechtigt sind, die Bürgertestungen anzubieten.

Seit dem frühen Morgen stehen die Bürger vor unserem Testzentrum Schlange, um sich testen zu lassen. Den ganzen Tag über beordere ich immer weiteres Personal aus der Apotheke ab, um dem Kundenaufkommen im Testzentrum gerecht zu werden. An den nächsten Tagen sieht es nicht anders aus. Es ist das Wort »mindestens«, das darüber entscheidet, dass bei uns die Hütte brennt. Mindestens einmal pro Woche darf man sich laut dem Verordnungstext kostenlos testen lassen. Aber was heißt das konkret? Das Ministerium für Arbeit, Gesundheit und Soziales in Nordrhein-Westfalen teilt auf WDR-Anfrage mit: »Mindestens einmal pro Woche‹ bedeutet, dass es sich hierbei um die Mindestanzahl an kostenlosen Tests handelt. Wie oft man sich tatsächlich kostenlos testen lassen kann, hängt von der Testkapazität der Teststellen ab. Solange Kapazitäten vorhanden sind, kann man sich im Prinzip auch täglich testen lassen.«

Am Ende der ersten Woche setze ich mich daher mit meinem Leitungsteam zusammen, um die nächsten Schritte zu planen. Als wichtigster Tagesordnungspunkt steht die Personalfrage im Raum. Wir können nicht dauerhaft unser pharmazeutisches Personal aus der Apotheke abziehen, wenn wir unserer eigentlichen Aufgabe weiter nachkommen wollen. Guter Rat ist teuer. Denn wir wollen definitiv ausschließlich geschultes Personal aus dem medizinischen Bereich einsetzen. Das ist zwar teuer, aber damit grenzen wir uns deutlich von anderen Testzentren ab, die die ganze Woche über wie Pilze aus dem Boden schießen. War vor Jahresfrist das Geschäft mit Masken en vogue, ist der neueste Schrei, ein eigenes Testzentrum zu eröffnen.

In den kommenden Wochen bin ich noch mehrfach erschrocken darüber, wer alles eine Betriebsgenehmigung erhält und jetzt offizielle Testzertifikate ausstellen darf. Es sind nicht wie ursprünglich angenommen nur die Apotheken, Arztpraxen, Krankenhäuser und Pflegedienste, die ihre eigenen Teststrukturen aufbauen. Wenn Sie es drauf anlegen, können Sie sich überall testen lassen. Zur nicht abschließenden Auswahl stehen im Zweifel eine weit über die Stadtgrenzen hinaus berüchtigte Shishabar, der Barbershop nahe der nächsten Bushaltestelle und die Pommesbude um die Ecke. Zwar verstehe ich das Ansinnen der Regierung, dass man versuchen will, das Testangebot so breit wie möglich zu streuen. Die Einhaltung und Überprüfung von gewissen Mindeststandards habe ich dann aber doch erwartet.

Umso wichtiger ist für uns die Personalfrage. Woher bekommen wir qualifiziertes Personal sowohl für das eigentliche Testen als auch für den Empfang? Wir möchten keine in kurzen Onlineschulungen angelernten Hilfskräfte, die mit dem Mindestlohn abgespeist werden, sondern fachlich ausgebildete Fachkräfte fürs Testen und mitten im Leben stehende Menschen, die im besten Fall Erfahrung im Kundenumgang besitzen. Anders als viele Teststellenbetreiber, die die Bürgertestungen nur als temporäre Einnahmequelle verstehen, haben wir schließlich unseren guten Ruf zu verlieren. Generell treibt das Teststellenbusiness schon in den ersten Tagen krude Blüten. So haben einzelne Teststellen junge Personen als sogenannte Purser akquiriert, die zufällig vor dem Ladenlokal vorbeieilende Passanten ansprechen und zur Durchführung eines Tests überreden wollen. Das kenne ich sonst nur von den Strandpromenaden in beliebten Urlaubsregionen, wo auf Teufel komm raus versucht wird, Gäste in die Lokalitäten zu locken. Wie dort üblich, erfolgt auch hier Vergütung wahrscheinlich auf Honorarbasis pro eingeworbenen Test. Dieser »Drückerkolonnen-Mentalität« (O-Ton eines Kunden) wollen wir etwas entgegensetzen.

Schon vor der Eröffnung des Testzentrums haben wir in den sozialen Medien nach Medizinstudenten, medizinisch-technischen Assistenten und pharmazeutisch-technischen Assistenten sowie Krankenschwestern und -pflegern gefahndet, die uns bei unserer Aufgabe unterstützen können. Jetzt müssen wir die Suche noch einmal forcieren. Vor allem die meist in den Kliniken und Pflegeheimen im Schichtdienst arbeitenden Krankenschwestern und Krankenpfleger haben wir ins Visier genommen. Bei jeder sich bietenden Gelegenheit bekommen meine Mitarbeiter die Aufgabe, bei Gesprächen mit dem Pflegepersonal in den Seniorenheimen und den Stationen in den Krankenhäusern für diese Tätigkeit auf Minijobbasis zu werben. Auch im Familien- und Freundeskreis suche ich nach Unterstützung. Letztlich haben wir mit dieser Maßnahme durchschlagenden Erfolg. Es ist meine Freundin, Ärztin im Krankenhaus, die fleißig Werbung auf der Station macht und für einen regen Zulauf sorgt. Neben der attraktiven Vergütung führt uns nicht zuletzt auch ihre Mund-zu-Mund-Propaganda weitere Arbeitskräfte zu.

Mit diesem Personalstamm haben wir dann die Möglichkeit, die Testkapazitäten, aber auch unsere Öffnungszeiten Woche für Woche immer weiter auszubauen. Am Ende haben wir an sieben Tagen in der Woche geöffnet, Wochenenden und Feiertage kennen wir nicht mehr. In Spitzenzeiten sind wir täglich 14 Stunden für unsere Kunden da. Von 7 Uhr morgens bis 21 Uhr abends kann man sich bei uns kostenlos testen lassen. Die Nachfrage ist ungebrochen. Termine, die wir zusätzlich in das Buchungstool einstellen, sind meist innerhalb von Minuten vergriffen. Und auch an der extra für das Testzentrum eingerichteten Telefonhotline ist sehr schnell kein Durchkommen mehr. Trotz der drei Mitarbeiterinnen, die wir abgestellt haben, um die telefonische Anfragenflut zu koordinieren.

Um den Druck aus dem Kessel zu nehmen, gibt es für uns nur einen Ausweg: Wir müssen den Kunden die Möglichkeit schaffen, dass sie auch spontan und ohne vorherige Terminbuchung zu uns kommen können. Dafür benötigen wir jedoch ein Tool, um schnell und unkompliziert die Daten der Kunden zu erfassen. Es nützt uns nichts, wenn wir das Problem nur verschieben und dann lange Warteschlangen an den Anmeldeschaltern die Folge sind. Denn wir sind verpflichtet, die Anspruchsberechtigung jedes einzelnen Kunden zu prüfen und zu dokumentieren.

Auf der Recherche nach einer geeigneten und datenschutzkonformen Erfassungssoftware stoßen wir auf den Abrechnungsdienstleister HMM Deutschland, eine Tochtergesellschaft der Deutschen Telekom, die gerade an genau so einer Lösung für den Veranstaltungs- und Freizeitsektor tüftelt, die uns auch vorschwebt. Was das Ganze so charmant macht: Sie hat ihren Firmensitz in Moers, nur wenige Straßen weiter. Wir bieten uns für ein Pilotprojekt an, um die sogenannte Immuny-App in der Praxis zu testen, und laufen bei der Geschäftsführung offene Türen ein. Und auch wir sind von der App mehr als angetan. Denn sie verspricht viel. Nach dem Anlegen seines persönlichen Benutzerprofils hinterlegt der Kunde dort einmalig alle für die Testung relevanten Daten, einschließlich einer Kopie seines Personalausweises. Nun muss er beim Betreten des Testzentrums nur noch sein Smartphone, mit dem aus seinen Daten individuell erstellten QR-Code vorzeigen. Nach dem Scannen haben wir sowohl Zugriff auf die persönlichen Daten als auch auf das hinterlegte Passbild. So können wir jeden Kunden zweifelsfrei identifizieren. Nach anfänglichen Startschwierigkeiten reduzieren wir die Durchlaufzeit pro Kunde schon kurze Zeit später auf unter zwei Minuten. Und auch die Ergebnismitteilung erfolgt darüber. Der Kunde erhält sein Ergebnis direkt in diese App, auf Wunsch auch automatisiert per E-Mail.

Ein weiteres, nicht weniger dringendes Problem können wir jedoch nicht so leicht lösen. Die Größe des ehemaligen Patientencafés reicht nicht mehr aus, um das hohe Testaufkommen zu bewältigen. Seit Tagen fahnde ich nach geeigneten Alternativräumlichkeiten in der Moerser Innenstadt. Ich spreche mit zahlreichen Hauseigentümern, Einzelhändlern und Gastronomen. Keiner kann mir helfen. Fündig werde ich schließlich bei der Sparkasse am Niederrhein. Das dort normalerweise für Sparkassen-Veranstaltungen genutzte Mitarbeitercasino ist seit Beginn der Pandemie verwaist. Mit seinen über 400 Quadratmetern Fläche in zentralster Lage, Parkplätzen direkt vor der Haustür und mehreren Ein- und Ausgängen ist es für unsere Bedürfnisse ideal. Hinzu kommt, dass der Vorstand der Sparkasse uns seine Flächen nicht nur auf unbestimmte Zeit zur Verfügung stellen möchte, sondern das Ganze auch entgeltfrei. Bei so viel Großzügigkeit möchte ich nicht hintenanstehen. Und so biete ich der Sparkasse an, dass ich, wenn schon keine Miete verlangt wird, für jeden in dieser neuen Teststelle durchgeführten Antigenschnelltest einen Betrag von einem Euro an Kultur- und Sportvereine im Sparkassengebiet spenden werde. Allein die Auswahl der Begünstigten solle durch die Sparkasse getroffen werden.

Wollen wir mit dieser zweiten Teststelle vor allem kurzfristig den Druck von unserem »Testcafé« nehmen, werden aus den ursprünglich prognostizierten wenigen Wochen dann doch fast drei Monate, in denen das Testzentrum im Casino geöffnet bleibt. Zeitweise können wir bis zu 1000 Kunden täglich in den beiden Testzentren begrüßen. Allein in der provisorischen Sparkassen-Dependance haben wir in den wenigen Monaten knapp 15 000 Schnelltestungen durchgeführt. Und so können sich am Ende sechs Vereine aus der Region, die sich bei der Sparkasse bewerben und dann im Losverfahren bestimmt werden, über einen warmen Geldregen von jeweils 2500 Euro freuen.

Mitten in diese turbulente Zeit hinein platzt die Meldung über den schwerwiegenden Verdacht von Abrechnungsbetrug bei zahlreichen privat betriebenen Testzentren, vor allem in Nordrhein-Westfalen, aber auch in Bayern und Rheinland-Pfalz. Einmal mehr sind es die investigativ arbeitenden Journalisten des Recherchenetzwerks von NDR, WDR und »Süddeutscher Zeitung«, die mit ihren Enthüllungen einen Sturm der Entrüstung auslösen. Bei ihren Recherchen haben sie bei einzelnen Teststationen eklatante Differenzen zwischen der Anzahl der beim Land gemeldeten und abgerechneten und den tatsächlich vor Ort durchgeführten Testungen festgestellt. Und sie haben sich wirklich Mühe gegeben. Um die wirkliche Testanzahl herauszufinden, haben die Reporter tagelang vor den Testzentren auf der Lauer gelegen, die Abläufe gefilmt und Kunden gezählt.

Von den Enthüllungen bin ich nicht überrascht. Hat mich mein erstes Bauchgefühl also nicht getrogen: ein Einfallstor für Abrechnungsbetrug, das zeigen nicht zuletzt die von den Reportern gemachten Stichproben. Die Kontrollmechanismen sind unzureichend. Wie sicher sich die Teststellenbetreiber sind, nicht aufzufliegen, zeigt der Fall einer Teststation in Köln. Hier werden, so belegen es die journalistischen Recherchen, statt 70 wirklich genommener Proben fast 1000 abgerechnet. Ähnliches hat man unter anderem in Essen und Münster zutage gefördert. Ende August laufen 2021 mindestens 94 Ermittlungsverfahren gegen die Falschabrechnung.

Zudem werden in ganz Nordrhein-Westfalen am 29. Mai 2021 erst einmal zahlreiche Durchsuchungen von Geschäftsräumen und Privatwohnungen durchgeführt. Die Schwerpunkt-Staatsanwaltschaft für Wirtschaftskriminalität in Bochum hat sich der Sache angenommen. Der Bundesgesundheitsminister, verantwortlich für die schlampig verfasste Testverordnung, meldet sich per Kurznachrichtendienst Twitter zu Wort: »Egal, ob bei Masken oder beim Testen – jeder, der die Pandemie nutzt, um sich kriminell zu bereichern, sollte sich schämen. Es ist gut, dass die Staatsanwaltschaft bei den bekannt gewordenen Einzelfällen die Ermittlungen aufgenommen hat.« Und auch wenn Jens Spahn darauf hinweist, dass die allermeisten Anbieter von Teststellen »das mit großem Engagement, sehr professionell und auch sehr ordentlich machen«, ist ein weiterer Imageschaden entstanden.

Hat es seit Beginn der Corona-Pandemie immer wieder Anfeindungen gegen uns gegeben, weil wir uns engagiert in alle Bereiche der Pandemiebekämpfung einbringen, müssen wir nun täglich Beschimpfungen und Hetznachrichten in den sozialen Netzwerken über uns ergehen lassen. Einmal mehr werden wir aufgrund der Skrupellosigkeit anderer in Mitleidenschaft gezogen. Ich selbst stelle meine Ohren in diesen Tagen auf Durchzug, manch einer aus dem Kollegenkreis hat jedoch deutlich mehr an der unbegründeten und teils ungebührlich vorgetragenen Kritik zu knabbern. Viele fürchten sich vor einem irreparablen Imageschaden. Da ist es dann auch nicht förderlich, dass just an diesem Morgen zwei Polizeibeamte in anderer Sache in unserem Testzentrum vorbeischauen und mit meinen Mitarbeitern sprechen. Zwar geht es nur um ein mutmaßlich gefälschtes Testzertifikat, das bei einer Personenkontrolle aufgefunden wurde. Dennoch beginnt sofort die Gerüchteküche zu brodeln. Und so sehe ich mich gezwungen, am nächsten Tag in einem öffentlichen Statement um das Vertrauen unserer Kunden zu werben:

»In den von uns betriebenen Testzentren im Ärztehaus Medizin Moers und dem Casino der Sparkasse am Niederrhein werden ausschließlich geschulte und qualifizierte Mitarbeiter eingesetzt. In der Mehrzahl Krankenschwestern, Altenpfleger, medizinische Fachangestellte und pharmazeutische Fachkräfte der Apotheke, die neben ihrer eigentlichen Arbeit in den Krankenhäusern und Altenheimen in der Region sowie unseren Apotheken tätig sind. So haben wir:

- weit überdurchschnittliche Löhne von über 20 Euro pro Stunde für unsere Mitarbeiter gezahlt, um die Qualität zu erhalten;
- ausschließlich hochwertige Testkits angewendet (unter anderem von Roche Pharmaceuticals und des Moerser Unternehmens Nal von Minden GmbH);
- alle durchgeführten Testungen werden entsprechend den Datenschutzrichtlinien dokumentiert und archiviert (dank der Nutzung von Immuny und der Software Apo-Schnelltest).

Unser Anspruch ist Qualität. Wir waren schon vor der Pandemie für Sie da und wir werden auch nach der Pandemie weiterhin für Sie da sein! Bitte bewahren Sie das Vertrauen in uns!«

In den folgenden Tagen beruhigt sich die Lage dann auch wieder. Der Fokus richtet sich woanders hin. Schließlich hat es nach den landesweiten Durchsuchungen mittlerweile die ersten Festnahmen gegeben.

Ich selbst kann über die Dummheit der Täter nur den Kopf schütteln. Am Ende sind sie vor allem einer Kleinigkeit, einem kleinen fehlenden Puzzleteil in ihrem perfekt scheinenden Verbrechen zum Opfer gefallen. Kann man noch Hunderte oder Tausende Testungen mit fiktiven oder echten Namen auf dem Papier wahrheitswidrig dokumentieren, ist die Fälschung eines positiven Testergebnisses nicht möglich. Denn die positiv getestete Person muss bei der Gesundheitsbehörde durch das Testzentrum mit allen persönlichen Daten gemeldet werden. Die betreffende Person und ihr familiäres Umfeld werden im Anschluss daran von der Gesundheitsbehörde kontaktiert und nach einem bestätigten PCR-Test wird eine behördliche Quarantäne verhängt.

Auch wenn sie temporär und je nach Jahreszeit schwankend sind und Abweichungen nach oben und unten immer möglich und erklärbar bleiben werden, so gibt es doch aussagekräftige Durchschnittswerte, mit welcher Wahrscheinlichkeit ein positives Testergebnis pro Anzahl an durchgeführten Testungen auftritt. Und so ist es genau diese Positivrate, die den Betrügern zum Verhängnis wird. Denn es ist absolut nicht erklärbar, dass bei Tausenden, wahrscheinlich sogar Zehntausenden fiktiv abgerechneten Testpersonen, kein einziges positives Testergebnis darunter sein soll.

Bei ordnungsgemäß durchgeführten Kontrollen hätten die Behörden den Betrug meines Erachtens auch an verschiedenen anderen Parametern festmachen können. Wie schon beschrieben, waren wir räumlich wie auch personell limitiert, was unsere Testkapazitäten angeht. Allein an der Größe des Testzentrums, der Öffnungszeiten und der verfügbaren Personaldecke hätte man ungefähre Hochrechnungen anstellen können, ob die allabendlich gemeldete Testanzahl auch wirklich durchgeführt werden kann.

Oder um es von unserer Warte aus zu beschreiben: Um unser tägliches Testaufkommen überhaupt bewältigen zu können, ist zeitweise ein Pool von mehr als 80 Personen in den verschiedensten Jobkonstellationen, auf Minijobbasis, in Teilzeit und teilweise sogar in Vollzeit, angestellt. Allein die wöchentliche Einsatzplanung unter Berücksichtigung von Krankheit, Urlaub, Kinderbetreuung und immer wieder eintretender Quarantäne ist eine Mammutaufgabe für unsere Kollegen in der Verwaltung. Legt man alle verfügbaren Unterlagen übereinander, ergibt sich zwangsläufig ein Muster, das es Betrügern eigentlich schwer machen sollte.

Wie immer, wenn etwas schiefläuft, versucht der Gesetzgeber schnell gegenzusteuern. In diesem Fall ist es aber purer Aktionismus. So sollen, das ist die Idee, die Kassenärztlichen Vereinigungen nun die gemeldeten Sachkosten anhand von Einkaufsrechnungen nachprüfen und mit den gemeldeten Daten abgeglichen werden. Und damit nicht genug. Auch die Finanzämter sollen eingespannt werden, um die Zahl der abgerechneten Tests mit den angegebenen Umsatzzahlen abzugleichen. Dagegen ist ein anderer Vorschlag ein zahnloser Papiertiger: So sollen Testzentren verpflichtet werden, eine schriftliche Bestätigung des Gesundheitsamtes vorzulegen, dass sie Tests ordnungsgemäß vornehmen.

Wie diese Maßnahmen personell in den Ländern und kommunalen Behörden gestemmt werden können, wird nicht gesagt. Und so ist es nicht erstaunlich, dass viele ein solches Vorgehen ablehnen. Am Ende wird die hoheitlich bestimmte Aufgabe der Abrechnungsprüfung oft an Dritte ausgelagert. Und so wundert sich im Spätsommer der ein oder andere Apothekerkollege, eigentlich über jeden Verdacht erhaben, über den unangekündigten Besuch eines Inkassounternehmens, das von der hiesigen Kassenärztlichen Vereinigung mit der Prüfung der Unterlagen beauftragt worden ist.

Um den Prüfungsinhalt in der Zukunft möglichst klein zu halten, bessert das Gesundheitsministerium in seiner neuen Testverordnung auch an der Vergütung nach. Wurden vorher die tatsächlichen Sachkosten bis zu einer Höhe von sechs Euro pro Test erstattet, gibt es jetzt nur noch eine deutlich geringere Pauschalsumme. 3,50 Euro können ab Juli 2021 pro durchgeführtem Antigenschnelltest abgerechnet werden. Und auch die sonstige Vergütung sinkt deutlich, von vorher zwölf auf acht Euro.

# Kapitel 16

## Corona-Test II –
## Ganz Deutschland testet

*»Es war nie vereinbart, dass der Bund
diese Tests beschafft. Was vereinbart war, ist,
dass wir mithelfen, dass sie zugänglich sind,
dass sie verfügbar sind.«*

Jens Spahn,
Bundesminister der Gesundheit,
6. März 2021

Hatten Werner Benning und ich, was die zukünftigen Vertriebsmöglichkeiten von Antigenschnelltests betrifft, nicht den richtigen Riecher, bleiben wir dennoch mit dem chinesischen Händler Fang Wei, der sein Lager mittlerweile in München aufgeschlagen hat, in Kontakt, was sich nun doch noch auszahlen wird.

Habe ich in den ersten Wochen der Testoffensive noch auf meine im Lager liegenden, aber im Einkauf sehr teuren Testkits von namhaften Pharmaherstellern wie Roche Pharmaceutical gesetzt, ist das spätestens mit der Änderung der Vergütungspraxis von der Erstattung der reinen Sachkosten hin zu einem reduzierten Pauschalbetrag ab Juli 2021 nicht mehr haltbar.

Zudem ist die Beschaffung der nun allein in Deutschland täglich millionenfach benötigten Schnelltests schon im März 2021 trotz aller Beteuerungen aus Berlin ein nicht zu unterschätzendes Problem. Denn nicht nur die jeden Tag ungehindert aus dem Boden sprießenden Testzentren benötigen die heiß begehrte Ware, sondern auch zahlreiche Unternehmen, vom kleinen inhabergeführten Handwerksbetrieb bis zum global agierenden DAX-Konzern. Haben viele Firmen ihren Mitarbeitern bisher schon freiwillig betriebsinterne Testungen angeboten, wird aus dem zunächst freiwilligen Angebot betrieblicher Schnelltestungen mit der Neufassung der Corona-Schutzverordnung im April 2021 eine Pflicht. Ab sofort sind alle Unternehmen verpflichtet, ihren Mitarbeitern mindestens zweimal die Woche ein kostenfreies Testangebot zu machen.

Für mich bedeutet es, dass wir in der Apotheke nun täglich Anfragen von Unternehmen erhalten, die bei uns ihren Bedarf an Schnelltests kaufen möchten. Die Anfragen reichen von wenigen Dutzend bis hin zu Zehntausenden Testkassetten, die angelehnt an die Mitarbeiterzahlen benötigt werden. Was für die meisten Unternehmen dabei wichtiger ist als der Preis, ist eine sichere und stabile Lieferkette. Sie haben aufgrund ständig wechselnder Corona-Regularien genug interne Sorgen und wollen mit den Antigenschnelltests nicht noch eine weitere Baustelle aufmachen. Einzelne Betriebe bitten uns sogar, das gesamte Testmanagement, wenn möglich, direkt an uns auslagern zu dürfen.

Und so eröffnet sich für uns völlig unverhofft ein neues Betätigungsfeld. Haben wir bisher nur in unseren Testzentren die Schnelltests durchgeführt, dauert es nicht lange, bis wir in zahlreichen Unternehmen in der Region regelmäßig vor Ort testen. Die dafür abgestellten Mitarbeiter sind daher schon frühmorgens, nicht selten schon vor sechs Uhr, auf den Beinen, um vor Schichtbeginn in großen Industrieunternehmen und Handwerksbetrieben, aber auch in Anwaltskanzleien und Steuerberatungsgesellschaften Testungen durchzuführen.

Das Backoffice meiner Apotheke wandelt sich über das Jahr 2021 von der Kommunikationszentrale meines Betriebes immer mehr zu einem Schnelltest-Umschlagsplatz. Die hier tätigen pharmazeutisch-kaufmännischen Assistenten werden innerhalb weniger Tage durch die ständigen Nachfragen zu echten Expertinnen, was die jeweiligen Vor- und Nachteile sowohl der zahlreichen Profitests als auch der frei verkäuflichen Laientests angeht. Der Testballon, eine Bestellung von 100 000 Antigenschnelltests bei unserem neuen chinesischen Handelspartner Fang Wei, den wir noch im März 2021 zünden, bringt durchschlagenden Erfolg. Wie schon zu Beginn der Pandemie im Maskengeschäft verlegen wir uns erneut darauf, mit einer kleinen Marge zufrieden zu sein und uns auf diese Weise einen langfristig treuen Kundenstamm aufzubauen.

Auch Werner Benning ist wieder an Bord. Er aktiviert sein großes Apothekennetzwerk und führt uns immer wieder neue Kunden zu: Arztpraxen, Testzentren und nicht wenige Kollegen, die von unserem guten Angebot ebenso angetan sind wie von dem persönlichen Service. In der Regel ist die Ware innerhalb von 24 Stunden beim Kunden. Sitzt der Kollege um die Ecke, liefern wir die Kartons im Zweifel auch direkt persönlich mit unserem Botendienst aus. Dann ist die Zustellung innerhalb weniger Stunden garantiert. Zudem zeigen wir uns sehr kulant, wenn mal etwas nicht so funktioniert wie erhofft oder Hilfestellung an anderer Stelle nötig ist. Wir organisieren Schulungen für das Personal in den Unternehmen, wenn diese in den Gebrauch der Schnelltests eingewiesen werden müssen, und wir sind auch dann für unsere Kunden da, wenn eine der in Asien gefertigten Chargen einen Fehler aufweist und Pufferlösung fehlt. Wir verstehen uns als Gesamtdienstleister und machen auch immer wieder Sonderwünsche möglich.

Und wir spielen dabei immer mit offenen Karten. Wenn wir etwas nicht können, sagen wir das. Wenn wir merken, dass die Marktsituation sich beginnt zu entspannen, geben wir unsere Einkaufsvorteile uneigennützig weiter, indem auch wir unsere Preise nach unten hin anpassen. Da müssen unsere Kunden gar nicht erst nachfragen, das machen wir von allein. Damit wir immer am Puls der Zeit bleiben, checken wir täglich das Marktumfeld und die Angebote anderer Testanbieter.

Wir fahren bei unserem Tun aber immer nur auf Sicht und riskieren nicht zu viel. Die Bestellmengen, die wir an Fang Wei durchgeben, bewegen sich pro Auftrag zwischen 50 000 und nie mehr als 250 000 Stück. Damit sind wir bei Weitem nicht seine größten Kunden. Da wir aber immer pünktlich zahlen und ihn beim Aufbau seines Unternehmens in der Anfangszeit auch mit Vorkassezahlungen unterstützen, beliefert er uns bevorzugt und dankt es zudem mit guten Einkaufspreisen. Nicht zuletzt, weil er in uns zuverlässige Handelspartner hat, fällt er uns auch nicht in den Rücken, als einige unserer Kunden versuchen, uns in der Handelskette zu übergehen und direkt bei ihm einkaufen wollen. Natürlich können sie das gern tun, aber zu einem deutlich höheren Kurs als bei uns. Diese Treue unseres Handelspartners ist eine Seltenheit in diesem hart umkämpften Geschäftsfeld. Nur einem Kunden, einem jungen Mann, der sich auf den Handel mit Schnelltests verlegt hat, weise ich nach einer kleinen ersten Zusammenarbeit die Tür. Nachdem er mich tagelang fast stündlich im wahrsten Sinne des Wortes terrorisiert und sich auch gegenüber meinen Mitarbeiterinnen immer wieder im Wort vergreift, wird er auf die schwarze Liste gesetzt. Sowohl in meinem Mobiltelefon als auch in der Apotheke. Ich lasse ihm von meiner Verwaltungschefin Hannah Zwicker ausrichten, dass wir um Verständnis bitten, dass eine weitere Geschäftsbeziehung nicht in unserem Interesse ist.

Sonst läuft es aber meist problemlos. Unsere gute Lieferfähigkeit spricht sich ebenso schnell herum wie unsere mehr als faire Preispolitik. Mittlerweile beliefern wir Kunden im ganzen Bundesgebiet, von

Hamburg bis München, von Berlin bis Mannheim haben wir unsere Abnehmer. Darunter in der Mehrzahl Apotheker, die unsere Tests für ihre eigenen Testzentren oder die von ihnen belieferten Arztpraxen, Heime oder Unternehmen benötigen. Oft sind es zudem ehemalige Kommilitonen oder Weggefährten von Werner Benning und mir, die uns ihr Vertrauen schenken. Einige von ihnen muss ich regelmäßig darauf hinweisen, doch bitte ihre Rechnungen zu bezahlen. Böse bin ich ihnen aber nicht. Sie haben einfach genauso viel um die Ohren wie ich.

Eine weitaus bessere Zahlungsmoral zeigen die verschiedenen Banken, Testzentren, mehrere Städte und Gemeinden, vereinzelte kirchliche Träger, eine weltweit agierende Wirtschaftskanzlei und eine europaweit vertretene Handelskette. Sie alle können wir mittlerweile in unserem kleinen, aber feinen Kundenkreis begrüßen.

Kurzzeitig spiele ich mit dem Gedanken, unser Geschäft auszuweiten und in den Onlineversand einzusteigen. Bisher läuft jede Bestellung über den kurzen Dienstweg, meine Mitarbeiter der Apotheke und nicht selten auch über meine persönliche Mobiltelefonnummer. Rund um die Uhr gehen die Bestellanfragen ein, die ich größtenteils persönlich beantworte. Morgens früh beim Zähneputzen, während des Gassigehens mit dem Hund und auch spätabends auf der Couch. Mein Mobiltelefon wird mein ständiger Begleiter und der wichtigste Mitarbeiter im Testgeschäft.

Doch so schnell er gekommen ist, verwerfe ich diesen Gedanken auch wieder. Ich will mich nicht in das Haifischbecken des Internets begeben, wo allein der aufgerufene Preis darüber entscheidet, ob man Erfolg hat oder nicht. Es wird schon seine Gründe haben, warum wir – so völlig unter dem Radar der großen Anbieter – in unserer kleinen Nische erfolgreich sind. Diesen Vorteil möchte ich nicht aufgeben, auch wenn es bedeutet, dass weiterhin ein Großteil der Arbeit an mir hängen bleiben wird und sich im Zweifel noch mehr auf meinem Smartphone oder in meinem E-Mail-Account kanalisieren werden.

Im Hochsommer 2021, die Corona-Fallzahlen sind deutlich gesunken, merke ich das erste Mal, wie ausgelaugt ich bin. Der Tanz auf den unterschiedlichsten Hochzeiten der Pandemiebekämpfung hat unbewusst seinen Tribut gefordert. Habe ich sonst immer mit wenig Schlaf auskommen können, bin ich nun dauermüde. Die Feststellung einer Stammkundin in der Apotheke lässt mich aufschrecken: »Herr Krivec, Sie sehen überhaupt nicht gut aus.« Aber anders, als sie vermutet, bin ich nicht krank, sondern benötige einfach nur eine Auszeit. Drei Wochen Sonne, keine Apotheke, keine Pandemie, das ist mein Rezept gegen meine Müdigkeit. Mit Sack und Pack geht es auf die Lieblingsinsel der Deutschen, nach Mallorca. Und auch wenn ich täglich mehrmals meine E-Mails checke und zahlreiche Telefonate führe, tun mir die nicht mehr omnipräsente Corona-Pandemie sowie die ungezwungenen Abende mit Freunden und der Familie gut.

Mitte September 2021, meine Akkus sind wieder vollständig aufgeladen, stehe ich zurück auf der Kommandobrücke in der Apotheke. Und keinen Tag zu spät. Lukas Stieglitz, einer meiner ganz jungen Apotheker, im vergangenen Jahr mitten in der Pandemie zu uns gestoßen und mittlerweile ein unverzichtbarer Teil meines Teams geworden, wird trotz doppelter Impfung positiv auf das Coronavirus, die Delta-Variante, getestet. Trotz Impfung halten seine Symptome lange an. Erst nach drei Wochen hat er die Möglichkeit, sich frei zu testen. Dieser Fall lässt alle meine Alarmsirenen aufheulen. Zwar kann das alles nur ein dummer Zufall sein, aber anscheinend ist die Booster-Impfung nicht nur ein nützliches Add-on, sondern wird zwingend nötig sein.

Fast alle Mitarbeiter in unserem Unternehmen sind doppelt geimpft. In persönlichen Gesprächen versuche ich, meine Mitarbeiter von dem Wert der dritten Impfung zu überzeugen. Große Schwierigkeiten habe ich nicht. Alle sind von dem unerwarteten Corona-Fall im Kollegium kalt erwischt worden. Trotz aller Lockerungen im Sommer haben wir in der Apotheke unser Hygienekonzept inklusive regelmäßiger Testungen und des ständigen Tragens von medizinischen Masken konsequent beibehalten. Oft zum Unmut und mit der Unzufriedenheit einzelner Mitarbeiter. Spätestens jetzt sind alle froh darüber, dass ich nicht vor ihnen eingeknickt bin.

Um vor der sich anbahnenden vierten Corona-Welle noch schnell Nägel mit Köpfen machen zu können, organisiere ich mehrere Impfabende, an denen sich meine Mitarbeiter in unserem Haus oder in der benachbarten Arztpraxis impfen lassen können. Zwar muss manch einer Mitarbeiterin bei der Impfung die Hand von mehreren Kollegen gehalten werden, am Ende erhöht die dritte Impfung aber noch einmal das Sicherheitsempfinden in der Apotheke und den Zusammenhalt im Team.

Und auch getestet wird weiter ohne Unterlass. Einige Testzentren haben ihre Arbeit über den Sommer komplett eingestellt, viele haben zumindest eine Pause eingelegt. Als eines der wenigen Testzentren in der Stadt haben wir auch den gesamten Sommer über hinweg durchgehend geöffnet. Mit dem Wegfall der kostenlosen Bürgertests nimmt das Interesse an Schnelltests zwar schlagartig ab. Für mich ist das aber dennoch kein Grund, die Testungen einzustellen. Es gibt immer noch zahlreiche Personen, die sich nicht impfen lassen können, sei es aus gesundheitlichen Gründen, und alle Kinder und Jugendlichen unter 18 Jahren, für die in Teilen noch keine entsprechende Impfempfehlung oder gar der benötigte Impfstoff vorliegt. All diese werden auch nach dem Ende der Bürgertestungen Anspruch auf eine kostenfreie Testung haben.

Mit dem parallel verlaufenden sprunghaften Anstieg der Corona-Inzidenzen im Land erleben wir im November 2021 zudem ein Revival der Corona-Schnelltestungen, an das ich in der Form nicht mehr geglaubt habe. Nur gut einen Monat nach dem Ende der kostenlosen Bürgertests, die vierte Corona-Welle ist mittlerweile vollends in Deutschland angekommen, korrigiert der nach der Wahlniederlage seiner Partei nur noch geschäftsführende Bundesgesundheitsminister seine ursprüngliche Entscheidung und führt zum 13. November 2021 die kostenlosen Testungen für alle Bürger wieder ein.

Dass ich nicht der Einzige bin, der mit dieser Kehrtwende nicht gerechnet hat, zeigt sich in den nächsten Tagen allein daran, dass die Preise für Antigenschnelltests schlagartig steigen. Sind diese über den Sommer wegen der ausbleibenden Nachfrage noch deutlich gefallen, ist jetzt eine neue Preisrallye eröffnet. Preiserhöhungen um teilweise 400 Prozent im Wochenvergleich sind jetzt keine Seltenheit. Die Ursache dafür: Es ist einfach viel zu wenig Material verfügbar. Auch die Hersteller werden von dem Sinneswandel der Regierung kalt erwischt. König ist, wer jetzt noch über Restposten im Keller verfügt. Wie zu Beginn des Jahres übersteigt die Nachfrage das Angebot wieder um ein Vielfaches.

Zwei Tage nach der ministerialen Ankündigung der erneuten Einführung der Bürgertests sind auch meine noch vorhandenen Antigentestvorräte aufgebraucht. Alle Kollegen, die auch sonst ihre Ware über uns bezogen haben, wollen sich vor dem erneuten Run noch einmal eindecken. Hektisch versuchen wir, über Fang Wei an neue Ware zu kommen.

Das gestaltet sich nicht nur aufgrund der allgemein gestiegenen Nachfrage schwierig. Das Paul-Ehrlich-Institut (PEI) hat nur wenige Tage zuvor eine Studie veröffentlicht, in welcher es die derzeit am Markt verfügbaren Schnelltests evaluiert und auf ihre Genauigkeit hin überprüft hat. Das Ergebnis: Insgesamt 26 Tests sind komplett durchgefallen, halten nicht einmal den geforderten Mindeststandards stand. Dazu kommt in unserem Fall erschwerend hinzu, dass es ausgerechnet der Test ist, für den Fang Wei die Vertriebslizenz hält, der bei der Überprüfung am besten abgeschnitten hat. Normalerweise sollten wir uns darüber freuen, Qualitätsware anzubieten. Aber alle, die Wert auf Qualität legen, wollen jetzt unbedingt bei Fang Wei einkaufen. Das treibt bekanntlich nochmals den Preis nach oben. Auch für uns.

Weil wir allerdings einer der wenigen seiner Kunden sind, die das ganze Jahr über treu zu ihm gehalten haben, werden wir weiterhin bevorzugt beliefert. Kurzfristig kann er uns noch mit wenigen Zehntausend Stück aushelfen, die wir innerhalb von Minuten an unsere Kunden weiterreichen. Ähnlich sieht es mit anderen Lieferungen aus. Aufsehen erregt dabei eine Lieferung von 100 000 Schnelltests mit einem Sattelschlepper mitten in der Adventszeit. Vom Navigationssystem falsch geleitet, stand der arme Fahrer mit seinem Gefährt unvermittelt auf dem Moerser Weihnachtsmarkt. Allein kann er sich dort nicht mehr befreien. Erst die Mithilfe zahlreicher Passanten führt dazu, dass er sich aus seiner misslichen Lage manövrieren kann, nur um sich an der nächsten Straßenecke an der Außenwerbung eines Mobilfunkshops direkt wieder festzufahren. Es ist zum Haare raufen. Nach mehrmaligem

Rangieren und von vielen gut gemeinten, aber nicht zielführenden Ratschlägen der im Vorweihnachtsreigen vorbeieilenden Passanten begleitet, steht er dann wenig später unfallfrei in der Fußgängerzone, nur noch wenige Meter zur Apotheke.

Dort angekommen, beginnt der mittlerweile mehrfach einstudierte und antrainierte Prozess des Umladens. Um keine Zeit zu verlieren und keine unnötige Arbeit zu produzieren, haben wir im Vorfeld schon die Bestellaufträge zusammengefasst und fakturiert. Die gesamte Warenladung ist an diesem Tag schon verkauft, bevor sie uns überhaupt erreicht hat. Jeder Karton, der von uns aus dem Lkw gehoben wird, erhält direkt ein Versandetikett und wird im nächsten Atemzug in unsere bereitstehenden Kleintransporter geladen, um direkt den Weg in das nächste DHL-Verteilzentrum anzutreten. Mit acht Personen schaffen wir das innerhalb von zwölf Minuten. Da staunen nicht nur die zahlreichen Gaffer am nächsten Glühweinstand Bauklötze.

Ist die Beschaffung von Testmaterial die eine Sache, ist der Versand der Ware immer wieder ein Abenteuer. Was haben wir nicht alles versucht und dabei die unterschiedlichsten Transportunternehmen ausprobiert. Irgendetwas ging immer schief. Mal geht der Abholauftrag verloren, mal wird das falsche Paket mitgenommen. Nicht selten weigert sich der Fahrer vor Ort auch, die angemeldete Menge mitzunehmen. Ich kann es ihnen nicht einmal verdenken. Vor allem im Vorweihnachtstrubel sind die Fahrzeuge der Paketdienste bis zur Decke gerammelt voll. Meist hilft nur ein zugestecktes großzügiges Trinkgeld, um den Abholprozess zu beschleunigen.

Hat die Abholung geklappt, kann es auch schon einmal vorkommen, dass einzelne Kartons wochenlang verloren in irgendwelchen Verteilzentren ihr Dasein fristen, nur um bei der nachträglichen Zustellung an den Endkunden im Fahrzeug vergessen zu werden. Sind wir anfangs noch verärgert, wissen wir die diese steten Stolperfallen irgendwann mit Humor zu nehmen.

Vor allem meine pharmazeutisch-kaufmännischen Angestellten brauchen das ganze Jahr über eine Menge davon. Teilweise können sie sich tagelang nur seitwärts gehend, die Hände am Körper, durch die

Gänge quetschen, wenn wieder einmal eine spontan in Auftrag gegebene Bestellung eingetroffen ist. Um an selten gebrauchte Utensilien zu gelangen, ist ab und an auch eine kleine Kletterpartie nötig, bis man das Gewünschte glücklich in Händen halten kann. Das dabei immer wieder aufs Neue entstehende Fotomaterial wird zumindest die nächste Betriebsfeier ordentlich auflockern. Den Humor verlieren wir alle auch dann nicht, wenn zugesagte Lieferungen über Wochen ausbleiben oder einzelne Kunden anfangen, mit meinen Mitarbeiterinnen am Telefon zu flirten, um darüber an vermeintlich bessere Konditionen zu kommen. Teilweise sind meine Mitarbeiterinnen im Backoffice-Bereich in den zwei Jahren Pandemie richtige Seelsorgerinnen geworden. Sie betreuen neben ihrer eigentlichen Arbeit die eingehenden Telefonanrufe und sind erster Ansprechpartner bei jedweden Fragen. Meist geht das über die reine Beratung hinaus. Sie buchen für unsere älteren Kunden bei der Kassenärztlichen Vereinigung Impftermine, kümmern sich um den Hol- und Bringservice durch das Taxiunternehmen, nehmen Termine für unser Testzentrum an oder vermitteln zwischen den Parteien, wenn der Streit über Corona zu Familienfehden geführt hat. Für mich sind sie mit die heimlichen Heldinnen in einem völlig aus dem Ruder geratenen Apothekenalltag. Sie behalten grundsätzlich die Geduld, versuchen, alles möglich zu machen und bleiben dabei stets freundlich.

Wenn nur begrenzt Ware verfügbar ist, machen wir machen wir gute Miene zum bösen Spiel und versuchen, unsere Kunden in Kleinstrationen zu versorgen. Nicht selten wissen Mitarbeiterinnen morgens noch nicht, ob wir abends noch genügend Material für unseren eigenen Bedarf im Testzentrum haben. Denn die Testzahlen explodieren immer weiter. Am 24. Dezember 2021 setzen wir erstmals einen Sicherheitsdienst ein, um dem Ansturm vor dem Testzentrum Herr zu werden. Mehr als 600 Testungen führen wir in unserem ehemaligen Café in weniger als acht Stunden durch. Wir haben uns über das Jahr gesteigert. Die Durchflussrate liegt nun bei unter einer Minute pro Testung.

# Kapitel 17

## Komische Zeiten –
## Anfeindungen von allen Seiten

*»Jetzt ist die Zeit für Solidarität.«*

Olaf Scholz,
Designierter Bundeskanzler der Bundesrepublik Deutschland,
2. Dezember 2021

Seit der Schließung der Impfzentren setzen wir uns weiterhin dafür ein, dass sich möglichst viele Menschen impfen lassen, um über eine hoffentlich schnell erreichte Herdenimmunität die Corona-Pandemie endlich hinter uns lassen zu können. Es gehört dazu, dass man bei dem Werben für die Impfung immer wieder auch aneckt und sich kontroversen Meinungen stellen muss. Was uns aber in den ersten Oktoberwochen 2021 widerfährt, lässt mich an dem Guten im Menschen zweifeln.

Schon vor einigen Wochen ist der SCI Moers, eine soziale Größe in der Stadt, mit der Bitte auf mich zugekommen, eine Aktion pro Impfen zu unterstützen. Ähnlich den »Atomkraft? Nein danke«-Buttons aus den 1980er-Jahren möchte der gemeinnützige Träger nun mit daran angelehnten Buttons auf das Thema aufmerksam machen. »Impfen? Ja bitte. Ich bin geimpft.« Neben unseren Apotheken werden auch viele Einzelhändler, in einem lokalen Werbering organisiert, mitmachen und die Buttons kostenlos abgeben. Das hat sein Vorstand, bestehend aus Größen der Moerser Geschäftswelt, schon einstimmig beschlossen. Für mich kein ungewöhnlicher Vorgang. Schließlich ist der Vorsitzende seit vielen Jahren als engagierter Kämpfer für soziale Belange und gegen rechts gerichtete Strömungen bekannt. Auch bei meiner Spendenaktion Anfang des Jahres 2021 ist er einer der Ersten, der mir seine Unterstützung zusagt.

Das gemeinsame Ziel der Aktion wird vom SCI formuliert. Man wolle die Diskussionen rund um die Corona-Impfungen auch nach der Schließung der Impfzentren weiter am Leben erhalten und, wie von den Atomkraftgegnern vor mehr als vier Jahrzehnten vorgemacht, ein weithin sichtbares Statement in der Gesellschaft setzen. Schafft man es, auch nur einen Impfskeptiker von dem Wert der Impfung zu überzeugen, ist die Aktion ein riesiger Erfolg.

1920 von dem Schweizer Pierre Cérésole gegründet, ist der Service Civil International (SCI) heute weltweit in 25 Ländern als Friedensbewegung organisiert. Im Moerser Stadtbild ist er seit den späten 1970er-Jahren präsent. Er ist Mitglied des Paritätischen Wohlfahrtverbandes und betreibt zahlreiche soziale Einrichtungen und setzt sich vor allem in der Kinder- und Jugendarbeit, in den Bereichen Integration und Bildung und nicht zuletzt in der wichtigen Stadtteilarbeit vor Ort ein. Über zahlreiche Beratungsstellen bis hin zu Angeboten des betreuten Wohnens und einer eigenen Schule ist der gemeinnützige Träger ein wichtiger Bestandteil der Stadtgesellschaft.

In einem Pressetermin am 4. Oktober 2021 stellen wir die gelben Buttons vor und erklären unsere Aktion. Was wir mit dieser gut gemeinten Aktion auslösen werden, ist uns in diesem Moment nicht bewusst. Auch die anwesenden Journalisten loben die kreative Idee und kommen nicht darauf, in welche Richtung sich unsere Aktion entwickeln wird.

Wird die Aktion in den ersten Tagen gut angenommen und von vielen Stellen gelobt, mehren sich über die Woche die zunächst vereinzelt geäußerten Stimmen derjenigen, die sich beim Anblick der gelben Buttons nicht an die Buttons der ehemaligen Atomkraftgegner erinnert fühlen, sondern meinen, allein aufgrund der Farbe Parallelen zu den menschenverachtenden Judensternen zu erkennen, die während der NS-Zeit das jüdische Leben gebrandmarkt haben. Unsere ebenfalls gelben »Judenbuttons« würden daher erneut zur Stigmatisierung der Bevölkerung beitragen. Auch in meinem Freundes- und Bekanntenkreis wird heftig darüber diskutiert. Etliche können es nicht verstehen, warum ich das aufgebaute gute Image mit dieser Aktion gefährde. Immer wieder versuche ich zu erklären, dass auch so etwas dazugehört.

Ich habe eine klare Haltung zu diesem Thema: Dass wir mit der Aktion polarisieren werden, war mir bewusst, wenn auch nicht auf diese Art. Aber auch solche nicht bedachten Fehlinterpretationen muss man, versuche ich mehrfach zu erklären, aushalten können. Auch in meinem Betrieb wird der Sinn und Zweck der Aktion kontrovers diskutiert. Am Ende gehört das zum öffentlichen Diskurs dazu, um einen rational gesteuerten Meinungsaustausch zu fördern.

Doch rational ist in diesen Tagen gar nichts. Es wird nicht über den Wert der Impfung diskutiert, sondern allein über die Farbe des Buttons. Vor allem in den sozialen Medien versucht man, uns immer weiter in die rechte Ecke zu drängen. Der ungefilterte Hass von wildfremden

Menschen schlägt mir mit voller Wucht entgegen. Es ist vor allem die Macht der Bilder, die ich nicht einfangen kann. Das gemeinsame Pressefoto haben wir vor meiner Apotheke aufgenommen und kursiert nun, tausendfach geteilt, auf den unterschiedlichsten Plattformen.

Eine neue Qualität erreicht die öffentliche Stimmungsmache, als der US-amerikanische Hollywoodschauspieler James Woods das Foto auf dem Kurznachrichtendienst Twitter mit seinen mehr als zwei Millionen Followern teilt. »Gelbe Abzeichen in Deutschland. Wird Geschichte hier nicht länger gelehrt?« Da spielt es auch keine Rolle mehr, dass Woods auch in den USA seit vielen Jahren politisch nicht unumstritten ist. Als lautstarker Unterstützer des US-Präsidenten Donald Trump. Dieser sei für ihn »die letzte Schutzwand zwischen uns und der Jauchegrube Washington«, wird er noch im Jahr 2020 zitiert. Da er offenbar aufgrund seiner rechten politischen Ansichten keine Rollen mehr erhielt, zog er sich schon 2017 aus dem Filmgeschäft zurück.

Doch hier und heute sorgt James Wood dafür, dass wir nun endgültig in die Defensive geraten. Anfangs will ich proaktiv an die Öffentlichkeit gehen und unseren Standpunkt erklären. Nach Rücksprache mit einem mir bekannten Medienexperten, zuvor Ressortchef einer großen Tageszeitung, entschließe ich mich, den Sturm der Entrüstung unkommentiert über mich hinwegziehen zu lassen. Morgen wird schon sicher eine andere Sau durch das Dorf getrieben. Auch wenn ich es nicht öffentlich kommentiere, stehe ich hinter der gemeinschaftlich mit dem Werbering abgestimmten Erklärung.

»Die am vergangenen Montag von uns gestartete Initiative, mit einem gelben Rundbutton die Moerser Bevölkerung noch einmal für das Thema Impfungen gegen das Coronavirus zu sensibilisieren, hat leider für massive Irritationen gesorgt. Wir bedauern dies sehr, denn unser einziges Ansinnen war und ist es, für eine hohe Impfbereitschaft in der hiesigen Bevölkerung zu werben. [...]

Dabei haben wir uns an die aus den 1980er-Jahren sehr bekannten Sticker, Atomkraft? Nein danke« inhaltlich und auch farblich angelehnt. Diese Sticker haben seinerzeit sehr oft den Anstoß zu persönlichen Diskussionen zu einem damals ebenfalls umstrittenen Thema gegeben. Genau das wollten wir für das aktuelle Thema Impfungen und Corona-Prophylaxe auch in unserer Region wieder erreichen. [...]

Wer uns, die handelnden Personen, die diese Aktion initiiert haben, persönlich kennt, weiß sehr wohl, dass wir selbstverständlich andere Menschen zu keinem Zeitpunkt diskriminieren oder auszugrenzen wollten. Ganz im Gegenteil, wir wollten positiv motivieren. Viele von uns legen seit Jahren in erheblichem Umfang ein großes persönliches soziales und karitatives Engagement an den Tag und setzen sich zugleich aktiv und öffentlich gegen jede Form des Antisemitismus sowie für Toleranz und Respekt in unserer Gesellschaft ein. Dabei nehmen Einzelne von uns seit Jahren auch in Kauf, immer wieder für ihr Engagement aus gewissen extremen Kreisen persönlich beleidigt zu werden. Unsere klare innere Überzeugung für Offenheit und demokratische Grundwerte und gegen Antisemitismus hat wohl dazu geführt, dass wir uns die Frage gar nicht gestellt haben, dass bei einer solchen Aktion auch andere Assoziationen möglich sein könnten. [...] Dafür können wir uns nur in aller Form entschuldigen. [...]

Wir haben die Aktion, nachdem uns bewusst geworden ist, dass wir damit leider Menschen irritiert oder gar beleidigt haben könnten, umgehend eingestellt!«

Für mich ist das Thema damit erledigt. Wir haben zu einem kontroversen Thema Stellung bezogen und die Wirkung des gelben Buttons völlig falsch eingeschätzt. Dafür haben wir uns in aller Form entschuldigt. Das muss reichen.

Enttäuscht bin ich über den ausbleibenden Rückhalt des SCI, dem eigentlichen Initiator der Aktion. Just in dem Moment, als jedem klar wird, dass die Aktion in der Öffentlichkeit eine falsche Richtung einschlägt und wir gemeinsam die Reihen schließen müssen, taucht allen voran ihr Geschäftsführer einfach ab und lässt uns mit dem Scherbenhaufen allein.

Wirklich schockiert bin ich allerdings, als ein Vorstandsmitglied des Moerser Ortsverbandes der Partei Bündnis 90 / Die Grünen mehr als eine Woche später noch einmal auf den Zug aufspringt und versucht, die Aktion parteipolitisch zu instrumentalisieren. Nicht anders kann ich seine Aussagen werten, die er in der »Neuen Rhein Zeitung« zum Besten gibt.

»Einen gelben Anstecker am Revers – da sollten zu Recht alle Ohren klingeln.« Über mehrere Jahre hinweg habe er junge Menschen auf ihrer Reise zur Gedenkstätte Auschwitz begleitet und mit ihnen gemeinsam unser aller historisches Erbe aufgearbeitet. Jede/r Einzelne/r von ihnen hätte mehr Sensibilität an den Tag gelegt, als es die drei Initiatoren in der Situation zu leisten im Stande waren.«

Und damit nicht genug. Indem er diesen Rundumschlag nutzt, um zusätzlich für eine von den Grünen geforderte Fachstelle gegen Rassismus zu werben, unterstellt er diesen auch uns. Dabei sollte ausgerechnet er es besser wissen. Denn was kaum einer weiß: Er ist einer der Pharmaziestudenten, die zu Beginn der Pandemie unserem Aufruf gefolgt sind und uns bei der Herstellung von Desinfektionsmittel und anderen Tätigkeiten in der Apotheke unterstützt haben. Nicht genug, dass er dabei täglich über die Stolpersteine gelaufen ist, die nicht nur das Andenken an die Familie des Rabbiners der jüdischen Gemeinde in Moers, Dr. Oskar Bähr, hochhalten, die in den Obergeschossen unserer Apotheke gelebt hat, sondern auch Ausdruck unserer Apotheke sind, jederzeit die Stimme gegen Rassismus zu erheben. Nein, wer, wenn nicht er, hätte die Möglichkeit gehabt, sich persönlich mit mir in Verbindung zu setzen, um in einen sachlich geführten Dialog zu treten.

Doch auch damit war nicht Schluss. Während Hannah Zwicker und ihr Verwaltungsteam weiter täglich damit beschäftigt sind, sich dem immer noch fortwährenden Hass im Internet zu stellen, Google muss zeitweise mehrmals täglich hingehen, um zig Hasskommentare und negative Fake-Bewertungen auf unserem Unternehmensprofil zu löschen, erhalten wir unerwartet Besuch in der Apotheke.

Es ist ein bundesweit bekannter Neonazi, der jetzt der Apotheke steht und mit einem billigen Trick versucht, Zugang zu mir zu bekommen. »Könnten Sie Simon sagen, dass der Kevin hier ist?« Mit dieser persönlichen Ansprache versucht er es bei meinen Mitarbeitern. Was er nicht wissen kann: Ich kenne nicht eine einzige Person dieses Namens. Da ich gerade in einem Meeting bin, lasse ich Kevin ausrichten, er möge mir seine Telefonnummer und seinen Namen hinterlassen, ich werde ihn dann im Laufe des Tages zurückrufen. Doch was statt der Rufnummer auf meinem Schreibtisch landet, ist schwer verdaulich. Es ist ein Umschlag mit persönlicher Widmung. Der Inhalt: Ein im Stil eines Zeitungsartikels aufgemachtes Flugblatt mit geschmacklosem Inhalt und stark nationalsozialistischem Bezug. Hier wirbt eine nationalistische Kameradschaft gemeinsam mit freien Aktivisten und Impfgegnern für das Nichtimpfen. Dafür sollen ausgerechnet 1488, ein in der Szene gern genommenes Codewort für nationalsozialistische Parolen, gelbe Buttons werben. Ganz offen weist das Flugblatt auch darauf hin, dass sich die Initiatoren von der Aktion des Apothekers Krivec haben inspirieren lassen. Wenn nur 88, ein weiteres Codewort in Neonazikreisen, Leute erreicht würden, sei die Aktion schon ein Erfolg. Ich frage mich, wie ich diesen Besuch werten soll. Will man mich oder meine Mitarbeiter damit einschüchtern?

Zwar glaube ich kaum, dass von ihm eine Gefahr ausgeht, aber wohl ist mir bei der Sache dennoch nicht. Schließlich kursiert das Flugblatt mit meinem Namen auch schon auf seinem Telegram-Kanal und in was weiß ich noch für Gruppen. Ich hole mir vertraulich Rat bei zwei Freunden, Thomas und Andreas, die bei der Bundes- bzw. Landespolizei Dienst tun. Groß aufhängen mit einer Anzeige möchte ich die Sache nicht, schließlich ist es genau das, was diese Leute damit bezwecken. Einerseits will ich nicht, dass das Thema hochgekocht wird, andererseits weiß ich, dass bei Kevin auch eine Gefährderansprache, die zunächst einzige Möglichkeit der Polizei, auf taube Ohren stoßen wird. Da strafe ich ihn lieber mit Nichtbeachtung. Dennoch lasse ich unbemerkt, ich möchte niemanden verunsichern, den Objektschutz verstärken und auch die Sicherheitsvorkehrungen in der Apotheke erhöhen. Angst habe ich nicht, ein ungutes Bauchgefühl jedoch bleibt. Meine Belegschaft informiere ich nicht über das Schreiben, ich möchte niemanden beunruhigen.

Erstmals besorgt bin ich, als die ersten handschriftlichen und an mich gerichteten Drohungen sowohl in verschiedenen Geschäften in der Moerser Innenstadt, aber auch bei mir privat im Briefkasten eingehen. In dem Moment, wo mein privates Umfeld mit einbezogen wird, ist eine Grenze überschritten. Wer weiß, welche Trittbrettfahrer meinen, sich jetzt profilieren zu müssen. Dabei werden auch unterschiedlichste Themen miteinander vermengt, wie folgender Brief zeigt:

»KRIVEC – Du korruptes Balkanschwein. Erhältst das 5-fache des EK-Preises an staatlicher Förderung. Shame on you! Dein elender Papa war noch schlimmer. Ihr familiärer Scheißbund. Go back where you come from!«

Natürlich weiß ich, worauf der anonyme Absender anspielt. In der Presse stand – schlecht recherchiert, aber dennoch mit einer schnellen Google-Suche zu finden – wir hätten 400 000 Euro mit der Maskenabgabe verdient. Das ist nicht richtig, es war der Umsatz der Spahn-Masken und unserer Ein-Euro-Maskenaktion, aber sicher nicht der Gewinn.

Die Vorkommnisse sorgen jedoch dafür, dass nach einer Gefährdungsbeurteilung auch meine Privatwohnung gesichert wird. Wieder mache ich das klammheimlich, ich möchte meine Familie und die Nachbarschaft nicht verunsichern. Allein meinen Vater ziehe ich ins Vertrauen. Ganz unbemerkt bleibt die Aktion natürlich nicht. Ich selbst bewege mich in den kommenden Wochen weniger in der Öffentlichkeit, meide abendliche Spaziergänge. Als Erstes fällt es meiner Lebensgefährtin auf. Nach einigen Wochen schenke ich ihr und meiner Familie reinen Wein ein, nur um zu erfahren, dass sie sich so etwas schon gedacht hat, schließlich hätte sie in unserer kleinen Stichstraße seit einigen Wochen regelmäßig Fahrzeuge eines Sicherheitsdienstes Patrouillen fahren sehen. Wie sehr das Thema Impfungen die öffentliche Debatte polarisiert, zeigen nicht zuletzt auch die nun heftigen Diskussionen um eine allgemeine Impfpflicht. Ein Riss geht durch das Land. Während alle Politiker und Regierungsmitglieder, allen voran Bundeskanzlerin Angela Merkel und Bundesgesundheitsminister Jens Spahn, noch im Sommer 2021 kategorisch ausgeschlossen haben, dass eine solche Impfpflicht eingeführt wird, stehen die Zeichen im Licht der stockenden Impfkampagne und geringen Impfquote nun deutlich anders. Ganz offen wird von einem Vertrauensverlust und einem gebrochenen Versprechen der Politik gesprochen. Jetzt nicht nur von einem Berufsverband, der sich übergangen fühlt, sondern von großen Teilen der Bevölkerung, die ihr Recht auf körperliche Unversehrtheit gefährdet sieht. Zwar versuchen sowohl die noch immer geschäftsführende Bundesregierung als auch die Sieger der im September stattgefundenen Bundestagswahl, das hochbrisante Thema wie der Teufel das Weihwasser zu meiden, ganz entziehen können sie sich der Diskussion jedoch nicht. Da die Corona-Fallzahlen täglich neue Höchststände erreichen, wird eine baldige politische Entscheidung unumgänglich. Nur – niemand will den schwarzen Peter von der aufgebrachten Bevölkerung zugeschoben bekommen. Um den immer wilder anmutenden Anschuldigungen ein wenig die Schärfe zu nehmen, wird im Berliner Regierungsviertel, auf den Gängen des Reichstages und im Paul-Löbe-Haus schnell eine Alternative, quasi als mildere Maßnahme, ins Spiel gebracht. Eine partielle Impfpflicht, ausschließlich im medizinischen Bereich.

Während auf dem politischen Parkett über Wochen um eine Lösung in dieser Frage gerungen wird, ringe ich täglich im Kleinen, in meinem Betrieb, darum, auch meine letzten Impfverweigerer in der Belegschaft doch zu überzeugen. Seit Wochen spreche ich in unregelmäßigen Abständen mit den wenigen, die eine Impfung ablehnen. Und auch wenn ihre Argumente mit zunehmendem Wissen um das Coronavirus und die eingesetzten Impfstoffe immer weniger verfangen, dringe ich nicht zu ihnen durch. Da hilft es nicht, dass ich versuche, ein Verständnis für ihre nicht rational begründete Haltestellung zu entwickeln. Auch habe ich keinen Erfolg bei dem Versuch, an ihre besondere Verantwortung gegenüber ihren Kollegen, aber auch gegenüber den zahlreichen uns indirekt anvertrauten Schutzbefohlenen in den Senioreneinrichtungen, Krankenhäusern und Arztpraxen zu appellieren. Wir gehen in diesen Einrichtungen täglich ein und aus. Eine Impfung schützt nicht nur einen selbst, sondern auch das Umfeld.

Immer wieder habe ich das Gefühl, dass sie sich über das Jahr hinweg in eine Ecke manövriert haben, aus der man sie nicht mehr herausholen kann. Nicht zuletzt scheint es der eigene Stolz zu sein, der sie davon abhält, zugeben zu müssen, dass sie all die Zeit umsonst gekämpft haben und nun doch der bloßen Realität ins Auge blicken müssen. Meine Hoffnungen ruhen nun auf den Verhandlungen in Berlin. Eine allgemeine Impfpflicht, auch eine partielle für den Gesundheitssektor, würde nicht nur mir die Optionen bieten, die Daumenschrauben anzuziehen. Auch meinen ungeimpften Mitarbeitern würde damit die Möglichkeit eröffnet, sich, ohne einen Ansehensverlust in ihrem Umfeld zu erleiden, impfen zu lassen. Frei nach dem Motto: »Ich will zwar immer noch nicht, aber jetzt muss ich ja. Ich werde gezwungen.« Mir ist es offen gesagt gleich, welche Motivation dahintersteht. Hauptsache, man lässt sich impfen und schützt damit sich und andere.

Doch so sehr ich auch hoffe, den ganzen November 2021 über, weht kein weißer Rauch über Berlin. Betriebsintern kippt sehr langsam, aber nicht minder bedrohlich die Stimmung. Da ich nicht verantworten kann, dass Ungeimpfte weiterhin täglichen Kontakt zu Risikopatienten haben, müssen Schichten umgeplant und Aufgabenbereiche neu verteilt werden. In der Belegschaft entsteht der Eindruck, dass die Mehrzahl der Geimpften nun bestraft wird, indem sie die Aufgaben der Ungeimpften noch zusätzlich übernehmen müssen. Die Wut bricht sich nicht nur bei den Ungeimpften Bahn. Auch ich als Arbeitgeber stehe immer massiver unter Druck, eine Lösung herbeizuführen, um den Betriebsfrieden zu wahren. Einzelne Mitarbeiter drohen mir ihre Kündigung an, weil sie nicht mehr mit einem ungeimpften Kollegen arbeiten wollen. Dass ich selbst unglücklich über die Ist-Situation bin, verhehle ich nicht. Dennoch möchte ich weiterhin nicht über den ungeimpften Kollegen brechen. Ich hoffe immer noch, bei ihnen Einsicht zu erreichen.

# Kapitel 18

## Der Winter kommt –
## Alles zurück auf Start

»Ich hoffe ernsthaft, dass die Länder aus der rasanten
Entwicklung dieses Virus lernen. Und dass die Leute
endlich aufhören zu sagen, dass wir jetzt schon mit dem
Virus leben können. Das können wir nicht, ohne
massenhaftes Leid, Chaos und Tod.«

Deepti Gurdasani,
Epidemiologin an der Queen–Mary–Universität London,
17. Dezember 2021

Während ich betriebsintern also dabei bin, täglich neu auftretende Glutnester zu löschen, greift die Bundesregierung tief in die Werbetrommel, um unter dem Eindruck bislang nie gekannter Corona-Inzidenzen und Fallzahlen eine höhere Impfbereitschaft in der Bevölkerung zu erreichen. Auch der Booster-Impfung für schon vollständig immunisierte Bürger wird immer größere Bedeutung beigemessen, um einer Überlastung des Gesundheitssystems in den kommenden Wintermonaten entgegenzuwirken. Zwar gebe es keine Impfpflicht, aber dennoch die moralische und solidarische Pflicht, sich impfen zu lassen.

Dieser Marketingoffensive steht jedoch entgegen, dass vor allem der bei den Deutschen beliebte Comirnaty-Impfstoff von BioNTech, so suggerieren es zahlreiche Medienberichte, derzeit in nicht ausreichender Menge vorhanden sei. Und so liegt die Aufgabe wieder einmal beim immer noch geschäftsführenden Bundesgesundheitsminister Jens Spahn, für den in ausreichender Menge noch eingelagerten Impfstoff Spikevax des US-Herstellers Moderna zu werben.

In seinem Statement verweist er auf Virologen, nach deren Überzeugung Moderna der Rolls-Royce unter den Corona-Impfstoffen sei, BioNTech nur der Mercedes. Ganz großes Kino. Nur leider ist des Deutschen liebstes Kind meist auch ein ausschließlich deutsches Automobil. Und so benötigt er zahlreiche Unterstützer, die ihm bei seiner Argumentation Schützenhilfe leisten. Einer von ihnen ist der Präsident des Paul-Ehrlich-Institutes, Klaus Cichutek: »Beide Impfstoffe sind äquivalent.« Nur um angesprochen auf fehlende Impfstoffmengen zu ergänzen: »Wir sitzen im Schlaraffenland.« Bis zum Jahresende werden rund 50 Millionen Impfdosen bereitgehalten. Man wolle bis Jahresende 25 bis 30 Millionen Auffrischungsimpfungen durchführen.

Um dieses Ziel zu erreichen, ist aber ein bundesweiter Kraftakt nötig. Die Behörden vor Ort werden aufgefordert, die Impfmobilmachung zu vollziehen. Für den Kreis Wesel bedeutet das, dass einerseits das Impfzentrum in Wesel seinen Dienst wieder aufnehmen soll. Parallel dazu soll aber auch dezentral in anderen Städten des Kreisgebietes geimpft werden.

Und so kommt es, dass sich am späten Abend des 23. November 2021 mehrere Personen privat bei mir einfinden, um gemeinsam zu überlegen, wie man den Impfungen vor allem in meiner Heimatstadt Moers neues Leben einhauchen kann. Es sind Hennes Wagner und Johann Nottmann, die beiden ehemaligen Leiter des Moerser Impfstandortes, mit denen ich bei Pizza und Bier mögliche Optionen bespreche. Wir alle haben uns ein anderes Wiedersehen gewünscht. Aber wir liegen zeitlich voll im Soll, unbewusst und wieder einfach ist es ein Zufall.

Denn in den kommenden Tagen wird eine kurze Meldung die Lage extrem verändern. Auslöser dieser Meldung ist die neue Virusmutante Omikron, die nach allen bisherigen Erkenntnissen die bisher dominierende Deltavariante über kurz oder lang ablösen und das Infektionsgeschehen dominieren wird. Was kaum jemand weiß: Geht man streng nach dem griechischen Alphabet vor, müsste die Variante eigentlich Ny heißen. Da das aber zu sehr nach dem englischen new klingt, hat man diesen Buchstaben ebenso übersprungen wie den folgenden Buchstaben Xi, ein in China so verbreiteter Nachname wie Müller in Deutschland.

Und noch etwas geht in der Berichterstattung unter: Der Ursprung der Virusvariante wird von fast allen Medien fast ausnahmslos und fälschlicherweise in Südafrika verortet. Vielmehr ist es so, dass diese neue Virusmutation erstmals am 24. November 2021 im Nachbarstaat Botsuana in den Proben von vier ausländischen Diplomaten identifiziert worden ist. Die Proben selbst sind schon fast zwei Wochen alt und wurden am 11. November entnommen. Erst im Anschluss daran war es südafrikanischen Medizinern möglich, den steilen Anstieg der Fallzahlen in Südafrika auf diese Mutation zurückzuführen. In Europa reagiert man sofort. Nach Großbritannien und Israel schränkt nur zwei Tage später am 26. November vorerst auch die deutsche Bundesregierung den Flugverkehr von und nach Südafrika ein.

Vor dieser zu diesem Zeitpunkt unbekannten Entwicklung kann der ganz konkrete Grund unserer Zusammenkunft nicht besser passen: So überlegt der Kreis Wesel , das Impfgeschehen in Teilen an Dritte auszulagern. Für den Standort Moers soll die Johanniter-Unfall-Hilfe, die schon am Standort am St.-Josef-Krankenhaus mit ihren Mitarbeitern im Einsatz war, den Auftrag erhalten. Deshalb ist Johann Nottmann dabei. Und er bringt auch direkt ein Anliegen an mich mit. Denn für die Beschaffung des Impfstoffes benötigen sie eine Kooperationsapotheke. Nicht zuletzt, weil ich die Zusammenarbeit in der Vergangenheit so geschätzt habe, sage ich ihm blind zu. Man kann auf mich zählen. Hennes Wagner, informell für die Stadt Moers dabei, sichert uns zu, dass auch die Moerser Stadtverwaltung jedes Ansinnen unterstützen wird, das der Booster-Kampagne Vorschub leistet. Und mehr noch: Die Stadt ist bereit, Räumlichkeiten im Rathaus dafür zur Verfügung zu stellen und auf eigene Kosten und in Eigenregie einzurichten.

Umso bemerkenswerter finde ich das, weil Moers als nicht kreisfreie Stadt oder Sitz eines Kreises von dem eigentlichen Impfgeschehen und den verbundenen Fördertöpfen vollständig abgeschnitten ist. Alles, was sie beisteuert, muss sie aus eigener Tasche bezahlen. Die Führung über die Impfungen im Kreis liegt allein bei der Kreisverwaltung, dem Kreisgesundheitsamt und der extra eingerichteten Stabsstelle Koordinierende Covid-Impfeinheit, kurz KoCI.

Und auch wenn der Kreis am Ende auf einen Standort am Kreisgesundheitsamt drängt, lässt sich die Stadt Moers nicht aufhalten.

Während wir also ab dem 6. Dezember 2021 wieder täglich gemeinsam mit den Johannitern die offizielle Impfstelle des Kreises besetzen, unterstützt die Stadt Moers die wichtige Impfkampagne auf kreative Art und Weise. Ihre in der Kantine des Rathauses eingerichtete Impfmöglichkeit bietet sie nun kostenfrei den niedergelassenen Arztpraxen als alternativen Impfstandort zu ihren Praxisräumlichkeiten an. Eine gute Idee, schließlich sind die Gegebenheiten in den meisten Praxen nicht darauf ausgelegt, innerhalb kürzester Zeit möglichst viele Patienten durchzuschleusen. Im Rathaus ist dagegen Platz ohne Ende. Unterstützung erfahren die Mediziner zudem durch die städtische Pressestelle, die sich nicht lange bitten lässt, um für die Impfungen in ihrem Hause zu werben, und einen eigens dafür bereitgestellten Sicherheitsdienst. Gemeinsam mit dem Chefarzt der Lungenklinik des Bethanien-Krankenhauses, Thomas Voshaar, in der Corona-Pandemie zu einem weltweit anerkannten Experten aufgestiegen, darf ich über das dritte Adventswochenende für drei Tage Gast in diesen Räumlichkeiten sein. Mit dem sogenannten Booster-Sprint vor Weihnachten wollen wir möglichst vielen Menschen eine Auffrischungsimpfung ermöglichen. Der Einfachheit halber nur mit dem Impfstoff von Moderna. Es klappt reibungslos.

Anfangs bin ich skeptisch ob der Co-Existenz verschiedener Impfstellen und Angebote. Aber sie stehen in keiner wirklichen Konkurrenz, sondern befruchten sich gegenseitig. Während also in den städtischen Räumlichkeiten immer wieder punktuell eigenständige Impfaktionen durchgeführt werden, ist die Impfstelle der Johanniter am Gesundheitsamt die Anlaufstelle für das Gros der Impfungen verantwortlich. Hier werden nicht nur Booster-Impfungen mit Termin durchgeführt, sondern auch niederschwellig Erst- und Zweitimpfungen angeboten. Mehr als 400 Patienten werden täglich vorstellig. Die eingespielten Abläufe, schließlich kennen sich Einsatzkräfte der Johanniter, das Ärzteteam und meine Apothekenmitarbeiter größtenteils schon aus der gemeinsamen Arbeit in den Impfzentren, sorgen dafür, dass sich auch bei vielen Impflingen eine Wohlfühlatmosphäre einstellt. Nicht selten bedanken sie sich für die gute Organisation und das angenehme Umfeld. Und wir haben alle Impfstoffe vorrätig. Aufgrund der sich doch in der Adventszeit eingestellten Knappheit des BioNTech-Impfstoffes wird versucht, vorrangig den Moderna-Impfstoff Spikevax zu verabreichen. Dies auch aus dem Grund, dass hier bei der Auffrischungsimpfung nur die Hälfte der ursprünglichen Erst- und Zweitdosis notwendig ist. Den BioNTech-Impfstoff versuchen wir weitgehend und entsprechend der STIKO-Empfehlung für Erst- und Zweitimpfungen von Jugendlichen unter 18 Jahren aufzusparen. Darüber hinaus wird auch bei allen Personen unter 30 Jahren bei der Auffrischungsimpfung ausschließlich der BioNTech-Impfstoff empfohlen.

Anpassungen und Diskussionen gibt es jedoch immer wieder bei der Frage, ab wann eine Auffrischungsimpfung möglich sei. Wurde in den Sommermonaten noch eine Zeitkarenz von neun Monaten postuliert, verringert sich diese bis zur Öffnung der Impfstelle auf sechs Monate und wird über den Dezember hinweg noch mehrmals nach unten korrigiert. Vor allem der am 8. Dezember 2021 in seinem Amt vereidigte neue Gesundheitsminister Karl Lauterbach, Mediziner, Epidemiologe und schon seit Beginn der Pandemie als wissenschaftlicher Experte in Corona-Fragen hoch anerkannt, drückt aufs Tempo bei den Auffrischungsimpfungen, um der neuen Virusmutation Omikron entgegenzutreten.

Ausgebremst wird die Impf- und Boosterkampagne weiterhin durch die vermeintliche Impfstoffknappheit bei dem Impfstoff Comirnaty des Herstellers BioNTech, der nach der Empfehlung der STIKO zwingend für alle Personen zwischen 12 und 30 Jahren anzuwenden ist. Das führt zu heftigen Diskussionen nicht nur in der Ärzteschaft, sondern auch bei den Impflingen. Denn fast täglich müssen Jugendliche und junge Erwachsene unverrichteter Dinge abgewiesen werden, weil zu wenig Comirnaty-Impfstoff vorhanden ist. Dass in anderen Landkreisen anscheinend genügend Impfdosen von BioNTech vorrätig sind, führt zu weiteren heftigen Diskussionen innerhalb des Impfstandortes. Ändern können wir daran nichts. Wir haben keinen Einblick in die Bestände des Kreises und deren Bestellwesen und erhalten pro Woche nur 30 Comirnaty-Vials. Das macht im besten Fall 210 Impfdosen pro Woche. Diese Menge könnten wir an einem halben Tag verimpfen.

In der Vorweihnachtswoche wird es geradezu grotesk. Unabhängig von dem tatsächlich bestellten Bedarf und der Praxisgröße wird vom Bund als Wächter über die Impfstoffbestände pro Arztpraxis für die gesamte Woche nur noch ein einziges Vial BioNTech zur Verfügung gestellt. Nicht wenige Ärzte glauben an einen schlechten Scherz, als sie bei uns in der Apotheke nachfragen, ob das unser Ernst ist. So wirbt man seitens der Bundesregierung in jedem Fall ebenso wenig um Vertrauen wie mit dem öffentlich gemachten Eingeständnis, dass nun, nach einer neuerlichen Inventur der Bestände, doch zu wenig Impfstoff vorhanden sei, um das derzeitige Impftempo in den nächsten drei Monaten in gleichem Maße weiterführen zu können.

Vor diesem Hintergrund bin ich umso mehr überrascht, als ich am späten Abend des 20. Dezember 2021 den Anruf des Amtsapothekers erhalte, dass für ihn überraschend eine große Sonderlieferung mit

BioNTech-Impfstoff eingetroffen sei. Da dieser allerdings nur bis zur ersten Januarwoche haltbar ist und die vorhandenen Mengen so exorbitant groß sind, würde er nun nach Abnehmern fahnden, die größere Mengen abnehmen können. Abnahmemengen von zwei bis fünf Vials würden bei den großen Beständen nicht helfen. Spontan sage ich zu, mindestens 250 Impfstoff-Vials abzunehmen. Da ich das immer noch nicht so ganz glauben kann, sitze ich am nächsten Morgen selbst im Auto, um die Fläschchen persönlich im Wesel Impfzentrum abzuholen. Und der Blick in die Kühlschränke der Niederrheinhalle verrät: Es türmen sich die so sehnsüchtig gesuchten Comirnaty-Vials.

Nachdem ich die Vials wirklich ausgehändigt und das Annahmeprotokoll ordnungsgemäß unterschrieben habe, versuche ich noch auf der Rückfahrt, die Fläschchen telefonisch zu verteilen. Wir versuchen, so vielen Ärzten wie möglich ein unerwartetes Weihnachtsgeschenk zu machen, indem wir ihnen anbieten, doch ein paar Vials mehr zur Verfügung zu stellen. Einzige Bedingung an die Abgabe: Sie müssen sicherstellen, dass die Impfdosen innerhalb der nächsten zwei Wochen verimpft werden. Einige Vials halte ich jedoch für die Impfstelle der Johanniter in Moers zurück. Schon häufiger habe ich mit Johann Nottmann darüber philosophiert, einen Sonderimpftermin mit BioNTech für Schüler und Jugendliche anzubieten. Allein der fehlende Impfstoff hat uns bisher einen Strich durch die Rechnung gemacht. Jetzt haben wir endlich die Möglichkeit, wenn auch mit einem sehr kurzen Vorlauf. Innerhalb von 24 Stunden ist aber alles organisiert. Auch alle Mitarbeiter und das Ärzteteam ziehen mit. Wir werden das neue Jahr genauso begrüßen, wie wir das alte Jahr beschließen: indem wir weiterimpfen. Der erste Sonntag im neuen Jahr wird unser Schüler- und Jugendimpftag. Nur wenige Tage zuvor, am 27. Dezember 2021, schreibt Bundesgesundheitsminister Karl Lauterbach in einem Empfehlungsschreiben an die Länder, dass unabhängig von den Empfehlungen der STIKO der Staat die Haftung übernimmt, sollte es bei den Impfungen folgender Personengruppen zu Schadensfällen kommen. Durch die Hintertür eröffnet der Minister den Ärzten nun die Möglichkeit, weitaus mehr Menschen zu impfen als zuvor genehmigt. Dazu gehören laut Ministerschreiben nun auch »alle Personen ab zwölf Jahren, soweit mit für diese Personengruppe grundsätzlich zugelassenen mRNA-Impfstoff geimpft wird, auch bei Auffrischungsimpfungen«.

Auch stellt er klar, dass die Auffrischungsimpfungen ausgehend von der arzneimittelrechtlichen Zulassung nicht begrenzt sind. Grundsätzlich seien auch Viert- und Folgeimpfungen möglich, soweit das mit dem Stand der Wissenschaft vertretbar ist.

Ich lese das Schreiben mit großer Erleichterung. Vor allem der Schutz von Kindern und Jugendlichen ist in der ganzen Pandemie immer zu kurz gekommen. Ein Impfstoff für Kinder von fünf bis zwölf Jahren ist erst seit wenigen Tagen verfügbar. Und auch das nur in so kleinen Mengen, dass es eigentlich kaum der Rede wert ist. Ein Tropfen auf den heißen Stein der riesigen bestehenden Nachfrage. Ich kann schließlich alle Eltern verstehen, die in Sorge um ihre Kinder und die vor allem in der jungen Altersgruppe rasant steigenden Fallzahlen ihre Schützlinge am liebsten sofort impfen lassen wollen. Während eine flächendeckende Impfung der unter Zwölfjährigen jedoch erst im neuen Jahr 2022 möglich sein wird, sollten wir zumindest versuchen, im Bereich der 12- bis 18-Jährigen den Schutz zu erhöhen.

Ganz offiziell mit dem Schreiben des Bundesgesundheitsministers vom 27. Dezember 2021 und dem dann folgenden nunmehr 16. Erlass des Landes Nordrhein-Westfalen »zur Organisation des Impfgeschehens gegen Covid-19« am 30. Dezember können wir nun endlich auch rechtssicher Booster-Impfungen der jüngeren Generation vornehmen, um den Kampf gegen die durch die Ausbreitung der Omikron-Variante rasant steigenden Infektionszahlen aufzunehmen.

Seit Anfang Dezember fahren zudem jeden Morgen zwei Kleinbusse der Bundeswehr vor der Impfstelle vor. Habe ich am ersten Tag noch gedacht, dass sie uns zugeteilt sind, um uns beim Aufbau und der Einrichtung der Räumlichkeiten zu helfen, ist sehr schnell klar, dass die jungen Soldaten in Tarnuniform und mit geschultertem Rucksack dazu abkommandiert sind, die Mitarbeiter des Gesundheitsamtes bei der Kontaktnachverfolgung der Positivfälle im Kreis zu unterstützen. Dass es bei der Kontaktnachverfolgung und dem Meldewesen bundesweit massiv hapert und die täglich vom RKI veröffentlichten Fallzahlen Ende 2021 den tatsächlichen deutlich hinterherhinken, ist ein offenes Geheimnis.

Wie groß die Schwierigkeiten vor Ort wirklich sind, offenbart mir ein deutlich desillusioniert wirkender Mitarbeiter des Amtes während einer kurzen Pause auf dem Parkplatz des Gesundheitsamtes: »Das darf man eigentlich nicht laut sagen. Aber wir sind völlig überfordert. Eigentlich ist es der Wunsch des Kreises, dass die Soldaten auch wieder in den Altenheimen unterstützen. Aber das hat für richtigen internen Krach gesorgt, weil solche Hilfsanträge in der jetzigen Pandemiesituation gar nicht mehr durch die Bundeswehr angenommen werden. Offensichtlich hat das Deutsche Rote Kreuz dem Land mitgeteilt, dass sie diese Aufgaben vollumfänglich übernehmen können, wovon der DRK-Kreisverband wiederum aber nichts zu wissen scheint.«

Wirklich schockiert bin ich, als ich kurz vor Weihnachten durch einen anderen Beamten des Kreises erfahre, dass es auch im täglichen Umgang massiv knirscht. So hätten die Soldaten auch über die Feiertage weiterhin ihren Dienst verrichten wollen, um den dringenden Auftrag der Kontaktnachverfolgung weiterzuführen. Man könne schließlich davon ausgehen, dass durch die vielen Kontakte rund um das Weihnachtsfest die Fallzahlen sprunghaft steigen werden. Da jedoch alle Mitarbeiter des Gesundheitsamtes im Weihnachtsurlaub oder im Homeoffice sind, würde für die Soldaten keine Möglichkeit bestehen, das Gesundheitsamt zu betreten. Behördenintern würde als Grund vorgeschoben, dass es keinen Schlüssel gibt, den man den Soldaten geben kann. Erst am 3. Januar 2022 wäre wieder jemand vor Ort.

Man kann sich vorstellen, wie ungläubig ich geguckt habe, als ich das gehört habe. Wenn nach zwei Jahren Pandemie immer noch solche Banalitäten die Oberhand behalten, wird uns der Kampf gegen Corona noch lange Zeit begleiten. Womit der Mitarbeiter in jedem Fall recht hat: In den Tagen nach Weihnachten ist das Gesundheitsamt verrammelt und dunkel. Auch von den Soldaten der Bundeswehr ist keine Spur zu sehen. Die Einzigen, die vor Ort ihren Dienst tun, sind die Einsatzkräfte der Johanniter, die Impfärzte und wir, die Mitarbeiter der Apotheke.

# Epilog

Es ist der 31. Dezember 2021. Auf den Tag genau sind zwei Jahre vergangen, seit ich das erste Mal im Skiurlaub von einer mysteriösen Lungenkrankheit in Asien gelesen habe. Niemals hätte ich mir träumen lassen, dass es dieses unbekannte Virus sein wird, das unser gesamtes Leben so grundlegend auf den Kopf stellt. Hatten wir anfangs alle noch die Hoffnung, dass sich das Virus – einem Sommerregen gleich – schnell wieder verziehen und die Sonne wieder zum Vorschein kommen wird, müssen wir nach zwei Jahren Pandemiebekämpfung akzeptieren, dass das Virus nunmehr ein Teil von uns und unserer Welt geworden ist und auch bleiben wird. Was haben wir nicht alles versucht. Die hier erzählten Anekdoten sind nur ein kleiner Ausschnitt und stiller Zeuge für das Bemühen, die Oberhand über einen unsichtbaren und immer noch in vielen Facetten unbekannten Gegner zu gewinnen.

Wir alle haben harte Einschnitte in unser freiheitlich geprägtes Leben erdulden müssen. Nicht zuletzt die Schwächsten unter uns, die jüngsten und ältesten Mitbürger unseres Landes. Um sie schützen zu können, haben wir ihnen Einschränkungen aufgebürdet, die weit über das bisher Vorstellbare hinausgegangen sind. Der damit verbundene Schaden ist nicht in Worte zu fassen und unermesslich. Eine ganze Generation junger Menschen hat aufgrund monatelanger Schließungen von Schulen und Kindergärten einen prägenden Teil ihrer Kindheit und Jugend verloren. Die Auswirkungen wird man wahrscheinlich erst in Jahren erkennen können.

Und wie viele ältere Menschen haben vor Kummer und Einsamkeit nicht selten ihren Lebensmut verloren? Rückblickend war die gut gemeinte Isolation unserer Eltern und Großeltern und der für sie damit verbundene Verlust an gesellschaftlicher Teilhabe und menschlicher Wärme einer der größten Fehler unserer Zeit. Vielfach wird er leider auch nicht mehr gutzumachen sein. Wir können nur daraus lernen und in der noch weiterhin schwierigen Zeit, die noch vor uns liegt, alles versuchen, dass so etwas nie wieder passieren kann.

Jeder von uns hat aber auch seine persönlichen Einschränkungen und Verluste hinnehmen, oft auch ertragen müssen. Manchen Schmerz kann man dabei gar nicht in Worte fassen. Oft sind es die uns nun fehlenden, sonst völlig unbeachteten alltäglichen Rituale und Kleinigkeiten, die uns vor Augen führen, wie sehr sich unsere Welt in dieser kurzen Zeit verändert hat. Im ersten Lockdown war über Wochen Nichtstun angesagt. Millionen Menschen wurden von ihren Arbeitgebern in Kurzarbeit geschickt. Nicht nur unser Sozialsystem, sondern auch wir sind häufig an den Rand unserer Belastungsgrenze gekommen. Diese Erfahrung, der Verlust an menschlicher Nähe und einem geregelten Alltag, war für viele eine völlig neue Erfahrung.

Ich bin dankbar dafür, dass ich selbst viele dieser Erfahrungen nicht habe erleben müssen. Weder bin ich selbst an Covid-19 erkrankt noch habe ich den Schmerz ertragen müssen, einen geliebten Menschen an diese heimtückische Krankheit zu verlieren. Ich habe das große Privileg gehabt, jeden Tag aufs Neue das Haus verlassen und einer geliebten Arbeit nachgehen zu können. Im Wissen um die zahlreichen persönlichen Einschränkungen anderer macht mich das besonders demütig.

Vielleicht ist das mit einer der Gründe dafür, dass ich seit Beginn der Pandemie versucht habe und auch weiterhin versuchen werde, wann immer es nötig ist, meinen kleinen Beitrag in der Pandemiebekämpfung zu leisten. Unabhängig davon, welche persönlichen Einschnitte damit verbunden waren und noch sein werden. Oft habe ich gezweifelt, ob ich den vielen mir zugedachten Aufgaben gewachsen sein werde. Nur durch den Zusammenhalt und die uneingeschränkte Rückendeckung meines Apothekenteams und meiner Familie war es mir überhaupt möglich, mich diesen zu stellen. Ihnen gebührt daher mein größter Dank. Wir alle haben in den zwei Jahren viele Fehler gemacht. Wir alle haben aber auch viel gelernt. Über das Virus, aber auch über uns selbst. Zu meinem Erkenntnisgewinn haben auch die zahlreichen Gespräche mit meinem Vater geführt. Sein reicher Erfahrungsschatz ist der Ursprung vieler Ideen und nicht selten hat er mir mit seinem objektiven Blick neue Lösungsansätze gegeben.

Die Pandemie hat das Beste und das Schlechteste in den Menschen zutage gefördert. Viele Freundschaften sind durch die Pandemie zerbrochen, ebenso viele jedoch auch neu entstanden. Nie zuvor habe ich erlebt, dass sich so viele Menschen für andere geradezu aufgeopfert haben, um anderen, teils wildfremden Menschen zu helfen. Nie zuvor habe ich aber auch erleben müssen, wie gute Ideen und Ansätze an der Eitelkeit und dem persönlichen Geltungsdrang Einzelner gescheitert sind. Nicht zuletzt die Episode, dass die extra angeforderten Soldaten der Bundeswehr wegen eines angeblich fehlenden Schlüssels ihren Dienst nicht versehen konnten, zeigt dieses Phänomen in Reinkultur. Dass im Ergebnis hinzukommt, so wird es hinter vorgehaltener Hand erzählt, dass die Mitarbeiter des Gesundheitsamts anscheinend während des Jahreswechsels und im Homeoffice weilend so gut wie keine Kontaktnachverfolgungen durchgeführt haben, macht mich ebenso fassungslos wie die kuriose Geschichte, derzufolge die Koordinierende Covid-Impfeinheit (KoCI) des Kreises die Impfstelle im kreiseigenen Gesundheitsamt im Januar 2022 bei den Kinderimpfungen der Fünf- bis Zwölfjährigen ohne mit der Wimper zu zucken übergangen hat. Stattdessen fragt sie bei der Stadt Moers an, ob man dort weitere Räumlichkeiten nutzen kann. Ein absoluter Affront gegenüber der Hilfsorganisation, die mit viel Einsatz die Impfstelle vor Ort betreibt.

Woher ich das weiß? Nach dem Anruf der Covid-Impfeinheit bei der Stadt Moers erhalte ich umgehend einen Anruf aus dem Rathaus mit der informellen Frage, wie man diesen Anruf werten soll. Man sei schon erstaunt. Ob es Krach zwischen dem Kreis und der Impfstelle im Gesundheitsamt gegeben hat? Erklären kann ich diese Unkollegialität gegenüber der für den Kreis tätigen Hilfsorganisation nicht. Das allein kann nur die Leitung der Koordinierenden Covid-Impfeinheit.

Dass diese und viele andere Episoden für immer weitere Ernüchterung bei all jenen sorgen, die sich ehrenamtlich und mit viel Engagement in den Dienst der Sache stellen, ist fatal. Schließlich ist die Pandemie noch längst nicht vorüber.

Am 10. Dezember 2021 ist die einrichtungsbezogene Impfpflicht vom Bundestag mit breiter Mehrheit über alle Parteigrenzen hinweg beschlossen worden. Ich selbst habe nicht so lange gewartet. Eine Woche vorher habe ich nach mehrfacher Androhung meinen ungeimpften Mitarbeitern die fristlose Kündigung ausgesprochen. Ich habe mir diesen Schritt nicht leicht gemacht. Diesem Entschluss sind Wochen der ständigen Abwägung, der Diskussion und des Meinungswechsels vorausgegangen. Ich achte das Grundrecht auf ein freiheitliches Leben und die körperliche Unversehrtheit jedes Einzelnen. Dem gegenüber stehen jedoch auch der Schutz und das Recht auf körperliche Unversehrtheit anderer. Die Mitarbeiter einer Apotheke tragen alle eine Verantwortung, die weit über unsere eigene Person hinausgeht. Wer das nicht verstehen kann und verstehen will, der muss sich fragen, ob er bei uns noch richtig aufgehoben ist. Ich möchte damit auch ein Zeichen setzen. Und es wirkt. Die fristlose Kündigung in der Hand haltend, entschließt sich ein Mitarbeiter, sich noch am gleichen Tag impfen zu lassen. Diese späte Einsicht kommt auch nicht zu spät. Ich bin dankbar, zumindest eine Person von dem Wert der Impfung überzeugt zu haben. Wenn auch auf ungewöhnlichem und rechtlich unsicherem Wege. Die Kündigung habe ich sofort zerrissen. Besagter Mitarbeiter ist weiterhin ein geschätztes Mitglied des Unternehmens. In einem anderen Fall erwartet uns im neuen Jahr ein Gütetermin vor dem Arbeitsgericht. Ihn haben wir nicht überzeugen können. Ich bin dennoch mit mir im Reinen.

Und auch sonst gehe ich hoffnungsvoll ins neue Jahr. Zum Jahreswechsel haben mehr als 30 Millionen Bürger ihren dritten Piks, den Booster, erhalten. Und auch die Kinderimpfungen werden im neuen Jahr hoffentlich sehr schnell an Fahrt aufnehmen. Mit Sicherheit werden wir alle gemeinsam noch viele Hürden zu meistern haben. Wenn uns die Corona-Pandemie aber eines gelehrt hat, dann das: Jeder von uns ist zu weitaus mehr fähig, als er selbst vermuten mag. Ich habe die Erfahrung selbst gemacht. Und so werde ich gemeinsam mit meinem Team und ebenso wie viele weitere Menschen in diesem Land weiterhin versuchen, meinen ganz persönlichen Beitrag zu leisten. Morgen und an jedem weiteren Tag der Corona-Pandemie. Aus Pflichtgefühl!

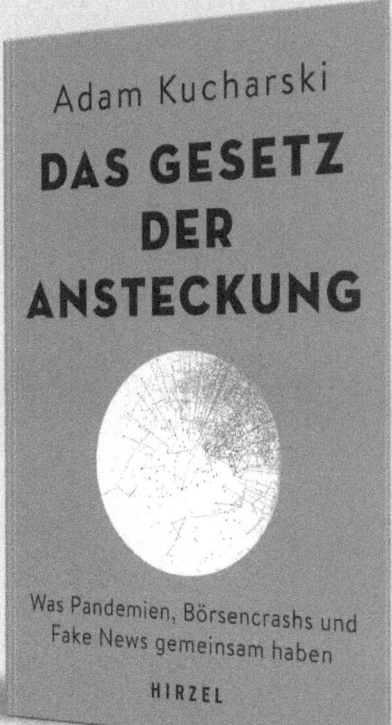

Dass Deutschland bisher einem Corona-
Desaster entging, muss fast wie ein Wunder
erscheinen, wenn man Maximiliane Schaff-
raths Buch zur Situation von Gesundheits-
und Krankenpflegekräften liest. Sie beschreibt
sehr persönlich und fesselnd die Stationen
ihrer eigenen Ausbildung – und die unhalt-
baren Bedingungen, unter denen nicht nur
diejenigen leiden, die uns pflegen und versorgen sollen, sondern auch alle, die auf sie
angewiesen sind.

Maximiliane Schaffrath

# SYSTEM RELEVANT

Hinter den Kulissen der Pflege

HIRZEL

Maximiliane Schaffrath
**Systemrelevant**
*Hinter den Kulissen der Pflege*
240 Seiten
Klappenbroschur
€ 18,– [D]
ISBN 978-3-7776-2942-1
E-Book: epub. € 13,90 [D]
ISBN 978-3-7776-2994-0

www.hirzel.de

# HIRZEL

Hirzel Verlag · Birkenwaldstraße 44 · 70191 Stuttgart · Tel. 0711 2582 341 · Fax 0711 2582 390 · Mail service@hirzel.de